P.-J. LÉVÊQUE

H. MAMELLE

L.-J. FONTGARME

Les Soins
à donner au
Cheval,
Hygiène et Maladies.

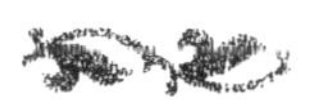

Le Livre du Cultivateur,
GRIGNON (S.-et-O.).

LES SOINS A DONNER

AU

CHEVAL

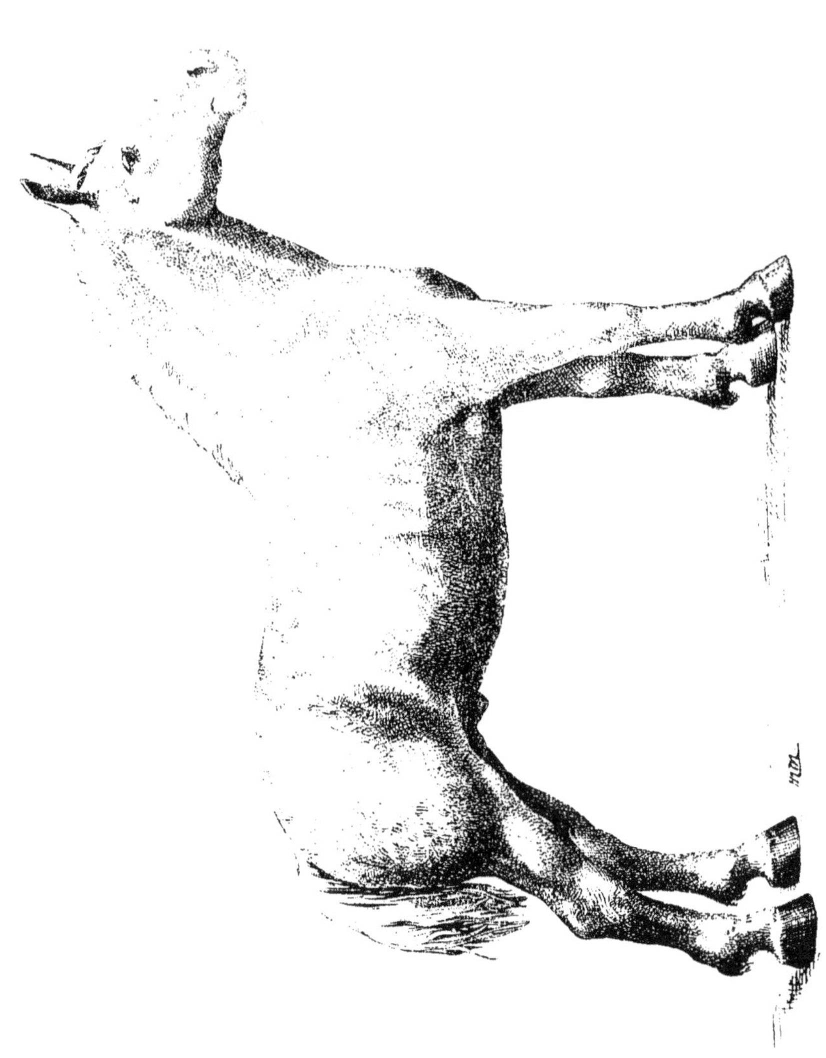

LE LIVRE DU CULTIVATEUR

Les Soins

à donner au

Cheval,

Hygiène et Maladies.

PAR

P.-F. LÉVÈQUE,
Ancien auditeur
au Collège Royal
Vétérinaire de Londres,
professeur d'Agriculture.

H. MAMELLE,
Directeur de la
Station de Biologie,
de l'École Nationale
d'Agriculture de Grignon.

L.-J. PONSCARME,
Chef de travaux
à l'École Nationale
d'Agriculture
de Grignon.

Avec la collaboration de spécialistes et d'Éleveurs

Préface de **M. J. LE ROUZIC.**
Député du Morbihan,
Vice-Président de la Commission de l'Agriculture de la Chambre,

Illustrations de **M. MAMELLE**

Le Livre du Cultivateur

GRIGNON (S.-et-O.).

1919

PRÉFACE

Préfacer un ouvrage, le présenter au public, se porter garant de son utilité et de l'intérêt qu'il comporte est une tâche toujours délicate, mais que j'accepte avec plaisir, convaincu que le **Livre du cultivateur** *vient à son heure, qu'il doit avoir sa place dans toutes les exploitations rurales et plus particulièrement dans celles où l'élevage, le dressage, ou plus simplement, l'emploi du cheval constitue une des multiples opérations agricoles.*

Le beau cheval est toujours l'indice de l'habileté professionnelle du cultivateur qui le possède et souvent de la prospérité de l'exploitation qui le nourrit : le propriétaire en est fier à juste titre. Avoir de beaux chevaux flatte l'amour-propre et assure des bénéfices. Le capital qu'ils représentent est important : sa conservation, son développement, sa défense contre l'atteinte ou la destruction accidentelle, ou par maladies, préoccupent au plus haut point les détenteurs.

Dans cet ordre d'idées, le **Livre du cultivateur** *leur sera un guide très précieux.*

Dans un langage clair, simple et précis, les auteurs ont concentré toutes les directives que doit suivre l'éleveur, toutes les indications indispensables à ceux qui emploient ou utilisent le cheval.

Tout imprégné de la pensée que « mieux vaut prévenir que guérir », et sans vouloir suppléer aux soins du vétérinaire devenu partout le collaborateur de l'agriculteur, le **Livre du cultivateur** comporte la description des principales maladies atteignant l'espèce chevaline : les causes y sont nettement dégagées, les symptômes clairement énoncés, et les moyens les plus propres d'y remédier en attendant l'intervention du vétérinaire, indiqués avec soin.

La modestie de l'œuvre contribuera à en faire la valeur. L'ouvrage manquait au monde rural, qui, plus que jamais, a besoin de guides simples, pratiques, expurgés de termes trop techniques ou scientifiques. Les auteurs ont su faire de la bonne vulgarisation. Je ne doute pas de leur succès : aussi m'est-il très agréable de les présenter aux agriculteurs.

J. LE ROUZIC,

Ingénieur agricole,
Commissaire à l'Agriculture et aux régions libérées,
Vice-Président de la Commission d'Agriculture de la Chambre,
Membre du Conseil supérieur de l'Agriculture,
Membre du Conseil supérieur des Haras,
Député du Morbihan.

TABLE DES MATIÈRES

PRINCIPES DE ZOOTECHNIE

DES MALADIES EN GÉNÉRAL

MALADIES DU PIED

MALADIES DES MEMBRES

MALADIES DE L'APPAREIL URINAIRE ET DES ORGANES GÉNITAUX

MALADIES CONTAGIEUSES ET AFFECTIONS GÉNÉRALES DU SANG

PARTURITION OU MISE BAS

MALADIES ET ACCIDENTS CONSÉCUTIFS A LA GESTATION ET A LA PARTURITION

ACCIDENTS DIVERS

AVIS AU LECTEUR

Pour prévenir, autant que possible, les maladies, le lecteur s'inspirera des conseils généraux, relatifs à l'hygiène, exposés dans les *Principes de Zootechnie* (p. 11).

La bonne utilisation du livre l'obligera, avant tout, à bien connaître le chapitre : *Des maladies en général* (p. 52). En effet, il ne pourra tirer profit de ce qui a trait à une maladie en particulier, que s'il possède déjà les méthodes d'examen de l'animal malade et les moyens d'administrer les médicaments. C'est ainsi qu'il devra connaître ce qui est dit p. 89, au sujet des doses différentes à appliquer suivant l'âge et la taille des sujets.

Dans le traitement des maladies, toute formule nouvelle est expliquée, puis numérotée ; toute formule déjà citée est simplement rappelée par son numéro d'ordre et il suffit, pour en connaître la composition, de se reporter au *Formulaire* (p. 415).

Les mots peu usuels sont expliqués dans un *Lexique additionnel* (p. 435), et un *Index alphabétique* très détaillé (p. 441) permet au lecteur de trouver instantanément tous les renseignements qu'il désire.

PRINCIPES DE ZOOTECHNIE

NOTIONS GÉNÉRALES SUR L'ALIMENTATION

COMPOSITION DES ALIMENTS

Les aliments contiennent en proportions variables des principes azotés, des hydrates de carbone, des matières grasses, des matières minérales et de l'eau.

La matière azotée ou albuminoïde est indispensable à la formation des tissus ; certaines graines comme les féveroles et certains fourrages comme la luzerne sont très riches en cet élément.

Données en trop grande quantité, les matières azotées laissent dans l'organisme des résidus qui l'encrassent : le sang s'épaissit, l'urine se charge, et de graves accidents de congestion, de paralysie sont à craindre. Il est néanmoins indispensable que la ration en contienne une certaine quantité ; autrement, l'animal maigrit et perd de sa résistance.

Les hydrates de carbone, parmi lesquels, les amidons, les sucres, sont « les aliments de travail » par excellence. Ils doivent entrer en grande quantité, dans la ration des chevaux. Donnés en excès, ils conduisent à l'engraissement sans toutefois provoquer de troubles. Les grains, d'une façon générale, sont très riches en hydrates de carbone.

La cellulose, hydrate de carbone peu digestible, est surtout un « aliment de lest » ; la paille qui en contient beaucoup intervient, parfois utilement, dans la composition de la ration pour diluer la « force » des fourrages.

Les matières grasses constituent une grande source d'énergie et de chaleur ; elles peuvent se déposer directement dans les tissus et y former des amas de graisse. La graine de lin en contient 36 pour 100, l'avoine, le maïs, de 3 à 5. les autres graines, de plus petites quantités. Apportées en excès dans la ration. les matières grasses lui communiquent des propriétés laxatives.

Les matières minérales jouent un rôle considérable dans la formation du squelette. Il est indispensable que les fourrages soient riches en chaux et en acide phosphorique : ces éléments, pour bien profiter à l'animal, doivent passer en effet par l'intermédiaire des végétaux. On remédie à la pauvreté de ces derniers en améliorant les terres par l'emploi des engrais phosphatés et des amendements calcaires.

L'eau existe, dans les aliments, en proportions excessivement variables. La valeur nutritive d'un aliment est évidemment inverse de la quantité d'eau qu'il contient. Une alimentation aqueuse ne convient pas aux chevaux de travail ; elle les rend mous et lymphatiques ; ils suent facilement et sont ainsi exposés aux refroidissements et aux conséquences qui en résultent.

LA RATION

Une ration bien constituée contient des matières azotées, des hydrates de carbone, des matières grasses, des matières minérales en proportions convenables représentant une quantité déterminée de matière sèche.

Il est très important pour le cultivateur de connaître la valeur de la ration de ses animaux. Dans les agendas agricoles, des tables donnant la composition des aliments, lui permettent de calculer la relation nutritive de la ration et la quantité de matière sèche qu'elle contient.

La *relation nutritive* est le rapport des matières azotées aux matières non azotées ; elle varie, pour les adultes, de $\frac{1}{6}$ à $\frac{1}{8}$. Elle peut s'élargir jusqu'à $\frac{1}{10}$ lorsqu'elle contient des aliments très digestibles comme la mélasse ou les farineux.

La *quantité de matière sèche* doit être de 2 kg. 500 environ par 100 kg. de poids vif.

COMPOSITION MOYENNE DES PRINCIPAUX ALIMENTS

DÉSIGNATION DES ALIMENTS	Matière sèche	Matières azotées	Matières grasses	Hydrates de carbone	Cellulose
Avoine grains	86.7	10.3	4.8	58.2	10.3
Orge	85.7	9.4	2.1	67.8	3.9
Maïs	87.0	9.9	4.4	69.2	2.2
Seigle	86.6	11.5	1.7	69.5	1.9
Blé	86.6	12.1	1.9	69.0	1.9
Féverole	85.7	25.4	1.5	48.5	7.1
Lin	92.9	24.2	36.5	22.9	5.5
Riz	87.4	6.7	0.4	78.0	1.5
Son de froment	87.8	11.3	4.2	52.2	10.2
Mélasse ordinaire	78.1	10.5	»	60.4	»
Betteraves fourragères	12.0	1.2	0.1	8.7	0.9
Carottes	13.0	1.2	0.2	9.3	1.3
Pommes de terre	25.0	2.1	0.1	21.0	0.7
Foin de pré	85.7	9.7	2.5	41.4	26.3
Luzerne	83.5	14.2	2.6	29.2	29.5
Trèfle	83.5	13.5	2.9	37.1	24.0
Sainfoin	83.5	13.2	2.5	32.5	28.0
Minette	84.0	15.4	3.4	33.2	24.5
Paille de blé	85.7	3.0	1.2	35.9	40.8
Herbe de pâturage	20.0	3.5	0.8	9.7	4.0
Luzerne verte à la floraison	24.0	3.9	0.8	9.3	7.8
Sainfoin vert id.	20.0	3.5	0.6	7.8	6.9
Trèfle ordinaire id.	21.0	3.4	0.7	9.4	5.9
Trèfle incarnat id.	18.5	2.8	0.7	7.0	6.2
Minette verte id.	20.0	3.5	0.8	7.4	5.7
Maïs vert id.	19.4	1.7	0.5	10.4	5.6

A Grignon, l'écurie composée de 7 chevaux pesant au total 4.450 kg. reçoit chaque jour la ration suivante :

70 kg. de luzerne
55 kg. d'avoine
20 kg. de paille de blé.

Le tableau précédent permet d'en calculer la valeur :

	Matière sèche	Matière azotée	Matière non azotée
70 kg. de luzerne..	38.45	9.04	42.94
55 kg. d'avoine....	47.68	5.66	40.34
20 kg. de paille ...	17.14	0.60	15.38
Total......	123.27	16.20	98.80

Ce qui nous donne une relation nutritive égale à :

$$\frac{16.20}{98.8} = \frac{1}{98.8 : 16.20} \qquad \frac{1}{6},$$

et une quantité de matière sèche par 100 kg. de poids vif égale à :

$$\frac{123.27}{44.50} \qquad 2.7.$$

On se trouve donc dans les conditions les meilleures. Aussi, les animaux sont-ils en excellent état.

Pour les jeunes, chez qui la croissance est particulièrement rapide, la relation nutritive doit être « très serrée ».

Le lait de jument ayant la composition suivante :

Matières grasses........... 0,80
Hydrate de carbone...... 6,70
Matières azotées......... 2,65

sa relation nutritive est égale à :

$$\frac{2.65}{6.70 + 0.80} = \frac{2.65}{7.50}, \qquad \text{soit } \frac{1}{7.50 : 2.65} \qquad \frac{1}{2.8}.$$

Dans les herbes elle passe à $\frac{1}{3}$, $\frac{1}{4}$; dans les fourrages secs et les pailles, elle s'élargit et devient $\frac{1}{5}$, $\frac{1}{15}$, $\frac{1}{30}$. Ceci explique la dépréciation subie par l'animal lorsque, dans un sevrage mal compris, il reçoit directement des fourrages grossiers.

PRINCIPAUX ALIMENTS

Grains. — Aliments riches et très digestibles, les grains, eu égard à l'abondance de leurs matières minérales, conviennent particulièrement bien aux animaux en période de croissance et aux chevaux de vitesse. En principe, il est préférable de donner le grain entier. Toutefois les grains durs, tels les féveroles et le maïs, doivent subir, soit un aplatissage, soit une macération suffisante dans l'eau froide, soit enfin un arrosage à l'eau bouillante quelques heures avant leur distribution.

Cependant, pour les chevaux de culture, il n'est pas indispensable de donner les grains entiers : on peut sans inconvénient les leur faire consommer *aplatis*. Tous les grains étant ainsi digérés (les crottins, en effet, ne contiennent plus de grains intacts , on peut en diminuer la quantité de $\frac{1}{10}$ à $\frac{1}{5}$, et réaliser, de ce fait, une économie sensible.

Pour les vieux chevaux et pour ceux qui sont affligés d'une dentition défectueuse, il est même préférable de *concasser* les grains , mais on évitera toujours d'en distribuer aux animaux qui ont à fournir un travail pénible ; pendant la mastication le grain concassé est moins insalivé que le grain entier ; arrivé dans l'estomac, il absorbe beaucoup d'eau, fait boire davantage et l'animal devient mou.

Il est indispensable d'utiliser les grains de premier choix et parfaitement nettoyés. Malheureusement, dans les fermes, on néglige souvent cette précaution ; cependant rien n'est plus dangereux pour les chevaux que la poussière et les grains moisis ou de mauvaise qualité.

Le nettoyage permet d'éliminer les pierres et autres substances dures qui ne sont pas sans danger pour les dents des animaux. Dans certaines écuries de luxe, on va même jusqu'à laver les grains, après un tarrarage soigné.

La distribution des grains doit être très régulière ; une augmentation brusque de la ration peut provoquer des coliques.

Les quantités de grains doivent toujours être évaluées *en poids* et non *en volume*, de façon à réduire le plus possible les différences de valeur alimentaire qui existent entre les grains lourds et les grains légers d'une même espèce. Il en est de même lorsque dans la ration on remplace une graine par une autre ; *la substitution doit se faire en poids, en tenant compte de la richesse.*

La quantité de grains à donner varie avec le genre de cheval et le travail fourni. Les chevaux de vitesse en consomment de 6 à 10 kg. par jour, les chevaux de culture de 3 à 4 kg. On peut diminuer la ration de grains aux périodes des « petits travaux », l'augmenter au moment des travaux pénibles.

A quel moment doit se faire la distribution des grains ? Autant que possible à la fin du repas ; en effet, donnés après les fourrages et les boissons, ils séjournent longtemps dans l'estomac et sont ainsi très bien digérés.

Dans les écuries où les chevaux n'ont pas l'eau en permanence, on les conduit à l'abreuvoir trois fois par jour : c'est à leur retour que les grains leur sont distribués.

Choix des grains. — L'*avoine* est le grain le plus généralement utilisé pour l'alimentation des chevaux. On admet qu'elle contient un principe excitant, l'avénine, qui rend les animaux plus résistants à la fatigue.

L'*orge* est surtout employée dans les pays chauds : elle paraît prédisposer à la fourbure, inconvénient imputable à sa richesse. La *farine d'orge*, au contraire, distribuée en petites quantités, possède des propriétés rafraîchissantes.

Le *blé* n'est pas utilisé, mais on donne très souvent le *son* ; sec, ce dernier a les mêmes inconvénients que les grains concassés : il doit être employé *frisé*, c'est-à-dire légèrement humecté d'eau, ou en *barbotages*. Le son se conserve mal, en raison de la facilité avec laquelle il absorbe l'eau. il s'altère rapidement.

Le *seigle*, grain très dur, n'est pas distribué entier au cheval : sous cette forme, l'animal l'avale et ne le digère pas. Concassé ou cuit, il est très bon et provoque un engraissement rapide : aussi le donne-t-on avantageusement aux chevaux destinés à la boucherie.

Le *maïs* convient aux chevaux adultes mais ne doit pas être servi aux jeunes, en raison de sa pauvreté en matières minérales. Aplati, il peut entrer dans la ration de grains pour un cinquième du poids, environ.

Les *féveroles*, excessivement riches, sont indiquées au moment où les animaux ont à fournir un effort violent. Ils les acceptent difficilement : aussi faut-il les leur donner progressivement. Leur richesse empêche de les faire intervenir dans la ration pour une quantité supérieure à 2 ou 3 kg. selon la grosseur de l'animal. Elles contiennent en effet trois fois plus de matières azotées que l'avoine et une substitution complète même en poids risquerait de provoquer des coups de sang ou des paralysies partielles.

Les *pois*, les *vesces*, les *gesses*, ne conviennent aucunement aux chevaux : il est rare qu'un certain temps après leur ingestion les animaux ne soient pas incommodés.

Racines et tubercules. — Les racines et tubercules n'entrent pas très couramment dans la composition de la ration. Cependant leurs propriétés rafraîchissantes entretiennent le bon fonctionnement du tube digestif.

Les *carottes* rendent les chevaux vigoureux et ardents ; mais elles contiennnent une huile essentielle qui interdit d'en faire manger aux animaux plus de 8 à 10 kg. par jour, sous peine de provoquer des accidents de paralysie.

Les *betteraves* constituent un aliment très hygiénique. On les distribue de préférence débitées en cossettes et saupoudrées d'une poignée de farineux, au moment où les animaux rentrent du travail.

Les *pommes de terre* sont données cuites, à raison de 10 à 20 kg. par jour. Sains, ces tubercules sont un excellent aliment ; gâtés ou simplement verdis, ils contiennent un poison, la solanine, qui peut déterminer de graves intoxications. Pour la même raison les germes devront être enlevés et ne pas être consommés.

Fourrages verts. — Les fourrages verts entrent fréquemment dans la ration : comme les racines, ils rafraîchissent l'organisme.

C'est *l'herbe de prairie naturelle* qui, fauchée vers la floraison, convient le mieux aux chevaux. Quant aux *fourrages des prairies artificielles*, il faut les utiliser avec prudence : ils météorisent facilement et il est avantageux au moment de leur distribution, de les mélanger avec un peu de paille.

La *luzerne* est excellente. Le *trèfle* est moins bon : il s'échauffe facilement et peut déterminer des coliques.

Fourrages secs. — Pour le cheval, plus que pour tout autre animal, il faut des fourrages de bonne qualité ; ceux-ci, en effet, avec la paille, constituent la base de l'alimentation des chevaux de culture.

Les foins de *prairies artificielles* sont plus riches que les foins de *prairies naturelles*. Ils contiennent beaucoup plus de matières azotées, mais leur conservation est plus délicate : ils perdent facilement leurs feuilles et sont presque toujours poussiéreux. C'est pour cette raison qu'ils rendent les chevaux poussifs. Aussi faut-il, avant de les distribuer, les secouer soigneusement ou les humecter avec un peu d'eau mélassée ou simplement salée.

Dans la ration, lorsque l'on substitue le « foin naturel » aux « fourrages artificiels », tenir compte de leur richesse relative.

Les *foins nouveaux* provoquent des troubles variés (rhume des foins). Ils sont en effet irritants et la prudence exige de ne pas les distribuer avant qu'ils n'aient trois mois d'engrangement, ou de les faire alterner avec du foin vieux.

Pailles. — Les pailles, aliments de lest, conviennent aux chevaux qui ne travaillent pas et aux animaux sanguins. Elles doivent être saines ; tachées, noires ou grises, elles sont excessivement dangereuses et provoquent des coliques ; rouillées ou charbonneuses, elles prédisposent aux inflammations d'intestin (entérite). C'est aux chevaux que l'on réserve, en général, la paille de blé de première qualité.

Résidus industriels. — Les résidus industriels conviennent peu aux chevaux. Seules les mélasses sont à conseiller, à condition de ne pas dépasser la dose de 1 kg. 500 par jour et par animal. A plus fortes doses, elles peuvent irriter les reins en raison des sels de potasse qu'elles contiennent.

Condiments. — Les condiments sont destinés à exciter l'appétit des animaux. Nous ne parlerons à ce sujet que du sel marin, ne rappelant l'existence de poudres spéciales que pour mettre en garde le cultivateur contre leur emploi.

Le *sel marin* est très goûté des animaux ; c'est un excitant de l'appétit et en même temps un tonique : chaque tête de gros bétail devrait en absorber de 15 à 20 gr. par jour. A plus forte dose il devient purgatif, mais c'est un purgatif irritant. Mieux vaut ne pas l'utiliser pour cet usage.

BOISSONS

Tous les animaux devraient pouvoir disposer continuellement d'une bonne eau potable. C'est ce qui est réalisé dans les écuries bien aménagées, où un abreuvoir, mis à la portée de chaque cheval, lui permet de boire à volonté. Il trouve ainsi une eau à température douce, qu'il peut absorber sans inconvénient, même s'il est en sueur.

Malheureusement, dans la plupart des cas, ces installations n'existent pas et l'on ne conduit les animaux à l'abreuvoir que trois fois par jour ; ils sont très altérés, ils absorbent une eau généralement froide, en telle quantité que les aliments sont entraînés dans l'intestin avant d'être digérés et des coliques peuvent survenir. C'est pourquoi, en été, lorsque les animaux travaillent beaucoup, il faut les faire boire au moins quatre fois par jour. Dans ces conditions, l'eau doit être ingérée après les fourrages et avant les grains.

Il importe que le cheval, pour éviter qu'il ne devienne mou, n'absorbe pas, quotidiennement, plus de 20 à 25 litres d'eau. S'il est très altéré, il est préférable de le rationner et de rendre la boisson plus rafraîchissante par l'addition d'un peu de vinaigre ou de jus de citron (pays chauds).

La température de l'eau doit être de 12 à 15° environ. Plus froide, elle congestionne les muqueuses et provoque des coliques ; plus chaude, elle donne la diarrhée et affaiblit l'individu.

Lorsqu'en hiver l'eau est trop froide, il suffit pour la tempérer de verser dans l'abreuvoir un ou deux seaux d'eau chaude. En tous cas il faut éviter de faire chauffer directement toute l'eau des boissons, car elle perdrait ses gaz et deviendrait lourde et indigeste.

Les *eaux dures* prédisposent aux calculs urinaires ; il faut alors assurer aux animaux un régime rafraîchissant : beaucoup de vert en été, des racines et tubercules en hiver.

DISTRIBUTION DE LA NOURRITURE

Le cheval demande à être nourri aussi régulièrement que l'homme car son estomac, comme le nôtre, est relativement petit. Les repas doivent être distribués à heure fixe, sinon l'animal s'impatiente, et après une trop longue attente il se bourre et peut avoir des coliques.

Le cheval sera nourri en rapport avec le travail qui lui est demandé. On oublie trop souvent dans les fermes, que la ration doit être diminuée lorsque les animaux sont au repos et augmentée par l'addition d'aliments riches, au moment des travaux pénibles.

Les repas du soir et du matin seront particulièrement abondants ; on réduira avantageusement celui de midi, en évitant de donner des aliments grossiers qui gonflent les animaux et les mettent dans l'impossibilité de fournir un bon travail.

Les *chevaux de culture* reçoivent 3 repas par jour, composés surtout de foin et d'avoine.

Les *chevaux de vitesse* sont presque exclusivement nourris de grains, distribués en 3, 4 ou 5 fois, selon les nécessités.

Les *chevaux de luxe* travaillant peu, sont nourris d'avoine et d'un peu de foin ; pour les rafraîchir, ils recevront une mâche de son une ou deux fois par semaine.

Les chevaux, qui ont à fournir une course rapide et longue ne seront jamais attelés moins d'une heure après la fin du repas. C'est une grave erreur que de les bourrer d'avoine ou de grain, au moment du départ ; car si l'estomac est plein il comprime les poumons : le cheval s'essouffle rapidement et sue ; en outre, les aliments secoués sont immédiatement expulsés et l'animal a de la diarrhée, ou ils ne passent pas, et l'animal a des coliques.

En été, la ration de grains sera composée d'avoine, ou

de maïs mélangé d'avoine ou de féveroles. En hiver, on pourra distribuer de l'orge ou un mélange d'orge et d'avoine.

C'est une très mauvaise méthode que d'envoyer un cheval à la pâture après une journée de travail. L'animal doit rentrer à l'écurie et si l'herbe constitue, le soir, un excellent repas, il faut la couper et la mettre dans le râtelier.

Pendant la bonne saison, en mai et en juin de préférence, il est bon de mettre les animaux « au vert »; un mois leur suffit pour bien se reposer. A seule fin de leur conserver la vigueur on devra continuer à donner une petite ration d'avoiné.

Un cheval abondamment et régulièrement nourri mange rarement trop. Il est cependant des chevaux gloutons dont on devra restreindre la ration.

Lorsque les animaux reçoivent une ration presque exclusivement composée de grains, on combat les échauffements possibles en remplaçant deux ou trois fois par semaine, le soir de préférence, la ration de grains par un mélange composé de 2 kg. d'avoine, 2 kg. d'orge concassée et 2 litres de son, ou bien on administrera des *mâches* préparées selon l'une des recettes suivantes :

1re recette. Prendre environ 5 litres de son, les mouiller progressivement avec de l'eau bouillante jusqu'à consistance convenable, couvrir d'un linge, laisser refroidir et faire consommer; on peut ajouter, avantageusement, une cuillerée à café de sel.

2e recette. Faire bouillir dans l'eau, pendant 3 heures environ, 2 litres d'avoine concassée, 1/2 litre de graines de lin et une pincée de sel ; puis ajouter du son en quantité suffisante pour donner une consistance pâteuse. Couvrir avec un linge et donner froid. Ajouter à l'eau, si possible, 1/4 de litre de mélasse.

3e recette. Mettre dans un seau 2 litres d'avoine, 1 litre de farine de graines de lin et verser sur le tout de l'eau bouillante : couvrir avec du son pour conserver la chaleur, et attendre le rafraichissement. Ajouter, au besoin, une pincée de sel de Glauber (sulfate de soude).

Les mâches ainsi préparées, sont très souvent distribuées le soir ; mais elles constituent aussi un excellent repas du matin pour les jours de repos, surtout lorsque les chevaux ont eu pendant toute la semaine une nourriture sèche.

En cas de fatigue excessive ne pas leur donner immédiatement le repas habituel, mais des barbotages ou des thés de foin. Éviter de les placer dans un courant d'air et s'ils sont en sueur, les bouchonner jusqu'à ce qu'ils soient ressuyés.

Barbotage. Dans un seau mettre 4 litres d'eau fraîche : y verser, tout en agitant, 1/2 litre de farine d'orge ; compléter le récipient avec de l'eau et donner immédiatement.

On peut augmenter ou diminuer la quantité de farine suivant que l'animal préfère le barbotage plus ou moins liquide.

Thé de foin. Dans un baquet rempli d'un excellent foin, propre, de belle couleur et de bonne odeur, verser de l'eau bouillante jusqu'à 10 centimètres du bord. Couvrir hermétiquement pour conserver la vapeur : enfoncer le foin à plusieurs reprises : au bout d'un quart d'heure l'infusion est suffisante. Verser alors le thé dans un seau, ajouter un peu d'eau fraîche et le donner après refroidissement. Le thé de foin tout en étant nourrissant constitue, par ailleurs, un excellent stimulant.

NOTIONS D'HYGIÈNE

La santé des animaux, comme celle de l'homme, dépend en grande partie des conditions hygiéniques dans lesquelles ils se trouvent.

HYGIÈNE A L'ÉCURIE

Température. — La température la plus favorable est comprise entre 12 et 15 degrés environ. En hiver elle ne doit pas s'abaisser au-dessous de 8 degrés. Le cheval, en effet, est sensible au froid : à 6 degrés, il commence à se refroidir et il faut le couvrir avant qu'il ne soit atteint de frissons.

Aération. — L'aération purifie l'atmosphère et régularise la température ; elle doit être bien comprise. Aucun courant d'air ne devant frapper les animaux, les ouvertures seront placées très haut.

Lumière. — La lumière, sans être vive, doit être abondante ; une écurie obscure prédispose le cheval à la peur et aux maladies des yeux.

Sol. — Une pente très légère est suffisante, car la quantité de purin est insignifiante si les chevaux sont bien soignés et abondamment pourvus de litière. Sur un sol incliné l'animal fatigue énormément et, s'il est jeune, il peut avoir ses aplombs faussés.

Litière. — Ne pas la ménager : il est indispensable qu'un animal à qui l'on demande du travail soit bien couché. C'est un mauvais calcul que de vouloir économiser sur la litière ; d'autant plus qu'avec une litière abondante, une grande partie de la paille peut être utilisée à nouveau. Il est même possible dans les moments de pénurie de faire resservir la paille souillée, après l'avoir fait sécher.

Désinfection. — Chaque année, l'écurie doit être nettoyée complètement et blanchie au lait de chaux. On évite ainsi la propagation de nombreuses maladies. On favorise l'adhérence du lait de chaux en l'additionnant d'un tiers de lait écrémé ; l'application en est faite au moyen d'un pulvérisateur.

En cas d'épidémie et de maladies contagieuses, pratiquer une désinfection complète : enlever les litières et les fumiers, laver les murs, les mangeoires, les parois des stalles, les ustensiles divers, etc., avec de « l'eau de cristaux » bouillante, à raison de 1 kg. de carbonate de soude pour 10 litres d'eau. Pulvériser ensuite une solution de formol à la dose de 1 litre pour 10 litres d'eau. Les harnais, eux-mêmes, s'ils ont été contaminés, sont passés à cette solution.

Arroser le sol avec une solution contenant 500 grammes de crésyl pour 10 litres d'eau. Les sols perméables seront piochés et la terre remplacée sur 10 centimètres d'épaisseur ou arrosée à profusion avec une solution de sulfate de fer à raison de 2 kg. pour 10 litres d'eau.

La désinfection parfaite est obtenue par des *fumigations* pratiquées après avoir soigneusement calfeutré les ouvertures.

Dans les écuries communes, on fait ordinairement brûler du *soufre* à la dose de 5 grammes par mètre cube. L'action du gaz sulfureux doit se prolonger pendant 5 heures, après quoi on aère et l'on rentre les animaux.

Ce procédé ne saurait être utilisé dans les écuries de luxe, car les objets métalliques sont détériorés. On utilise alors le *formol* à raison de 20 grammes par mètre cube. A cet effet, installer au milieu de l'écurie une chaudière d'eau bouillante sur un réchaud et verser le formol avant de se retirer. L'évaporation de ce dernier a lieu rapidement et en 10 heures, la désinfection est complète. Les vapeurs produites n'étant pas inflammables, aucun risque d'incendie n'est à craindre.

On enlève instantanément l'odeur du formol en faisant bouillir un peu d'ammoniaque liquide.

PANSAGE

Le pansage contribue à entretenir les animaux en bonne santé, il favorise les fonctions de la peau et excite l'appétit.

L'étrille est réservée aux chevaux communs, les chevaux de sang ne la supportent pas ; on évitera toutefois de la passer sur les membres. On complète l'action de l'étrille par la brosse, l'époussette et la flanelle. Les parties délicates, la tête, les muqueuses, les orifices naturels sont pansés à l'éponge puis essuyés.

Quand les jambes sont sales et mouillées on les lave et on les essuie jusqu'à ce qu'elles soient sèches. Autant que possible ne jamais pratiquer la *toilette* des jambes et, si on la fait aux chevaux de voiture, il la faut longue, Lorsqu'elle est courte, à chaque flexion du paturon, la pointe des poils agissant comme une aiguille, meurtrit les chairs ; c'est le point de départ de crevasses et de complications difficiles à guérir.

La liste des objets de pansage est longue, mais il suffit d'une étrille, d'une brosse, d'un peigne, d'une éponge, d'une époussette, de quelques chiffons et d'un couteau de chaleur ou à son défaut d'une portion de cercle de tonneau de 60 à 80 cm. de longueur.

Chaque animal aura deux couvertures, une chaude pour l'hiver, une légère pour l'été ; elles seront munies de cordes ou de courroies qui permettront de les attacher en avant sous l'encolure et en arrière sous la queue. Il est bon d'avoir une réserve de bandes pour les jambes, et des guêtres destinées aux chevaux qui travaillent de front et qui ont à faire des virages difficiles.

Enfin, ne pas oublier que le cheval est délicat et qu'il

faut pour le faire boire à l'écurie, un seau propre, exclusivement réservé à cet usage.

Bains. — Les bains des membres sont excellents à condition que l'eau soit au moins 6 à 7 degrés. Pour les donner facilement lorsqu'on ne dispose pas d'une pièce d'eau on peut utiliser des bottes spéciales (voir Fig. 64).

Les bains généraux sont bons, à condition de ne les pas donner immédiatement après le repas et de bouchonner l'animal à sa sortie de l'eau.

Les affusions, les douches, pendant 5 à 10 minutes au plus, peuvent remplacer les bains ; les soins qui les suivent sont les mêmes.

Tonte. — La tonte est une opération peu fréquente, pratiquée ordinairement vers le mois d'octobre, sur les chevaux à poil long et frisé ; les poils ont ainsi le temps de repousser avant les grands froids. Selon les besoins elle est totale ou partielle. Après la tonte, prendre les précautions nécessaires pour éviter les refroidissements.

Les pieds des chevaux demandent des soins particuliers. Le séjour prolongé à l'écurie, même dans les meilleures conditions possibles, prédispose aux maladies du sabot. Il en est de même pour les chevaux qui circulent continuellement sur le pavé. Par suite du manque d'humidité, la corne devient sèche et cassante, le pied se rétracte et se fendille facilement. On doit alors entretenir la souplesse de la corne par des bains de pied fréquents et appliquer de temps en temps du goudron mélangé à de l'huile de palme en parties égales.

Lorsque les chevaux travaillent dans les champs, il faut, chaque soir, avant de les rentrer à l'écurie, enlever la terre et les pierres adhérentes à la sole.

CONSEILS SUR LA FERRURE

Nous verrons en étudiant les maladies du pied, combien la question de la ferrure est importante. Tout dépend en l'occurrence de la maîtrise du maréchal : est-il habile ? il maintient le pied en bonne condition ; est-il maladroit ? il peut le ruiner en quelques mois.

Il faut que le cultivateur veille attentivement à ce que son maréchal observe les principes relatifs à la ferrure que nous allons rappeler.

Le fer ne doit gêner en rien le pied et ne pas s'opposer à la dilatation des talons au moment de la foulée sur le sol : c'est pour cette raison que les étampures n'existent pas à la partie postérieure du fer.

A la parure, garder à la fourchette toute son ampleur pour qu'elle puisse reposer sur le sol ; enlever simplement les parties qui s'en détachent naturellement, en veillant à ce qu'elle ne soit pas plus élevée en pointe qu'au talon. Il faut que la fourchette touche le sol pour remplir son rôle d'amortisseur en provoquant la dilatation du pied ; sinon le sabot se rétracte et les talons, en supportant tout l'effort, peuvent comprimer violemment les tissus internes et provoquer l'apparition des bleimes.

Il importe de bien parer le pied à plat et de ne pas trop creuser la sole. *Le fer sera adapté au pied et non le pied au fer* : un fer bien posé doit s'user uniformément, il ne doit pas déborder la paroi interne du sabot, afin d'éviter que le cheval ne se coupe ; du côté externe, le débordement n'est pas un inconvénient, il donne au pied plus d'assiette ; les éponges du fer ne dépasseront pas inutilement les talons ; les clous seront brochés à la même hauteur et lorsque l'ouvrier les aura rivés, il évitera de râper le pied, au-dessus du point d'où ils sortent. Il ne faut pas oublier en effet que le sabot est recouvert naturellement d'un vernis qui le protège contre une trop grande dessiccation. Râper presque toute la paroi du sabot, comme le font de nombreux maréchaux, c'est, en enlevant ce vernis protecteur, ouvrir la porte à toutes les complications, seime, encastelure, etc., qui accompagnent la dessiccation du pied.

Après la ferrure, le graissage du sabot s'impose : il n'est pas de bon maréchal qui n'huile au pinceau, après les avoir ferrés, les pieds de l'animal qui lui a été confié.

En principe, les fers seront relevés au moins une fois par mois.

TRANSPORT DES CHEVAUX

Le transport des chevaux s'effectue le plus souvent par voie ferrée. En été, autant que possible, ne pas faire voyager les animaux pendant la journée ; lorsqu'ils sont entassés dans les wagons, les coups de chaleur et les asphyxies sont extrêmement fréquents. Avant de les embarquer, les déferrer et, en cas de convoi important, il est bon de les accompagner. Pendant le voyage, éviter les courants d'air et faire boire les animaux de temps à autre.

Le transport par mer est très pénible. Assurer à bord un régime rafraîchissant afin de prévenir la constipation. Les journées chaudes, soulager les animaux par des affusions répétées d'eau fraîche. Après leur arrivée, laisser les animaux au repos pendant quelques jours et les purger légèrement.

ACHAT D'UN CHEVAL

L'achat d'un cheval est chose délicate. Les vices, les mauvaises habitudes contractées pendant un dressage défectueux, les tares héréditaires, les défauts momentanément cachés, sont si nombreux que l'acheteur doit être un connaisseur éprouvé, un observateur attentif, s'il ne veut pas, plus tard, être déçu.

La valeur de l'animal dépend entièrement de son âge et du travail qu'il est susceptible de fournir ; elle décroît en raison de ses infirmités, maladies, défauts, vices et tares. Réservant pour une étude ultérieure tout ce qui a trait aux maladies, rappelons ci-dessous les moyens de reconnaître l'âge, puis les vices et les défauts les plus fréquents.

AGE

Dans la détermination de l'âge Pl. I , on se base surtout sur les caractères fournis par les dents de la mâchoire inférieure.

La dent de lait est très différente de la dent permanente. Au début celle-ci présente dans le *cornet dentaire externe* une matière noirâtre, *la fève*, limitée par une bordure blanche, l'*émail central* ; l'*ivoire* étant compris entre l'émail central et l'*émail d'encadrement*. A l'usure le cornet dentaire diminue, la fève disparaît et fait place au *cément*, lequel est de coloration jaune : la dent est dite *rasée*.

Peu après surgit dans l'ivoire et en avant de l'émail central, une ligne foncée qui indique l'apparition du *cornet dentaire interne : c'est l'étoile dentaire*. D'abord allongée, elle s'arrondit au fur et à mesure qu'elle se rapproche du bord postérieur, pendant que l'émail central se réduit de plus en plus.

L'usure progressant, l'émail central disparaît : la dent est dite *nivelée*.

Les formes successives de la table dentaire, l'état de fraîcheur des dents, leur longueur, l'inclinaison des mâchoires, etc., sont d'un très grand secours pour la détermination exacte de l'âge.

A 6 mois, la mâchoire est au rond.

A 1 an, apparition de la première arrière-molaire.

A 1 an 1 2, rasement de toutes les dents.

A 2 ans, apparition de la seconde arrière-molaire et chute de la première avant-molaire caduque.

De 2 ans 1 2 à 3 ans, chute et remplacement des pinces.

De 3 ans 1 2 à 4 ans, chute et remplacement des mitoyennes. Apparition des crochets chez le mâle.

De 4 ans 1 2 à 5 ans, chute et remplacement des coins.

A 6 ans, rasement des pinces.

A 7 ans, rasement des mitoyennes.

A 8 ans, rasement des coins, apparition de l'étoile dentaire dans les pinces et de la *queue d'aronde* aux coins supérieurs. L'usure des coins inférieurs est notable aux bords externes.

A 9 ans, arrondissement des pinces, apparition de l'étoile dentaire dans les mitoyennes et dans les coins ; disparition de la queue d'aronde aux coins supérieurs. Dans les pinces, l'émail central se réduit de plus en plus.

A 10 ans, arrondissement des mitoyennes ; l'émail central des pinces n'est plus qu'un point.

A 11 ans, réapparition de la queue d'aronde aux coins supérieurs.

A 12 ans, arrondissement des coins et nivellement des pinces.

A 13 ans, nivellement des mitoyennes.

A 14 ans, nivellement des coins ; les pinces deviennent quadrangulaires.

A 15 ans, les mitoyennes sont triangulaires.

A 16 ans, les coins sont triangulaires.

De 17 à 20 ans, les dents deviennent successivement quadrangulaires.

Exceptions. — Le cheval est dit *bégu* si la fève persiste au delà des limites indiquées ; l'apparition de l'étoile dentaire, l'arrondissement des dents, le peu de fraîcheur des coins permettent de rectifier l'âge.

Il est dit *faux-bégu*, si le nivellement tarde à se faire ; la forme des dents, leur inclinaison qui est de plus en plus grande, permettent également de faire la rectification.

APPRÉCIATION DE L'AGE

I. Dent de lait.
II. Dent permanente.

COUPE ET TABLE DENTAIRE D'UNE PINCE A DIFFÉRENTS AGES.

III. Dent vierge (3 ans).
IV. Dent rasée (6 ans).
V. Apparition de l'étoile dentaire (8 ans).
VI. Dent nivelée (12 ans).
VII. Dent triangulaire (15 ans).
VIII. Dent quadrangulaire (17 ans).

PROFIL DE MACHOIRE A DIFFÉRENTS AGES.

IX. Profil chez un cheval de 7 à 8 ans.
X. Profil chez un cheval de 10 à 12 ans.
XI. Profil chez un cheval de 20 ans.

1. — Cornet dentaire externe.
2. — Cornet dentaire interne.
3. — Fève.
4. — Cément.
5. — Émail d'encadrement.
6. — Émail central.
7. — Étoile dentaire.
8. — Pinces.
9. — Mitoyennes.
10. — Coins.
11. — Crochets.
12. — Queue d'aronde.

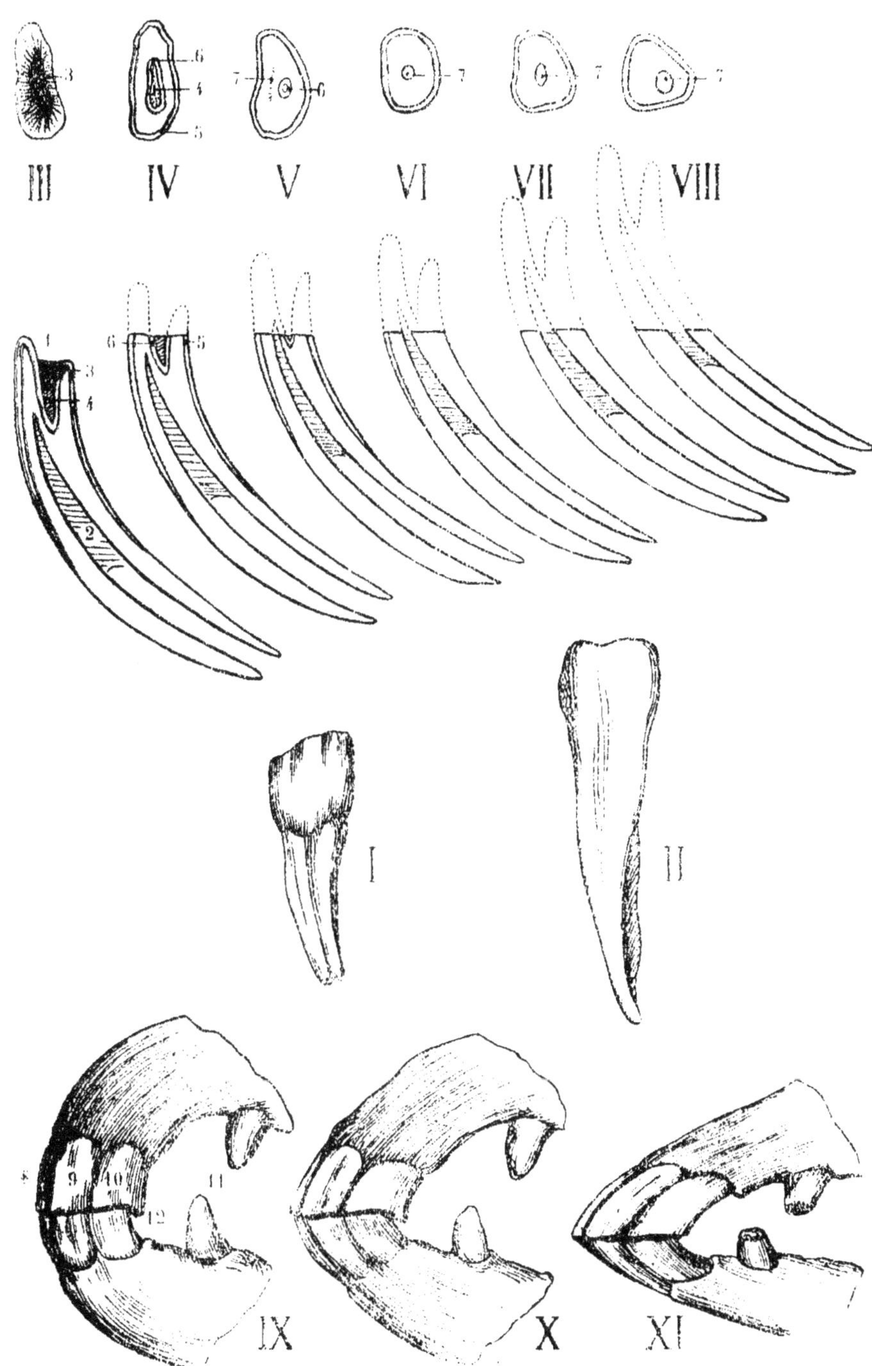

VICES ET DÉFAUTS

Chevaux rétifs. — La rétivité est la plus grave de toutes les défectuosités ; elle est rarement guérissable. Elle se manifeste de diverses façons et les causes qui l'engendrent sont :

1° Une lésion du système nerveux,

2° Un mauvais dressage,

3° Des blessures au garrot, à l'épaule ou aux barres.

La rétivité d'origine nerveuse est incurable.

Lorsqu'elle est due à un mauvais dressage il est possible, si toutefois l'animal est jeune, de l'atténuer par la douceur, la patience et les friandises.

La rétivité consécutive à des blessures ne cesse pas toujours avec leur guérison ; il est alors nécessaire de mettre l'animal au vert et au repos jusqu'à ce qu'il ait oublié ses souffrances ; attelé à nouveau avec des harnais légers, il peut redevenir docile.

Pour déceler la rétivité, faire exécuter au cheval des démarrages nombreux et successifs et de fréquentes « tournées ». Il est rare que l'animal rétif démarre franchement, il donne des coups de collier, part en vitesse ou reste sur place et tous les efforts, pour le faire partir, restent vains.

Chevaux méchants. — La méchanceté n'est pas guérissable. Elle se développe particulièrement chez les poulains à mauvais caractère, en présence d'un dresseur timide et poltron.

A l'approche d'un étranger, l'animal méchant porte les oreilles en arrière, fouaille la queue. Au moindre contact il se défend, mord et frappe.

Chevaux mordeurs. — Sont très dangereux. La castration chez les étalons fait parfois disparaître ce vice.

Chevaux rueurs. — Se méfier des chevaux qui fouaillent

la queue; ils sont souvent rueurs. Les cicatrices, les écorchures sur la face postérieure des jambes en sont un indice. Pour les reconnaître, essayer de placer la croupière sous la queue ou passer une corde sur les jarrets.

Un cheval rueur ne saurait être admis dans un attelage. On peut à la rigueur l'atteler seul à la voiture en utilisant une courroie de sûreté fixée à la croupière et aux brancards.

Les juments pisseuses, comme les chevaux rueurs, sont très difficiles et parfois impossibles à atteler.

Chevaux qui frappent du devant. — C'est une autre manifestation de la méchanceté; elle est assez rare mais toujours dangereuse par la soudaineté de l'attaque.

Chevaux qui se cabrent. — Ce défaut est la conséquence d'efforts trop violents exercés sur le mors, pendant le dressage; le cheval, ainsi meurtri, se cabre à la moindre traction. Pour déceler ce vice, rassembler soudainement les rênes et tirer en haut, au moment du départ.

On y pallie par l'emploi d'une martingale.

Chevaux qui s'emportent. — Ils sont extrêmement dangereux car le conducteur a beau tirer sur les rênes, l'animal ne sent plus l'action du mors et rien ne peut l'arrêter.

Au dressage, éviter soigneusement de laisser un cheval s'emporter, car s'il s'est emballé une fois, il recommencera certainement. Il est difficile de déceler ce vice, sauf dans le cas où la bouche porte des meurtrissures ou des cicatrices.

Un moyen de refréner un cheval emporté réside dans l'emploi du mors Allier composé de deux branches repliées qui viennent comprimer les naseaux. L'animal à bout de souffle s'arrête.

Chevaux peureux. — Ne se reconnaissent qu'à l'essai. La peur peut être la conséquence soit d'une mauvaise vue et, dans ce cas, elle est incurable, soit d'une timidité ou d'un manque d'habitude et alors le dressage, le travail à la ville, en triomphent presque toujours. Rappelons qu'une écurie obscure prédispose l'animal à la peur par suite du passage brusque de l'obscurité à la lumière.

Chevaux qui reculent. — Il y a toujours grand danger à se servir des chevaux qui reculent. On peut leur faire passer cette habitude en les corrigeant lorsqu'ils sont jeunes, au moment même où ils commettent la faute; mais chez le cheval adulte, on ne peut y parvenir.

Chevaux difficiles à ferrer. — Cette défectuosité se manifeste chez les chevaux qui n'ont pas subi « l'éducation du sabot » dès leur jeune âge. Lorsque le poulain est ferré pour la première fois, éviter que la forge ne l'effraie. Les cicatrices au nez et aux oreilles sont souvent un indice que l'animal est difficile à ferrer.

Chevaux difficiles à harnacher. — On ne peut user de douceur; il faut employer le tord-nez. Cependant si le cheval n'est pas méchant, il suffira de l'attacher très court au râtelier au moyen de deux longes. On peut aussi lui boucher les yeux. Si le défaut est la conséquence de blessures faites par les harnais, il faut attendre la guérison complète; autrement le cheval deviendrait inutilisable.

Chevaux qui bougent lorsqu'on les monte. — Ce défaut est presque toujours dû à un mauvais dressage lorsque, par manque de fermeté et de patience, on a permis au cheval de partir avant qu'on ne lui en ait donné le signal.

Chevaux qui se roulent à l'écurie. — C'est une très mauvaise habitude; l'animal peut être victime d'une prise de longe et des accidents qui en résultent. Il faut, ou attacher la bête très court au râtelier dès sa rentrée à l'écurie, car c'est à ce moment surtout qu'elle se roule, ou ne l'attacher qu'un peu plus tard.

Chevaux qui tirent au renard. — Habitude difficile à faire passer. Elle provient presque toujours d'une faute de dressage. Lorsque le licol a été mis pour la première fois, si l'on n'a pas apporté la patience et la douceur voulues, l'animal effrayé a pu rompre un licol insuffisamment résistant ; or, un cheval qui a cassé son licol ne l'oublie pas, et il essaye de recommencer dans la suite.

Pour les chevaux qui tirent au renard, utiliser un licol très fort, muni de deux longes solides attachées assez haut pour que l'animal ait moins de prise.

Chevaux qui se détachent à l'écurie. — Utiliser des licols très bien ajustés et tels que la tête de l'animal ne puisse se dégager. On peut se servir aussi d'un collier et d'un licol munis chacun d'une longe.

Chevaux qui ruent à l'écurie. — C'est assez rare ; on recommande dans ce cas de suspendre derrière l'animal un fagot d'épines. A chaque ruade le cheval est corrigé sans qu'il risque de se blesser.

Chevaux qui ne se couchent pas. — Grave inconvénient car l'affaiblissement des jambes en est la conséquence. On ne peut s'en apercevoir à l'achat. Il faut les laisser en liberté dans une boxe très spacieuse et avoir soin de faire chaque jour une litière abondante.

Chevaux qui forgent. — Ce défaut se manifeste très souvent chez les jeunes chevaux, par suite d'une allure défectueuse qu'il est possible de leur faire perdre au dressage (voir p. 119). Chez les vieux chevaux, ce défaut est l'indice qu'ils sont usés et il n'y a aucun remède.

Chevaux qui se coupent. — Si ce défaut est dû à une allure défectueuse, il est possible de le corriger par le dressage. Mais s'il tient à de mauvais aplombs ou à de la faiblesse (voir p. 152), il n'y a souvent d'autre remède que l'emploi de protecteurs en cuir. Rappelons qu'un fer mal posé peut occasionner des coupures.

Chevaux qui laissent pendre la langue. — On y remédie par l'emploi de gourmettes assez serrées pour maintenir les lèvres fermées. Dès le début il est possible de faire disparaître la paralysie par des frictions faites régulièrement à la gorge au moyen d'essence de térébenthine.

Chevaux qui battent de la tête ou qui encensent. — Rêner l'animal très court et mettre une martingale serrée.

Tic de l'Ours. — L'animal se fatigue énormément par le déplacement continuel du train antérieur et le balancement de la tête. On limite les mouvements en attachant très court.

Tic en l'air. — Impossible à déceler sans mettre l'animal en observation prolongée.

Tic à l'appui. — Se reconnaît au contraire immédiatement, à l'examen des dents. Ces deux tics se manifestent par la production d'un bruit analogue à un rot, au moment où l'air est dégluti. Ce sont des vices très graves; le cheval tiqueur suspend son repas pour se livrer à son habitude, il maigrit. L'air avalé dilate son estomac et provoque souvent des coliques. Une écurie obscure, une longue maladie, le séjour prolongé à l'écurie, prédisposent au tic.

Pour pallier à ce défaut, faire usage de colliers spéciaux.

Chez les jeunes chevaux, le tic est souvent l'indice d'une affection du tube digestif; l'emploi du bicarbonate de soude à la dose de 10 à 15 grammes par jour dans les boissons donne, dans ce cas, des résultats satisfaisants.

On peut aussi introduire matin et soir dans la nourriture, une cuillerée à bouche du mélange suivant :

Bicarbonate de soude........	60 gr.
Racine de gentiane..........	30 gr.
Farine de lin...............	60 gr.

Indépendamment des vices et des défauts que nous venons de signaler, l'acheteur doit *se mettre en garde contre les moyens qu'emploie le vendeur peu scrupuleux* pour le tromper.

C'est ainsi que le dressage pour la montre, l'introduction du gingembre dans le rectum, font paraître le cheval plus ardent. La couverture pliée sur le dos masque une mauvaise conformation de cette région. Un exercice préliminaire, le départ au galop, dissimulent une boiterie froide. La marche de travers cache des aplombs défectueux. La coloration des poils blancs, l'insufflation de l'air dans les salières, le truquage des dents sont autant de supercheries que peut employer le vendeur pour donner au cheval une jeunesse apparente. Les cicatrices de la peau, les fentes du sabot sont masquées par des enduits et des mastics appropriés.

L'examen de l'animal doit donc être très méthodique. Il se fait au repos, à l'écurie et hors l'écurie, puis au pas et enfin au trot.

QUELQUES RÈGLES A OBSERVER DANS LA PRODUCTION DES CHEVAUX

Le choix des reproducteurs, dépend évidemment du but que l'on poursuit. Quel que soit ce but, *l'étalon* doit présenter les caractères masculins aussi nets que possible ; un mâle efféminé ne peut donner que des produits défectueux. C'est entre 4 et 10 ans que l'étalon est le plus prolifique. *La jument*, de son côté, aura tous les caractères de son sexe, avec un train postérieur très développé. En règle générale, pour bien réussir, les juments doivent être soumises au poulinage de bonne heure, dès la quatrième année environ. Lorsqu'on utilise pour la première fois des juments déjà âgées, le nombre des échecs est très élevé. On peut employer, avec succès, les poulinières jusqu'à 15 et même 18 ans. Ne jamais accoupler des juments de trait avec des étalons de sang, voire même de demi-sang ; les produits sont toujours défectueux.

La saillie sera faite au moment où la bête est le plus en chaleur. Chez les juments soumises au poulinage, les premières chaleurs qui suivent la parturition sont les plus favorables à la fécondation : généralement 9 ou 10 jours après la mise bas. Il faut, avant tout, assurer la saillie lors de ce premier feu. Présenter l'étalon le matin de bonne heure.

Aux *juments qui ne retiennent pas*, faire avant la saillie, plusieurs injections d'eau alcaline préparée en dissolvant 5 grammes de bicarbonate de soude dans 2 litres d'eau, la dernière injection étant donnée une demi-heure avant le coït. Après la saillie jeter sur la croupe un seau d'eau froide, de *l'avant à l'arrière*, afin qu'il ne pénètre pas dans la vulve la moindre goutte de liquide. La saillie terminée, promener la jument pendant quelques minutes à une allure paisible ; puis la rentrer ou, si le temps le permet, la placer au pâturage. Éviter de la mêler à d'autres animaux surtout s'il se trouve parmi eux des chevaux taquins ou batailleurs et des juments en chaleur.

Pour assurer la fécondation, ou tout au moins pour réunir le plus de chances possibles, se conformer aux prescriptions suivantes : présenter l'étalon 9 jours après la saillie ; en cas de refus le représenter 7 jours plus tard ; s'il y a un nouveau refus, le représenter encore 5 jours après. Si les trois essais sont négatifs on peut considérer la jument comme pleine. Chez celle qui ne l'est pas, la vulve se maintient humide, brillante et rosée ; elle présente à sa partie inférieure une goutte d'un liquide clair et filant. Au contraire, chez la jument « qui a retenu », la vulve devient sèche, de couleur brun sale et la goutte de liquide, brune et visqueuse.

La jument ne doit pas travailler immédiatement après avoir été saillie ; lorsqu'elle a repris sa tranquillité, on peut lui demander son travail habituel, pendant la plus grande partie de la gestation.

La *durée de la gestation* est assez variable, elle est de

11 mois environ ; mais il a été noté des écarts considérables, de 3 à 4 semaines en plus ou en moins. D'une façon générale, il semble que les petites juments portent moins longtemps que les grosses.

Ce n'est que trois mois après la saillie que l'abdomen grossit ; au septième mois il est possible de percevoir les mouvements du fœtus en palpant la partie inférieure du flanc gauche.

Trois mois avant la parturition ne plus faire effectuer à la jument qu'un travail léger ; ne pas donner une alimentation excitante et grossière, mais une nourriture rafraîchissante riche et peu volumineuse. Le son, les grains concassés, les betteraves interviendront utilement dans la composition de la ration qui doit être rafraîchissante.

Lorsque le moment de la mise bas arrive, l'animal doit cesser tout travail ; continuer à lui faire prendre un peu d'exercice par des promenades quotidiennes au pas. Éviter avant tout les purgatifs, les boissons froides et toutes causes pouvant provoquer des efforts d'expulsion et une mise bas prématurée. Veiller également à ce qu'à l'écurie la jument ne soit pas placée sur un sol trop incliné. Le cas échéant y remédier en faisant une litière abondante.

ÉLEVAGE DU POULAIN

Le poulain devrait rester avec sa mère environ six mois. Pendant les 5 ou 6 premières semaines la jument ne travaillera pas ; ensuite elle pourra effectuer un travail léger. Il faut éviter en effet de l'épuiser par des travaux pénibles, car le poulain resterait chétif. Afin de favoriser la sécrétion lactée la jument recevra une alimentation rafraîchissante ; les carottes sont particulièrement favorables. Si malgré tout la quantité de lait est insuffisante, donner à la mère chaque jour, 100 grammes du mélange suivant :

Semences de fenouil concassées	500 gr.
Semences de cumin concassées	500 gr.
Baies de genévrier concassées	100 gr.
Semences d'anis vert concassées	50 gr.
Phosphate bicalcique	100 gr.

Vers le troisième mois, habituer le jeune poulain à manger un peu d'avoine concassée, puis augmenter progressivement la dose pour qu'à 6 mois il puisse recevoir une ration entière.

Dès que le jeune a une semaine, commencer à le maintenir et à le caresser fréquemment ; s'il est gros, lui mettre un licol pour le tenir plus facilement ; il s'habitue ainsi très vite à l'homme et, traité avec douceur, il ne tarde pas à venir chercher lui-même la main qui le caresse.

On croit fréquemment que pendant l'allaitement un poulain n'a pas besoin d'eau ; c'est une erreur. Lui présenter le seau une fois par jour après la première semaine, puis deux fois lorsqu'il est plus âgé.

Au moment du *serrage*, c'est-à-dire six mois après la mise bas, si la mère ne perd pas son lait naturellement, lui donner une alimentation sèche et lui faire effectuer son travail habituel ; la sécrétion du lait s'arrêtera d'elle-même.

Se souvenir que le sevrage doit être progressif.

Le poulain recevra une nourriture riche et concentrée, afin d'éviter un développement excessif du ventre.

Le cheval qui a consommé du grain depuis sa naissance est bien supérieur à celui qui n'en a pas mangé ; aussi est-il nécessaire d'en donner généreusement au poulain destiné à faire, soit un cheval de prix, soit un étalon. Il n'est pas indispensable d'en distribuer au poulain commun.

A l'écurie, il est bon de rappeler que la déclivité du sol peut fausser les aplombs, que le séjour prolongé sur le fumier prédispose aux maladies du sabot, que l'isolement et l'ennui peuvent engendrer le tic. A ce sujet on devra toujours élever ensemble deux poulains au moins.

Le *dressage* commencera aussitôt après le sevrage. Si les poulains sont au pâturage, les visiter souvent, les flatter, les habituer à être conduits au licol et à obéir au commandement.

On fera également « l'éducation du sabot » en levant fréquemment les pieds et en frappant sur la sole des coups d'abord légers, puis de plus en plus marqués. De bonne heure, familiariser le poulain avec les harnais, de façon qu'à 18 mois ou 2 ans au plus tard il puisse commencer à travailler. Il est bon de le faire débuter avec des chevaux bien dressés et de le traiter avec beaucoup de patience et de douceur. Le cheval demande à être conduit intelligemment parce que intelligent lui-même. On doit essayer de lui faire comprendre ce que l'on exige de lui, sans le brusquer. Courageux, bien que timide, il s'effraie des objets auxquels il n'est pas accoutumé, mais dès qu'il les a « touchés du nez » et « reniflés » toute crainte disparaît.

Il est cependant des cas où il faut corriger l'animal. S'il mérite une correction, ne le frapper qu'une seule fois, au moment même où il commet la faute. Ne corriger qu'à bon escient, et ne pas ménager les récompenses, caresses et friandises.

Les chevaux de culture se dressent tout naturellement en les incorporant aux attelages. Le trotteur, au contraire, est souvent dressé seul, car on ne dispose pas toujours d'un « attelage à deux ». On aura soin de ne pas mettre directement l'animal à la voiture, avant qu'il ne soit habitué aux harnais, et exercé à des tractions progressives.

Il sera entraîné méthodiquement en vue d'obtenir une allure rapide. A chaque fois on le fera trotter aussi vite qu'il le pourra, sans toutefois le fatiguer. On accroîtra ainsi progressivement la vitesse jusqu'à obtention d'une allure convenable.

Le poulain n'a jamais une mauvaise bouche ; il faut éviter de la lui perdre par des tractions maladroites. Il est

même prudent, au début, d'utiliser un mors recouvert de
laine.

Comment triompher d'un poulain vicieux. — Les poulains
à tendances vicieuses ont une physionomie toute particulière, les yeux brillants, un regard sauvage. Dès qu'on s'en
approche ils portent les oreilles en arrière et manifestent
des mouvements de défense. Il faut les « travailler » de
bonne heure. S'ils offrent de la résistance, on les fatigue
avant de commencer la leçon : attacher à l'anneau d'un licol
solide deux fortes cordes de 7 à 8 mètres de longueur ; deux
aides en tiennent les extrémités et suivent l'animal dans
ses mouvements, tout en le maintenant dans un espace
restreint ; il s'épuise facilement et au besoin on l'excite pour
le fatiguer davantage. Lorsqu'il est las, on peut alors le
caresser et lui faire exécuter les exercices de dressage habi-
tuels. Nous rappelons encore que l'animal ne doit être corrigé qu'au moment même où il commet la faute. Ne jamais
le frapper plusieurs fois de suite, sans quoi il ne compren-
drait plus.

La façon de corriger a son importance ; à ce sujet observer les indications suivantes : si l'animal se cabre, l'envelopper d'un coup de fouet appliqué sur les membres ; s'il
rue, cingler les jambes postérieures juste au-dessous de la
rotule ; s'il veut mordre, le frapper brusquement sur le
nez.

En tout cas, le dresseur ne doit jamais perdre son sang-
froid et se laisser aller à frapper à coups redoublés ; autrement l'animal « se rebute ». En outre il ne doit jamais lui
« laisser prendre le dessus », autrement il perd toute auto-
rité ; le cheval a vite reconnu la valeur de celui qui le
conduit ; aussi ne faut-il en entreprendre le dressage que
si l'on est assuré soi-même de sa puissance et de sa maîtrise.

PLANCHE II

EXTÉRIEUR DU CHEVAL

1.   Joue.
2.   Ganache.
3.   Auge.
4.   Houppe du menton.
5.   Bout du nez.
6.   Naseau.
7.   Chanfrein.
8.   Front.
9.   Salière.
10.   Nuque.
11.   Tempe.
12.   Parotide.
13.   Encolure.
14.   Garrot.
15.   Dos.

16. — Rein.
17. — Croupe.
18.   Base de la queue.
19.   Cuisse.
20.   Fesse.
21.   Jambe.
22.   Jarret.
23.   Canon.
24.   Boulet.
25.   Ergot et fanon.
26.   Pâturon.
27.   Couronne.
28. — Sabot.
29.   Grasset.
30.   Fourreau.

31. — Flanc.
32.   Pointe de la hanche.
33.   Ventre.
34.   Côtes.
35.   Passage des sangles.
36.   Coude.
37.   Avant-bras.
38.   Genou.
39.   Poitrail.
40.   Bras.
41.   Pointe de l'épaule.
42.   Épaule.
43.   Gouttière de la jugulaire.
44.   Gorge.

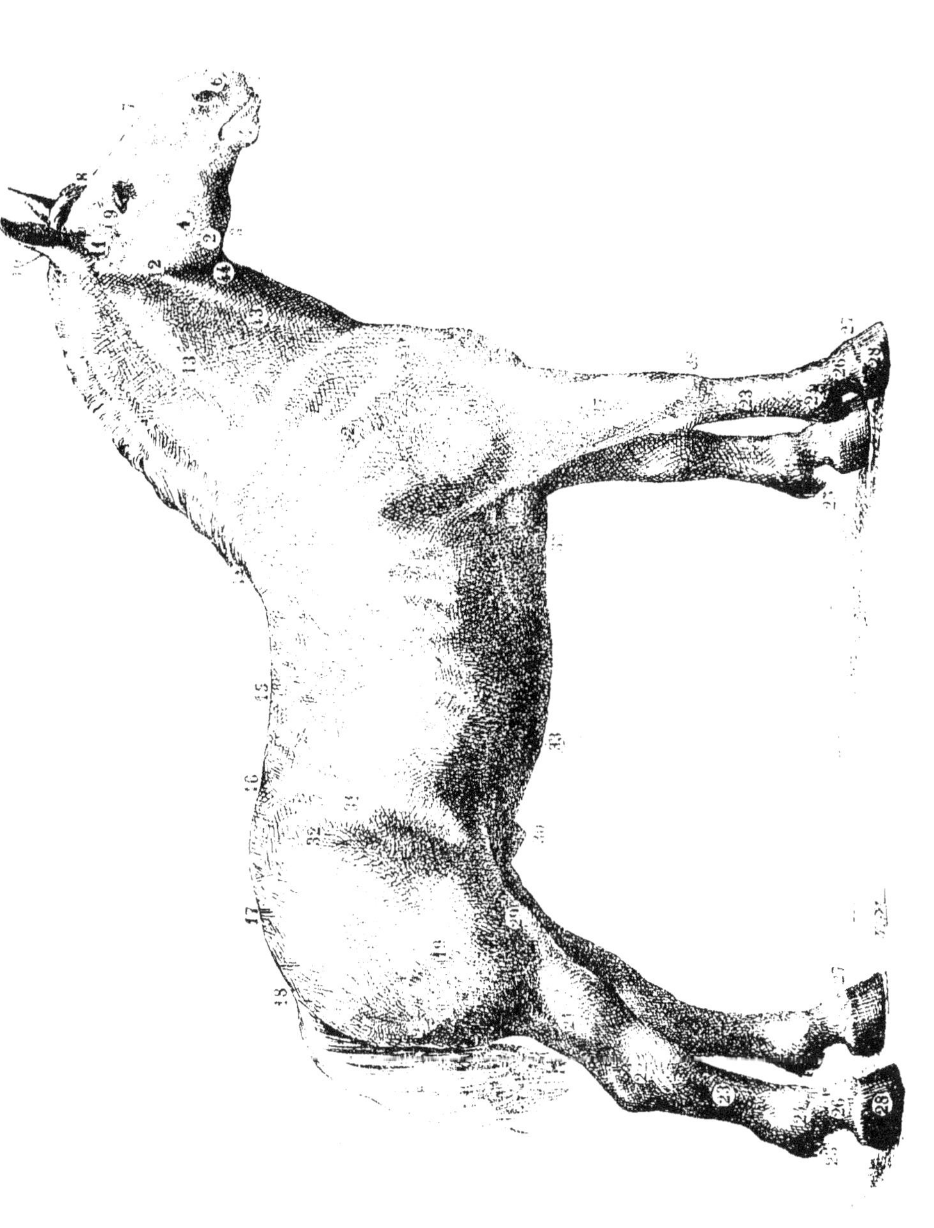

DES MALADIES EN GÉNÉRAL

Le cheval, plus que les autres animaux de la ferme, est sujet à un très grand nombre de maladies et d'accidents. En raison de sa vigueur, de sa vivacité et de la vitesse avec laquelle il est susceptible de se déplacer, il est très souvent victime de blessures, d'efforts, de meurtrissures internes et même de fractures.

Son appareil digestif est fort délicat et le changement brusque de régime, une alimentation défectueuse, des boissons froides ou de mauvaise qualité occasionnent des troubles variés qui mettent souvent sa vie en danger.

Il est aussi très sensible aux refroidissements et les maladies des voies respiratoires l'atteignent très fréquemment. Comme les affections des voies digestives elles nécessitent des soins immédiats si l'on veut prévenir des complications toujours graves. C'est ainsi qu'un rhume siégeant tout d'abord, aux cavités nasales, ne tarde pas, s'il est négligé, à envahir successivement la gorge et les poumons, alors que soigné énergiquement dès le début, il est facile de l'enrayer. De même, à défaut d'une intervention rapide, des coliques peuvent se compliquer et devenir mortelles. Il importe donc de soigner les animaux aussitôt que se manifestent les premiers symptômes, et *en aucun cas* on ne devra compter sur une guérison naturelle souvent impossible.

Dans la première partie de l'ouvrage, nous avons indiqué les règles essentielles concernant l'alimentation et l'hygiène des chevaux ; en s'y conformant, le cultivateur préviendra un grand nombre de maladies ; il s'évitera beaucoup de peine et des pertes souvent ruineuses.

Cependant, il est des affections d'origine microbienne à la propagation desquelles le cultivateur ne saurait toujours s'opposer. En effet, il arrive que les animaux sont contaminés, soit dans des écuries étrangères, soit pendant qu'ils effectuent leur service, soit en toutes autres circonstances indépendantes de la volonté du propriétaire. La pénétration des microbes dans l'organisme se fait par les voies digestives, les voies respiratoires et les plaies de l'épiderme ou des muqueuses. Dès qu'un microbe s'est introduit chez l'individu, celui-ci se défend par l'intermédiaire des globules blancs qui se trouvent dans le sang et dans la lymphe, disséminés par conséquent un peu partout dans les tissus. Ces globules blancs cherchent à emprisonner les microbes étrangers pour les détruire. S'ils y réussissent le mal avorte; mais, au contraire, si les microbes, grâce à la toxine ou poison qu'ils ont le pouvoir de sécréter, triomphent, ils se multiplient, envahissent partiellement ou totalement l'organisme et déterminent la maladie dont ils sont la cause. Il existe ainsi plusieurs affections microbiennes susceptibles d'atteindre le cheval :

le charbon bactéridien ou fièvre charbonneuse est transmis aux animaux par la terre que des cadavres charbonneux enfouis ont infectée. La contagion peut s'opérer par une plaie, par les voies digestives, ou encore, mais très rarement, par des piqûres d'insectes ;

le tétanos, existe très souvent dans le sol, les fumiers, etc. Il pénètre généralement par des plaies et plus particulièrement par une plaie profonde. Dans certaines régions reconnues comme *tétaniques*, dès qu'un animal est blessé, il importe de prendre les précautions nécessaires pour éviter le développement de la maladie (voir p. 189) ;

la morve se communique, soit par contact direct, soit par le jetage et le pus qu'abandonnent les animaux dans les endroits où ils séjournent ;

l'anasarque se développe à la suite de l'infection de l'organisme par un microbe que les animaux s'inoculent, soit par contact direct avec un malade, soit en séjournant dans une écurie qui n'a pas été désinfectée;

les gourmes se propagent par le jetage répandu sur les litières, les objets de pansement, les mangeoires, etc.; les poussières de l'écurie en contiennent et les vêtements des visiteurs peuvent être une cause d'infection;

les affections typhoïdes sont transmises par différents microbes vivant dans le sol, dans les eaux, sur les fumiers et sur les fourrages;

la rage se communique non seulement par les morsures, mais aussi par la salive des animaux qui en sont atteints;

la dourine ou *mal de coït*, due à un parasite existant dans le sang, se transmet au moment de la saillie.

Il est possible de se mettre à l'abri de la majorité de ces maladies par des mesures appropriées : désinfection des écuries, des harnais, des objets de pansage, etc.

En outre, il existe des *vaccins* capables de rendre l'organisme de l'individu impropre au développement de certains microbes; on dit alors que les animaux sont *immunisés*. Ainsi, on a remarqué, en ce qui concerne *le charbon*, que des cultures du microbe chauffées à une certaine température, pour atténuer leur virulence, puis inoculées aux animaux, leur confèrent une immunité complète contre cette maladie.

De même on peut prévenir le développement du *tétanos* par l'inoculation d'un sérum prélevé sur un cheval ayant reçu, en injections, des doses progressives de cultures tétaniques filtrées. Dans les pays éloignés, dans les colonies par exemple, on conserve facilement ce sérum pendant un an, en l'abritant de la chaleur et de la lumière. On peut même utiliser un sérum sec, qui, à l'obscurité, conserve ses propriétés indéfiniment.

Contre *la rage* on fait aussi des injections d'un virus spécialement préparé.

Enfin en pratiquant, dès l'apparition de l'*anasarque*, des injections répétées de sérum antistreptococcique on guérit rapidement l'animal.

ÉTAT DE SANTÉ ET ÉTAT MORBIDE

L'Éleveur habitué à ses animaux sait discerner à première vue les indispositions, même les plus légères, qui les atteignent. Mieux que quiconque il est à même de juger de leur état de santé car il établit son appréciation par comparaison.

ÉTAT DE SANTÉ

L'animal en bonne santé a la peau souple, le poil luisant, l'œil vif. Pendant la journée, il se couche rarement ; il repose alternativement ses membres en reportant le poids du corps sur trois d'entre eux et en laissant le quatrième infléchi. Il se couche après le repas du soir et souvent assez tard dans la nuit ; il repose d'abord la tête relevée, les membres repliés et ne s'allonge complètement que si dans l'écurie règne le calme absolu : la tête est alors appuyée sur le sol et les membres sont entièrement étendus ; mais dès qu'il est éveillé, il reprend, en général, sa position première et le matin, au lever, il s'étire à de nombreuses reprises.

A l'heure des repas, il attend impatiemment la distribution des aliments : il hennit et frappe du pied. Il consomme entièrement et sans interruption sa ration habituelle. La digestion s'effectue convenablement et l'évacuation des excréments est normale. L'urine est limpide et peu colorée. Les crottins sont moulés et de bonne consistance.

Le rein est souple, la respiration lente et régulière. *Le flanc* se soulève par minute, 14 à 15 fois chez le poulain,

9 à 10 fois chez l'adulte et seulement 8 à 9 fois chez le vieux cheval.

Le pouls (Fig. 1), sans être trop faible ou trop fort, est

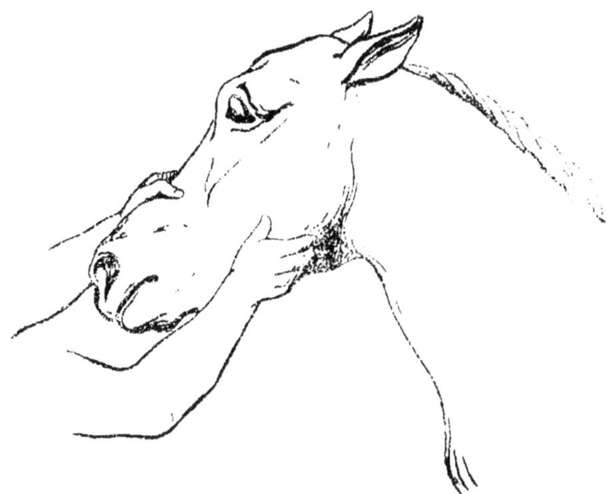

Fig. 1. — Exploration du pouls.

régulier. On compte que, par minute, les poulains ont de 60 à 72 pulsations, les adultes de 36 à 40 et les vieux chevaux de 30 à 35.

La température du corps est de 37°5 à 38°. Elle se prend au moyen d'un thermomètre médical (Fig. 2) que

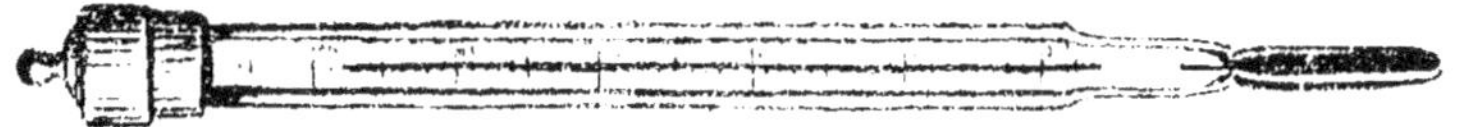

Fig. 2. — Thermomètre médical.

l'on introduit, après l'avoir graissé, dans l'anus ; on le laisse de 5 à 10 minutes, suivant sa sensibilité, avant de le retirer. S'assurer au préalable que la colonne de mercure est bien descendue ; sinon, tenir le thermomètre, le réservoir en bas et lui imprimer quelques secousses.

ÉTAT MORBIDE

L'animal souffrant peut présenter des symptômes généraux communs à un grand nombre de maladies et des symptômes spéciaux, particuliers à des affections déterminées.

Une des premières manifestations de l'état morbide est la *perte de l'appétit*. A sa rentrée à l'écurie le malade ne mange pas : il se tient éloigné de la mangeoire « à bout de longe », la tête basse. Il a « mauvais poil » : la peau est sèche et adhérente, la physionomie triste, l'œil terne et souvent en partie fermé. Il se déplace difficilement. Suivant les cas, il y a insensibilité ou sensibilité exagérée de la colonne vertébrale, disparition ou exaltation de la soif. Pentant la journée l'animal, contrairement à son habitude, peut se coucher ; au lever, il ne s'étire pas. Très souvent aussi il ne se couche pas : il se tient alors debout le corps reposant sur les quatre membres. Enfin apparaissent d'autres symptômes qui vont caractériser l'affection.

SYMPTOMES DES MALADIES

Les maladies de l'appareil digestif sont ordinairement à marche rapide et presque toujours annoncées par des coliques ; il peut y avoir de la diarrhée ou de la constipation.

Le ballonnement subit indique une *indigestion* ; le ballonnement persistant de la *gastrite*. L'évacuation de crottins coiffés, c'est-à-dire recouverts de mucosités, est un indice d'*entérite*.

Très souvent les maladies du tube digestif sont accompagnées de troubles circulatoires ou de *congestion*.

Les maladies du foie sont caractérisées par la coloration jaune des muqueuses.

Les maladies des reins, par des envies fréquentes d'uriner, une démarche raide, les membres postérieurs étant écartés.

Les maladies du cœur se décèlent en général par des palpitations et de l'essoufflement.

Les maladies de l'appareil respiratoire, presque toujours occasionnées par un refroidissement, débutent par des frissons; puis viennent l'irrégularité dans la respiration, l'apparition d'une fièvre plus ou moins intense, la toux, le jetage et parfois le cornage. Une respiration plaintive et douloureuse est l'indice certain de l'inflammation des poumons; l'auscultation permet alors de déceler des râles qui ne laissent aucun doute sur la nature de la maladie.

Les maladies de l'appareil locomoteur se reconnaissent ordinairement à une boiterie dont il est toujours difficile de découvrir l'origine. Elle peut en effet provenir du sabot ou des régions supérieures des membres.

On doit tout d'abord examiner très soigneusement le pied. Après l'avoir déferré, on s'assure qu'il ne présente pas une sensibilité exagérée à la pression ou à la percussion; puis on explore successivement la couronne, le paturon, le boulet, le canon, etc.; on se rend compte si l'animal réagit à la palpation, ou si l'une de ces régions présente des aspérités, de la chaleur, ou une sensibilité anormale.

Une lésion de l'épaule ou de la hanche se décèle par l'impotence presque complète du membre; le pas est raccourci et le cheval est dans l'impossibilité de lever la jambe au-dessus d'un obstacle; il la traîne. Une lésion du genou ou du jarret, au contraire, s'indique par une certaine liberté du membre et par l'immobilité plus ou moins grande de l'articulation. Lorsque l'on n'est pas certain du siège de la boiterie, il est préférable de faire examiner l'animal par un spécialiste.

Indépendamment des affections internes, qu'il est toujours difficile de diagnostiquer, il en existe beaucoup dont les manifestations extérieures rendent la détermination plus facile. De ce nombre sont celles qui figurent à la Pl. III :

SIÈGE DES MALADIES

1.   Bleime.
2.   Seime.
3.   Crapaudine.
4.   Encastelure.
5.   Fourbure.
6.   Crapaud.
7.   Javart cartilagineux.
8.   Fourchette pourrie.
9.   Formes.
10.   Crevasses.
11.   Atteintes au boulet.
12.   Suros.
13.   Molettes.
14.   Effort de tendons.
15.   Vessigons.
16.   Hygroma.

17.   — Éponge.
18.   Javart cutané, javart tendineux.
19.   Eaux aux jambes.
20.   Lymphangite, éléphantiasis.
21.   Engorgement des membres.
22.   Éparvin.
23.   Courbe.
24.   Jarde.
25.   Jardon.
26.   Capelets.
27.   Dislocation de la rotule.
28.   Hernie étranglée.
29.   Champignon.
30.   Inflammation du fourreau.
31.   Hernie ombilicale.
32.   Mélanose.

33.   Tour de reins.
34.   Mal de garrot.
35.   Blessure des épaules.
36.   Phlébite.
37.   Gourmes.
38.   Goitre.
39.   Inflammation des parotides.
40.   Mal de taupe.
41.   Conjonctivite, Fluxion périodique, Ophtalmie vermineuse, Œil de verre, Cataracte, Inflammation de l'Iris.
42.   — Jetage, caractérisant les maladies des voies respiratoires, la morve, l'anasarque.

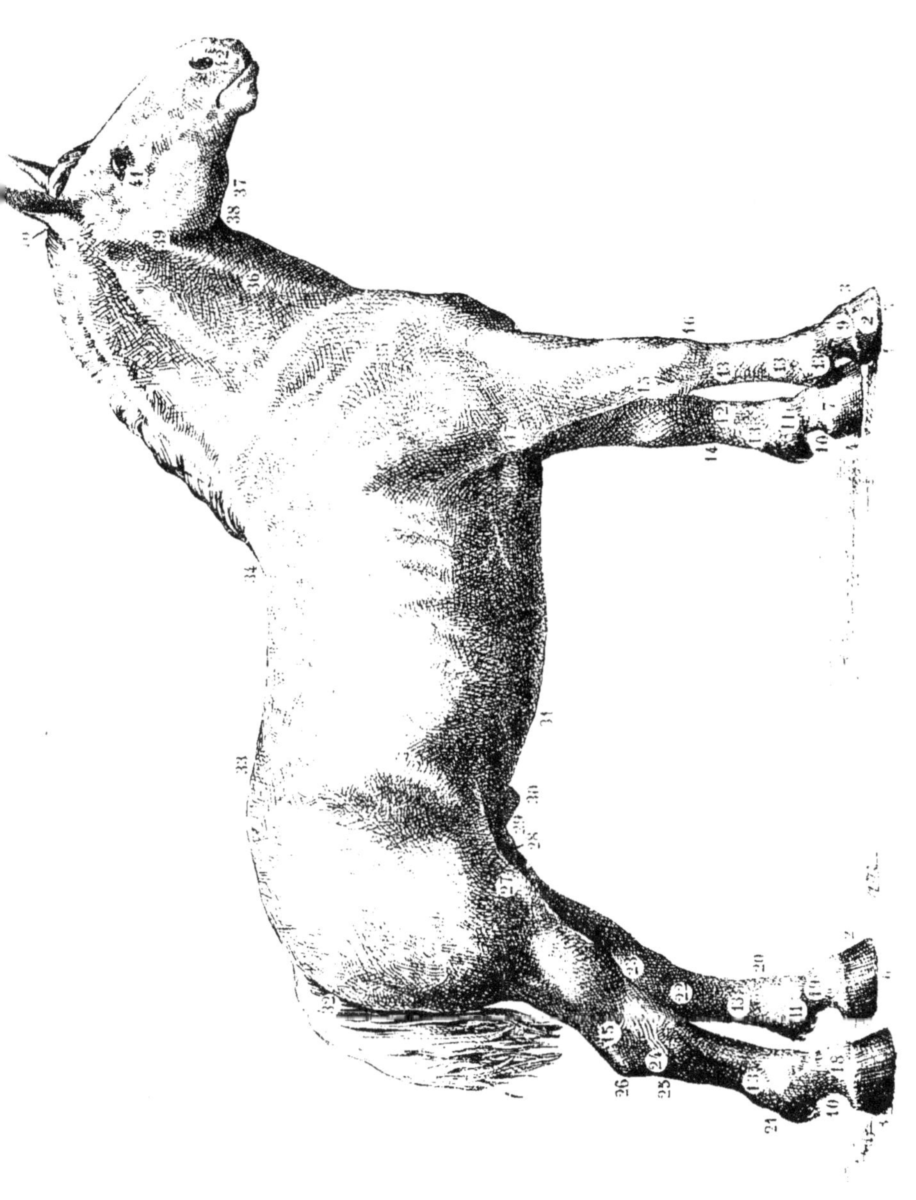

PRINCIPAUX MÉDICAMENTS

DESCRIPTION ET PROPRIÉTÉS

Absinthe. — Plante dont les feuilles et les fleurs contiennent un principe actif de goût amer. Apéritif tonique, excitant, diurétique, vermifuge ; est contre-indiqué pendant la gestation et la lactation donne un goût amer au lait.

Acétate neutre de plomb, *acétate de plomb, sel de Saturne, sucre de Saturne* ou *sucre de plomb*. — Cristaux incolores de saveur astringente et sucrée, solubles dans l'eau. A l'extérieur astringent et siccatif.

Acétate basique de plomb, *extrait de Saturne* ou *sous-acétate de plomb liquide*. — Liquide ressemblant à de l'eau et *très toxique*. L'eau de pluie ne le trouble pas. L'eau de source y donne un précipité blanc. A l'extérieur, astringent.

Acide borique. — Ecailles blanches, brillantes, sans odeur, de saveur légèrement acide ; soluble dans l'eau. A l'extérieur, antiseptique faible.

Acide chlorhydrique, *acide muriatique* ou *esprit de sel*. — Liquide incolore d'odeur piquante, de saveur très acide ; caustique lorsqu'il est pur. A l'intérieur, dilué il est anti-fermentescible.

Acide phénique. — Cristallisé en aiguilles rosées. Odeur pénétrante. A l'extérieur, antiputride, révulsif, *caustique* et toxique. L'emploi de solutions phéniquées dans le pansement des plaies peut déterminer la gangrène phéniquée. En solution dans l'huile ou la glycérine, l'acide phénique est beaucoup moins irritant. Dans le commerce on vend, sous le nom de *phénol*, de l'acide phénique impur, sous forme d'un liquide noirâtre et très caustique que l'on emploie comme désinfectant des locaux (écuries, étables, etc.).

Acide picrique. — Cristaux jaunes de saveur très amère et dont la solution dans l'eau teinte très fortement en jaune le linge et la peau. A l'extérieur antiseptique et calmant de la douleur. La solution dans l'eau à 1 °/₀ donne d'excellents résultats contre les brûlures déterminées par le feu, les caustiques et les vésicants trop énergiques. Lorsque les brûlures ou les plaies sont trop étendues il peut pénétrer dans l'organisme et intoxiquer les animaux ; on est averti par la coloration noire des urines.

Aconit. — Plante dont on utilise les feuilles récoltées en juin et les racines récoltées avant la fin de la floraison. Employée sous forme de poudre, de teinture, d'extrait, etc. A l'intérieur, antinévralgique, calmant de la toux ; diminue la respiration. Poison.

Alcool ordinaire, *alcool éthylique* ou *esprit de vin.* — A l'intérieur, stimulant, tonique, hémostatique ; à l'extérieur, stimulant et antiputride.

L'alcool officinal est un alcool rectifié à 95°. En le diluant avec de l'eau on peut obtenir les alcools à 90°, à 60°, etc. Les *eaux-de-vie* sont des alcools provenant de la fermentation des fruits et dont le degré varie en général de 40 à 55°.

Aloès. — Extrait des feuilles d'aloès, plante à feuilles épaisses et piquantes ; masse brune et cassante de saveur amère ; purgatif énergique, vermifuge ; tonique à faible dose. On utilise surtout *l'aloès des Barbades*, importé de la Jamaïque ; masse rougeâtre, à cassure terne et à odeur forte et iodée ; goût amer.

Alun calciné. — Poudre blanche ; de saveur très astringente. A l'extérieur, astringent et caustique.

Amidon. — Poudre blanche, douce au toucher, se gonfle dans l'eau tiède en donnant un *empois*. En faisant cuire 8 gr. d'amidon dans 1 litre d'eau on obtient l'*eau d'amidon*, émollient employé contre les irritations cutanées et sous forme de lavements.

Ammoniaque liquide ou *alcali volatil*. — A l'intérieur stimulant, antispasmodique, absorbant des gaz en cas de météorisation. A l'extérieur : rubéfiant, révulsif, caustique.

Anis. — Les graines de l'*Anis vert*, à raison de 25 à 30 gr. par jour, sont toniques, stimulent la digestion et adoucissent l'estomac.

Arnica ou *souci des Alpes*, plante dont on utilise les fleurs. — Employé surtout sous forme de teinture. A l'extérieur, excitant, agit comme résolutif des contusions, œdèmes, engorgements. A l'intérieur, provoque la sudation et diminue la fièvre.

Arsenic, *acide arsénieux* ou *arsenic blanc*. — Poudre blanche. A l'extérieur, caustique ; à l'intérieur, reconstituant, tonique, antiseptique, sédatif. Poison.

Asa fœtida, *ase fétide*. — Plante dont on extrait une gomme d'odeur fétide et de saveur amère, soluble dans l'eau. A l'intérieur, antispasmodique puissant et calmant, vermifuge.

Azotate de potasse, *nitrate de potasse, sel de nitre* ou *salpêtre*. — Cristaux incolores translucides, de saveur fraîche et piquante. Soluble dans l'eau. A l'intérieur, diurétique et tempérant ; vénéneux à fortes doses.

Baies de genièvre. Voir genévrier.

Belladone ou *morelle furieuse*. — Plante contenant de l'*atropine*, principe actif, calmant de la douleur, antispasmodique, febrifuge, dilate la pupille, supprime ou réduit la plupart des sécrétions, accélère les battements du cœur, à petite dose excite les mouvements de l'intestin. Employé, à l'intérieur, sous forme de poudres (de feuilles ou de racines), d'extrait alcoolique, aqueux, ou de teintures ; sert à préparer le sulfate d'atropine qui a les mêmes propriétés.

Bicarbonate de soude ou *sel de Vichy*. — Poudre blanche de saveur saline et fade, soluble dans l'eau. A petite dose stimule la sécrétion stomacale ; à haute dose neutralise l'acidité du suc gastrique.

Biiodure de mercure ou *iodure mercurique*. — Poudre rouge vermillon, insoluble dans l'eau. Antiseptique énergique, vésicant, irritant et même caustique. Poison.

Blanc d'Espagne. *blanc de Paris* ou *blanc de Meudon*. — Carbonate de chaux impur. A l'extérieur, mélangé avec du vinaigre, astringent. A l'intérieur, anti-acide.

Borax ou *borate de soude*. — Cristaux blancs, solubles dans l'eau. A l'extérieur, antiseptique. A l'intérieur, diurétique et dissolvant.

Bromure de potassium. — Cristaux incolores, inodores, de saveur saline ; très soluble dans l'eau. A l'intérieur, sédatif.

Café. — Torréfié, est tonique et stimulant, non torréfié, est antidiarrhéique et febrifuge.

Calomel. *calomel à la vapeur* ou *chlorure mercureux*. — Poudre blanche, sans odeur ni saveur. A l'intérieur, purgatif, expulse l'excès de bile.

Camomille. — Fleurs utilisées en infusions ; excitant de l'estomac, antispasmodique et légèrement febrifuge.

Camphre. — Masse cristalline, consistante, d'odeur pénétrante. A l'extérieur, antiseptique, résolutif et sédatif. A l'intérieur excitant de la circulation et de la respiration ; anaphrodisiaque. On emploie souvent le *bromure de camphre* qui a les mêmes propriétés.

Cantharide en poudre. — Provient du broyage des *cantharides*, insectes à odeur forte et pénétrante. A l'extérieur, vésicant. A l'intérieur, dangereux même à très faibles doses. Poison.

Carbonate d'ammoniaque ou *sel volatil d'Angleterre*. — Masse cristalline translucide, incolore, à odeur ammoniacale, soluble dans l'eau. A conserver en flacons bien bouchés. A l'extérieur, irritant et rubéfiant. A l'intérieur, excitant, diurétique ; favorise la sudation.

Carbonate de potasse, *carbonate neutre de potasse* ou *alcali végétal*. — Poudre cristalline blanche, de saveur alcaline et caustique ; déliquescente et très soluble dans l'eau. A l'extérieur, révulsif. A l'intérieur, diurétique.

Catéchu ou *cachou*. — Suc brun, à saveur astringente, tiré d'un acacia des Indes, soluble en partie dans l'eau et dans l'alcool. Sa teinture est utilisée à l'intérieur comme astringent, antidiarrhéique et antiputride.

Centaurée petite. — Fleurs rosées, de saveur très amère, utilisées en infusion. Tonique, excitant de l'estomac, légèrement fébrifuge ; communique au lait une amertume très prononcée.

Charbon de bois. — Léger antiseptique, utilisé en poudre sur les plaies.

Chaux éteinte. — Légèrement soluble dans l'eau ; donne l'*eau de chaux*. A l'intérieur, antidiarrhéique ; neutralise l'acidité du tube digestif.

Chicorée sauvage. — Feuilles utilisées en infusion ; dépuratif et laxatif léger.

Chloral hydraté ou *hydrate de chloral*. — Cristaux plats, incolores, d'odeur piquante rappelant celle du melon, à saveur amère et caustique. A l'intérieur, calmant de la douleur, hypnotique et anticonvulsif ; à l'extérieur, antiseptique et calmant des démangeaisons.

Chlorate de potasse. — Cristaux brillants, incolores, inodores, de saveur fraîche et salée. A l'intérieur, diurétique, antiseptique faible, cautérisant des ulcères de la bouche.

Chloroforme. — Liquide incolore, de saveur sucrée et piquante, d'odeur franche et suave. A l'intérieur, calmant, antiseptique. A l'extérieur, révulsif et calmant local. Entre dans la composition de nombreuses spécialités pharmaceutiques.

Chlorure d'ammonium, *chlorhydrate d'ammoniaque* ou *sel ammoniac*. — Sel incolore, inodore, de saveur fraîche, piquante et salée. A l'extérieur, fondant. A l'intérieur, stimulant diurétique ; favorise la sudation.

Cire jaune, *cire d'abeille*. — Entre surtout dans la composition des onguents de pied.

Codéine. — Gros cristaux incolores. Sédatif, hypnotique et calmant. A hautes doses est toxique et convulsif.

Colchique, ou *Narcisse d'automne*. — Les bulbes et les graines sont utilisés comme diurétique, antirhumatismal et antinévralgique ; ils ont aussi la propriété d'expulser la bile en excès. Poison.

Crème de tartre soluble, *tartrate borico potassique* ou *tartre boraté*. — Paillettes transparentes de saveur acide et désagréable, très solubles dans l'eau. Laxatif et purgatif.

Créosote ou *créosote du hêtre*. — Liquide oléagineux, légèrement ambré, à odeur très pénétrante, à saveur brûlante et caustique. Très légèrement soluble dans l'eau. Toujours utilisé dilué. A l'extérieur, antiseptique puissant. A l'intérieur, antifermentescible, antiputride et antituberculeux.

Crésyl ou *créoline*. — Liquide épais, de coloration brune, à forte odeur de goudron. Avec l'eau donne une émulsion laiteuse. A l'extérieur, antiseptique ; recommandé pour la désinfection des locaux.

Digitale. — Les feuilles renferment un principe actif, toxique, la *digitaline*, qui à l'intérieur ralentit et régularise les battements du cœur ; est également utilisée comme diurétique.

Eau d'amidon. Voir amidon.

Eau farineuse. — Boisson adoucissante obtenue en délayant dans l'eau tiède une poignée de farine d'orge ou de seigle.

Eau de Javel. — Solution d'hypochlorite de potasse. A l'extérieur, désinfectant. A l'intérieur, antivenimeux.

Eau oxygénée. — Liquide incolore. A l'extérieur, antiseptique, hémostatique, désinfectant, antiputride. L'eau oxygénée, couramment employée en médecine, titre 12 volumes, c'est-à-dire contient 12 litres d'oxygène par litre.

Eau de pluie. — Eau ne contenant pas de matières salines.

Eau de puits. — Eau plus ou moins chargée de matières salines donnant un trouble avec les sels de plomb.

Eau savonneuse. — Dissoudre 20 gr. de savon dans 1 litre d'eau. Adoucissant, émollient, évacuant.

Ecorce de quinquina. Voir quinquina.

Emétique ou *tartre stibié*. — Cristaux incolores, inodores et de saveur âcre. A l'intérieur, expectorant, vomitif, purgatif, antifébrile, vermifuge. *Le cheval ne pouvant vomir*, administrer l'émétique par petites doses, en plusieurs fois.

Ergotine. — Principe actif et toxique tiré de *l'ergot du seigle*. A l'intérieur, astringent et hémostatique, très puissant. Détermine des contractions énergiques de la matrice.

Esérine. — Principe actif de la fève de Calabar (légumineuse des pays chauds), dont le sulfate employé en injection sous-cutanée est antispasmodique et active toutes les sécrétions glandulaires.

Essence d'anis. — Liquide incolore, d'odeur suave, extrait de l'*Anis vert*. Utilisée pour masquer le goût de certains médicaments, elle agit en outre comme antispasmodique, stimulant et digestif. Une autre essence d'anis, extraite de l'*Anis étoilé* ou Badiane, jouit des mêmes propriétés.

Essence de menthe. — Liquide incolore, d'odeur suave, extrait le plus souvent de la menthe poivrée. Utilisée pour masquer le goût de certains médicaments, elle agit en outre comme antispasmodique, stimulant et digestif.

Essence de térébenthine. Voir térébenthine.

Ether ordinaire. *éther sulfurique* ou *éther vinique*. — Liquide incolore, mobile, d'odeur suave. *Volatil et très inflammable*. Excitant, antispasmodique et calmant de la douleur.

Euphorbe. — Résine qui se vend sous forme de poudre fine, jaune pâle, sans odeur, à saveur âcre et corrosive. A l'extérieur, rubéfiant et vésicant. Employée également sous forme de teinture. Poison.

Extraits. — Les extraits pharmaceutiques sont obtenus en évaporant au bain-marie les solutions aqueuses, alcooliques ou éthérées provenant principalement de l'épuisement des matières végétales. Suivant leur consistance on distingue les extraits liquides ou fluides, les extraits mous, les extraits fermes et les extraits secs. Les plus fréquemment employés sont ceux de *belladone*, *gingembre*, *opium*, etc.

Extrait de Saturne. Voir acétate basique de plomb.

Farine de lin. Voir lin.

Farine d'orge. — Rafraîchissant et adoucissant.

Fenugrec, semence jaunâtre, d'odeur forte, de saveur amère et mucilagineuse. Surtout employé comme excitant de l'appétit.

Genévrier. — Les fruits ou *baies* sont utilisés en infusions ou sous forme de poudre, d'extrait ou d'essence. A l'intérieur, les baies sont toniques et apéritives : elles sont aussi utilisées en fumigations. A l'extérieur, l'essence est un stimulant et un calmant des douleurs rhumatismales.

Gentiane. — La racine, sous forme de poudre, d'extrait ou de teinture, est tonique, stomachique, fébrifuge.

Gingembre. — La racine en poudre ou sous forme d'extrait est stimulante, stomachique, pectorale et légèrement aphrodisiaque. Des fragments de racines introduits dans le rectum du cheval lui font porter la queue « à l'anglaise ».

Glycérine. — Liquide sirupeux, incolore, inodore, de saveur chaude, douce et sucrée. Soluble dans l'eau, l'alcool. A l'extérieur, ramollit et assouplit la peau. A l'intérieur, laxatif et légèrement antiseptique.

Goudron, ou *goudron de Norvège* ou *goudron végétal*. —

Liquide pâteux, brun noirâtre, d'odeur forte, empyreumatique. A l'extérieur, antiseptique et irritant ; à l'intérieur, anticatarrhal, stimulant, sudorifique et diurétique.

Goudron de houille ou *coaltar*. — A l'extérieur, antiseptique et insecticide.

Graisse de porc, ou *axonge* ou *saindoux*. — Fond très facilement vers 40°.

Guimauve. — Les racines et les fleurs sont utilisées comme émollient et adoucissant ; à l'extérieur et à l'intérieur, sous forme de lotions, lavements, breuvages et boissons.

Huile de cade. — Huile extraite du bois d'un genévrier (Juniperus oxycedrus). Liquide brun à odeur très forte, empyreumatique. Saveur âcre et caustique. A l'extérieur, antiseptique, antiherpétique, antiparasitaire. A l'intérieur, vermifuge.

Huile de croton. — Tirée des semences d'une plante des pays chauds. Liquide jaune brun, d'odeur désagréable. A l'extérieur, vésicant. A l'intérieur et à *très faibles doses*, purgatif et vermifuge énergique.

Huile de lin. Voir lin.

Huile à manger (huile d'olive, de navette, de sésame, etc.). — Emolliente et adoucissante.

Huile d'œillette. — Emolliente et adoucissante, est en outre légèrement siccative.

Huile de palme. — Extraite des fruits d'un palmier ; masse jaune d'or, à odeur de violette et à saveur douce. Adoucissante.

Huile de pied de bœuf. — Légèrement ambrée, adoucissante et très émolliente.

Huile de ricin. — Liquide visqueux incolore, douceâtre et nauséeux; devient âcre au contact de l'air. Purgatif doux. A conseiller chaque fois que les autres purgatifs sont irritants ou trop actifs.

Hyposulfite de soude. — Sel incolore, de saveur fraîche et légèrement amère, soluble dans l'eau. A l'extérieur, contre les démangeaisons. A l'intérieur, expectorant.

Iode. — Solide en paillettes gris violacé, à reflets métalliques, d'odeur forte. 10 gr. solubilisés dans 120 gr. d'alcool à 90° donne la *teinture d'iode* employée à l'extérieur comme révulsif, antiseptique et astringent; à l'intérieur, très diluée, comme altérant.

Iodoforme. — Poudre jaune, d'odeur désagréable et persistante. A l'extérieur, antiseptique puissant.

Iodure de potassium. — Sel blanc, inodore, de saveur amère et salée, très soluble dans l'eau. A l'intérieur, fondant, résolutif; diminue le volume des ganglions. Il a l'inconvénient de congestionner les muqueuses de la bouche et de l'estomac.

Jus de tabac ordinaire. — Liquide brun obtenu pendant la fermentation du tabac; contient un poison violent, la nicotine, à la dose de 20 à 30 gr. par litre.

Jus de tabac riche. — Liquide de titre fixe contenant 100 gr. de nicotine par litre. L'un et l'autre sont des insecticides puissants employés à l'extérieur.

Kola. — Plante des pays chauds dont les « noix » sont utilisées fraîches ou le plus souvent séchées et pulvérisées. A l'intérieur, tonique du cœur et stimulant du système nerveux.

Laudanum. Voir opium.

Lin. — *La graine de lin*, mucilagineuse et huileuse, est émolliente et laxative.

L'eau de graine de lin est obtenue en faisant infuser pendant un quart d'heure 50 gr. de graine dans un litre d'eau. Employée en injections ou en breuvages, c'est un adoucissant et un calmant.

La farine de lin sert à la préparation des cataplasmes. Elle rancit au bout de quelques mois et devient irritante. Pour éviter cet inconvénient, employer la *farine de lin déshuilée*.

L'huile de lin est siccative. A l'intérieur, fraîche, elle est adoucissante et sert souvent à atténuer l'effet caustique et irritant de la térébenthine. A la dose de 500 gr., elle constitue un excellent purgatif.

Manne grasse. — Suc épais, blanc sale, provenant d'un frêne. Soluble dans l'eau et le lait tiède. Purgatif très doux réservé aux poulains.

Marron d'Inde. — La semence du marronnier ou châtaignier d'Inde, séchée et pulvérisée, est employée à l'intérieur pour arrêter les hémorragies et pour guérir la pousse ou l'emphysème.

Mauve.   Les feuilles et les fleurs, qui contiennent un principe mucilagineux, sont employées en infusion contre la toux et en décoction comme lavement émollient.

Mélasse. — Sirop impur, résidu de la fabrication du sucre ; adoucissant.

Mercure. — Métal liquide, lourd et brillant. Il s'émulsionne facilement dans les huiles et les graisses, en donnant des produits gris ardoisé. A l'extérieur, résolutif, antiparasitaire et antiseptique.

Miel. — Sert à sucrer les tisanes, les breuvages, les électuaires, les bols, les pilules, les collutoires, pour masquer le mauvais goût des produits pharmaceutiques. En outre, émollient, légèrement laxatif et antiseptique.

Morelle noire ou *crève chien*. — Les feuilles contiennent un principe actif, la *solanine*, et sont employées à l'extérieur comme sédatif émollient.

Morphine. Voir opium.

Nitrate d'argent. — Cristaux plats, incolores, très caustiques. Fondu et moulé en crayons, il constitue la *pierre infernale*. En solution concentrée il est caustique et antiseptique. En solution étendue il cesse d'être caustique et devient astringent. Il est très employé dans les affections des yeux.

Nitrate de potasse. Voir azotate de potasse.

Noix vomique. — Semence contenant différents principes actifs dont la *brucine* et la *strychnine*, *toxiques extrêmement violents*. En poudre, teinture ou extrait, elle constitue à petite dose un tonique général, un amer stomachique et surtout un excitant nerveux qui donne de bons résultats dans le traitement de la pousse et de certaines paralysies.

Opium. — Masse brune de saveur âcre et d'odeur forte provenant du suc qui s'écoule par incision des capsules encore vertes du *pavot somnifère*. Contient des principes dont la *codéine*, la *narcotine* et surtout la *morphine*. Les propriétés de cette dernière sont dominantes et font que l'opium est stimulant ou sédatif suivant qu'il est employé à dose faible ou forte. Hypnotique, calmant de la douleur, sédatif, antispasmodique. Est utilisé en teinture, en extrait, en poudre, etc.

On peut remplacer l'opium par le *chlorhydrate de morphine*, communément appelé *morphine*. Il est 10 fois plus actif que la poudre d'opium et 5 fois plus que l'extrait.

Le fruit ou capsule ou *tête de pavot* est, grâce à la petite quantité d'opium qu'il contient, un sédatif et un narcotique léger. Il sert à préparer des infusions employées en lotions, lavements, etc.

Le laudanum, fréquemment utilisé comme calmant, est une solution alcoolique à base d'opium ; il doit en grande partie ses propriétés à la morphine.

Orpiment. *sulfure jaune d'arsenic* ou *arsenic jaune*. — Poudre jaune très toxique et très caustique. Antiparasitaire.

Pavot. Voir opium.

Perchlorure de fer. *perchlorure de fer officinal, perchlorure de fer liquide*. — Solution à 30° Baumé, du perchlorure de fer cristallisé. Liquide brun rougeâtre. A l'extérieur, hémostatique puissant. A l'intérieur, tonique.

Permanganate de potasse ou *caméléon violet*. — Cristaux violet foncé à reflets métalliques. A l'extérieur, en solutions étendues, antiseptique et désinfectant ; en solutions concentrées, il est caustique.

Phosphate de chaux précipité. — Poudre blanche insoluble dans l'eau. A l'intérieur, stimulant de l'appétit, antidiarrhéique et reconstituant du squelette.

Pilocarpine. — Principe actif et toxique que l'on extrait des feuilles et de la tige d'une plante des pays chauds, le Jaborandi. On utilise la pilocarpine sous forme de nitrate ou de chlorhydrate. En injections sous-cutanées, augmente toutes les sécrétions glandulaires et provoque la contraction de l'intestin et de l'estomac.

Poix noire. — Substance résineuse noire, presque solide, très souple et très adhérente, tirée du pin.

Quinquinas. — Les quinquinas sont des écorces de certaines plantes renfermant de la *quinine*, utilisées en poudre, en teinture, etc. On distingue le quinquina gris, le quinquina jaune et le quinquina rouge. A l'extérieur, la poudre, antiseptique et absorbante, sert à cicatriser les plaies. A l'intérieur, le quinquina est tonique et agit comme excitant de l'estomac. A doses élevées il est fébrifuge. On utilise alors les sels de quinine, de préférence le *sulfate*.

Réglisse. — Le rhizome pulvérisé ou mis en infusion est un adoucissant et un diurétique.

Résine. — Produit extrait du pin maritime; entre dans la composition des onguents; à l'intérieur, expectorant.

Rue odorante. — Plante d'odeur forte, désagréable et de saveur amère. A l'extérieur fondante, résolutive, excitante et antiputride. A l'intérieur, à petites doses, diurétique; à doses élevées, abortive.

Sabine. — Feuilles et jeunes rameaux utilisés comme abortif et diurétique.

Saindoux ou *axonge, graisse de porc*; on lui substitue dans bien des cas la vaseline.

Savons. — *Savon de Marseille* ou savon blanc, émollient et antiseptique. *Savon noir*, savon mou, très utilisé dans les maladies de la peau, antiseptique.

Sel de cuisine, *sel marin, sel gemme*. — A l'extérieur, stimulant, légèrement irritant et antiseptique. A l'intérieur, à petites doses, excite l'appétit; à fortes doses il est purgatif mais, en même temps, irritant.

Soufre sublimé ou *fleur de soufre*. — A l'intérieur, à petite dose, stimulant; à haute dose, purgatif. A l'extérieur, antiparasitaire.

Sous-acétate de plomb. Voir acétate basique de plomb.

Sublimé corrosif ou *bichlorure de mercure*. — Petits

cristaux incolores. A l'extérieur antiseptique, désinfectant et cicatrisant, mais caustique et toxique. Antiparasitaire.

Sucre de lait ou *lactose*. — En cristaux opaques ou en poudre blanche inodore, de saveur légèrement sucrée. A l'intérieur, diurétique puissant.

Suif. — Graisse animale très consistante.

Sulfate d'atropine. Voir Belladone.

Sulfate de cuivre, *couperose bleue* ou *vitriol bleu*. — Gros cristaux transparents et bleus, de saveur astringente. A l'extérieur, antiseptique, désinfectant et cautérisant. Pour le réduire en poudre, il suffit de le chauffer fortement à sec. Est vendu quelquefois sous forme de crayons (crayons à cautère).

Sulfate d'Esérine. Voir éserine.

Sulfate de fer, *couperose verte*, *vitriol vert* ou *sulfate ferreux*. — Cristaux transparents, verts, souvent couverts de rouille, à saveur d'encre. A l'extérieur, astringent et antiseptique faible. A l'intérieur, tonique excellent et antidiarrhéique.

Sulfate de magnésie, *sel d'Epsom* ou *de Sedlitz*. — Cristaux incolores, très solubles dans l'eau. A l'intérieur, laxatif et purgatif. Comme il peut occasionner de légères coliques, on lui préfère le sulfate de soude.

Sulfate de quinine. Voir quinquina.

Sulfate de soude ou *sel de Glauber*. — Cristaux incolores transparents, de saveur fraîche et salée. Très soluble dans l'eau. A l'intérieur, à petite dose, laxatif, tonique, antidiarrhéique et stimulant de l'appétit; à doses élevées, purgatif.

Sulfate de zinc, *couperose blanche* ou *vitriol blanc*. — Petits cristaux incolores de saveur astringente très solubles dans l'eau. A l'extérieur, astringent, antiseptique et désinfectant.

Tanin. — Poudre brun-jaunâtre, soluble dans l'eau et dans l'alcool. A l'extérieur et à l'intérieur, astringent et hémostatique. Contrepoison des alcaloïdes et de l'émétique.

Tartrate de potasse et de fer. — Les *boules de Mars* ou *de Nancy* sont un mélange de tartrate de fer, de tartrate de potasse et d'extraits de plantes aromatiques. Une de ces boules dissoute dans un litre d'eau, donne *l'eau de boules*. Tonique et reconstituant.

Teintures. — Préparations pharmaceutiques obtenues en dissolvant les substances médicamenteuses à l'aide de l'alcool.

Térébenthine, *essence de térébenthine*, ou *huile volatile de térébenthine*. — Liquide incolore fluide, odorant, de saveur brûlante: *très inflammable*. A l'extérieur, rubéfiant, révulsif; à l'intérieur, diurétique, vermifuge, expectorant, antinévralgique.

Térébenthine de Bordeaux ou *térébenthine de cheval*. — C'est la plus commune des térébenthines; elle est extraite du pin maritime. Substance ayant la consistance du miel épais, généralement ambrée, laiteuse et grenue. A l'extérieur, antiseptique, cicatrisant, révulsif et stimulant. A l'intérieur, expectorant, calmant, diurétique et antiseptique.

Thé. — Excite les fonctions digestives et le système nerveux; diurétique léger. Associé à l'alcool, combat les indigestions.

Tilleul. — Calmant, antispasmodique.

Vaseline. — Produit tiré du naphte de pétrole, blanc, gras, translucide, inodore. Ne rancit pas et donne des pommades de bonne conservation. Adoucissant.

Vinaigre. — Liquide acide. A l'extérieur, révulsif. A l'intérieur, rafraîchissant, hémostatique et diurétique léger.

Vinaigre scillitique. — Obtenu en faisant macérer dans du vinaigre les écailles de la scille marine ou oignon marin. A l'intérieur, à petite dose, tonique du cœur, diurétique, expectorant. A l'extérieur, rubéfiant et irritant.

SOINS A DONNER AUX ANIMAUX MALADES

Dès qu'un animal est souffrant, il importe de l'isoler dans un local suffisamment aéré, exempt de courants d'air et maintenu à une température aussi voisine que possible de 15 degrés.

On lui donnera une nourriture riche et peu volumineuse composée, de préférence, de grains cuits, de mâches, de racines ou de vert. Éviter de faire trop manger les animaux souffrants, sinon, la digestion étant toujours plus pénible en cours de maladie, leur état peut s'aggraver. Souvent même *la diète s'impose*.

Les animaux doivent être laissés au repos jusqu'à guérison complète ; ce n'est que pendant la convalescence qu'on leur fera prendre un peu d'exercice.

En suivant ces indications et en observant les traitements prescrits pour chaque maladie, on préviendra les rechutes, toujours très graves.

ADMINISTRATION DES REMÈDES

Les médicaments sont administrés sous des formes diverses.

Poudres — Les poudres qui n'ont pas une odeur désagréable ou une saveur trop prononcée peuvent être incorporées à la nourriture. Finement broyées, on les mélange intimement à des grains concassés, à des mâches, à du son frisé, etc. Ainsi présentées, les animaux les absorbent tout naturellement, sans aucune difficulté. C'est de cette façon que seront données les poudres 24, 28, 43, 48, 55, 56, 59, 64, 68, 69, 90, 94, 99, 104, 105, 119.

Électuaires. — Les électuaires sont des préparations de consistance molle obtenues en général avec des poudres et des matières sucrées. C'est ainsi que sont administrées les poudres que les animaux se refusent à prendre dans la nourriture. On les incorpore alors à du sirop, du gros miel ou de la mélasse. Faire ces préparations au moment de les donner et, si les animaux ne les absorbent pas d'eux-mêmes, leur faire prendre au moyen d'une palette en les étendant sur la base de la langue; maintenir la tête levée et la bouche du patient, fermée, pour l'obliger à déglutir. Donner ainsi les poudres précédentes, si cela est nécessaire, et les formules 95, 98, 100, 115.

Les électuaires, grâce à leurs propriétés adoucissantes, sont surtout prescrits dans les maladies des voies respiratoires.

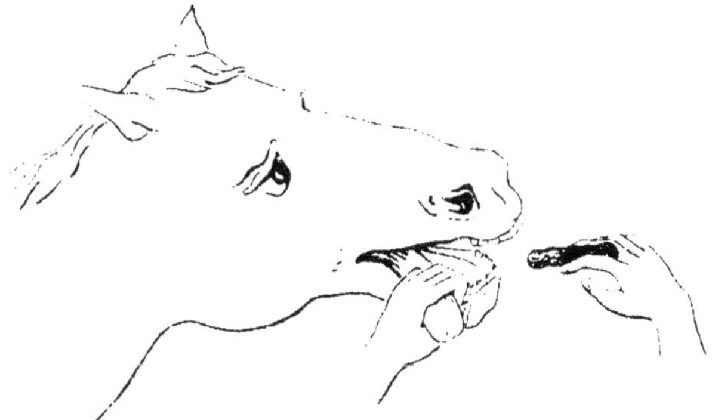

Fig. 4. — Administration d'un bol sous forme de pâton.

Bols. — Souvent il est préférable de n'ajouter aux électuaires que peu de mélasse ou de miel, de façon à pouvoir faire des pâtons consistants, de la grosseur du doigt, auxquels on donne le nom de bols. Ces pâtons sont roulés dans la farine ou dans la poudre de réglisse pour en favoriser les manipulations.

On les administre de la façon suivante : la bouche étant ouverte et la langue tirée par côté (Fig. 3) on projette le bol dans le fond de la bouche ; puis, aussitôt, on lâche la langue et on lève la tête de l'animal tout en lui maintenant les lèvres fermées. A défaut de cette précaution, le bol est souvent rejeté. On peut aussi le donner à la baguette (Fig. 4) en l'introduisant dans l'arrière-bouche : la langue en se retirant l'entraîne et provoque la déglutition. On peut faire prendre par ce procédé les poudres précédentes et de préférence les nᵒˢ 90 et 91.

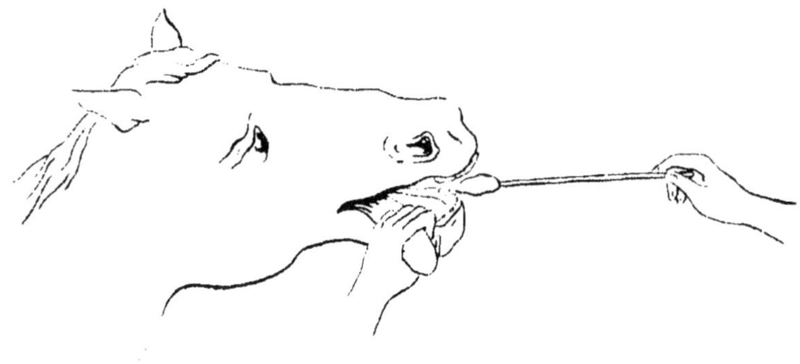

Fig. 4. — Administration d'un bol à la baguette.

Breuvages. — Nombre de médicaments sont donnés en dissolution sous forme de breuvages. Leur volume doit être aussi réduit que possible en raison du danger que présente toujours l'ingestion forcée de liquide ; en effet les moindres particules en tombant dans la trachée-artère provoquent des complications graves et parfois la mort.

Les petites quantités de liquide sont administrées avec une *seringue* : un aide redresse la tête de l'animal et lui ouvre la bouche tout en laissant la langue libre ; on donne les quantités plus importantes au moyen d'une *bou-*

teille dont le goulot a été préalablement entouré de corde
(Fig. 5). La tête de l'animal est maintenue levée, soit avec
la main, soitplus commodément à l'aide d'une longe passée sous la mâchoire supérieure. La langue étant laissée
libre, on fait couler le liquide lentement. Si pendant l'opération l'animal tousse, laisser immédiatement revenir la

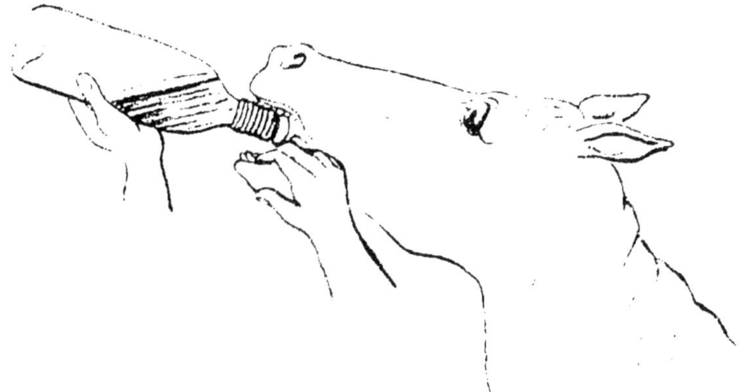

Fig. 5. — Administration d'un breuvage.

tête dans sa position normale. Il existe dans le commerce
des bridons à breuvage qui présentent certaines commo-
dités.

On doit éviter autant que possible, de donner des breuvages contenant des matières solides en suspension.

On fera prendre, soit à la bouteille, soit à la seringue,
suivant le volume, les formules : 9, 52, 74, 75, 76, 77,
78, 79, 81, 82, 83, 84, 85, 89, 92, 96, 97, 102, 103, 104,
107, 109, 117, 118, 124, 125.

Lorsque l'animal a de l'appétit et que le remède, peu
volumineux, n'a pas d'odeur ni de saveur prononcées, il
est souvent possible, pour l'administrer, de le mélanger à
un peu de son ou de grains concassés.

Boissons médicamenteuses. — On peut communiquer aux
boissons des propriétés variées en leur incorporant différents principes, par dissolution, macération, infusion ou

décoction. La *macération* se fait à froid, l'*infusion* à l'eau bouillante, la *décoction* à l'ébullition prolongée.

On prépare : *Une boisson mucilagineuse* en faisant bouillir 120 grammes de racines de guimauve et 50 grammes de graines de lin dans 10 litres d'eau ;

Une boisson émolliente, en ajoutant à une décoction de 120 grammes de racines de guimauve pour 10 litres d'eau, 500 grammes de miel et 2 litres de farine d'orge ;

Une boisson farineuse, en délayant dans un seau d'eau, une poignée de farine ;

Une boisson sudorifique, en versant 10 litres d'eau bouillante sur 120 grammes de fleurs de sureau et 120 grammes de fleurs de tilleul. L'addition de 100 grammes d'acétate d'ammoniaque en augmente l'activité ;

Une boisson laxative, en dissolvant dans 10 litres d'eau, 500 grammes de sulfate de soude et 100 grammes de crème de tartre soluble. Pour que l'animal l'accepte sans difficulté, ajouter 2 litres de farine d'orge ;

Une boisson astringente, préconisée contre la diarrhée, en versant une décoction préparée avec 70 grammes d'écorce de chêne dans 10 litres d'eau;

Une boisson acidulée, en ajoutant 150 à 200 grammes de vinaigre dans 10 litres d'eau.

Lavements. — Les lavements sont ordinairement donnés *tièdes* et au moyen de la seringue (Fig. 6) : il est indispen-

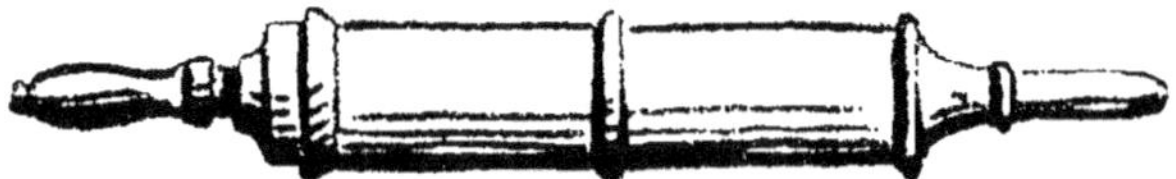

Fig. 6. — Seringue à lavements.

sable de les « pousser » très lentement. Au préalable, graisser la canule et chasser l'air en faisant avancer le piston jusqu'à ce qu'il sorte un peu de liquide. Pour les chevaux, leur volume est de 1 à 2 litres environ ; il est rare que l'on dépasse 4 litres. Afin que l'animal les conserve un certain temps, appuyer sur les reins et maintenir la queue contre l'anus.

Les lavements purgatifs sont indiqués dans la constipation ; ils ont pour but d'amollir les excréments et de lubréfier l'intestin ; on les prépare en dissolvant 50 grammes de savon blanc râpé dans un litre d'eau.

Les lavements émollients, indiqués dans les diarrhées, sont constitués par des décoctions de graine de lin ou de racine de guimauve à raison de 30 grammes par litre. On les prépare aussi en faisant bouillir dans 3 litres d'eau, 60 grammes d'amidon ou 60 grammes de riz. On décante ensuite la partie claire.

Les lavements astringents, prescrits dans les cas de diarrhée persistante, sont constitués par une décoction de 150 grammes d'écorce de chêne et 50 grammes de racines de guimauve dans 3 litres d'eau.

Les lavements calmants, indiqués pour les coliques, sont préparés en faisant bouillir dans 3 litres d'eau, 6 têtes de pavot grossièrement concassées, ou en ajoutant à la même quantité de liquide, 15 à 30 grammes de laudanum.

Injections vaginales et utérines. — Les *injections vaginales* sont généralement données au moyen d'un long tube en caoutchouc de la grosseur du doigt, muni ou non d'une canule et attelé à un entonnoir ou à tout autre récipient approprié (Fig. 7). On peut aussi utiliser un tube de caoutchouc « faisant siphon » dans un seau d'eau placé à 1 m. ou 1 m. 50 au-dessus de l'animal. Pour les *injections de la matrice* (injections utérines), il est préférable d'utiliser des sondes à double courant (Fig. 8) ; on évite ainsi la stagnation des liquides dans l'utérus et par suite sa distension. Il faut alors diriger convenablement la sonde, préalablement graissée, de façon à lui faire franchir le col de la matrice.

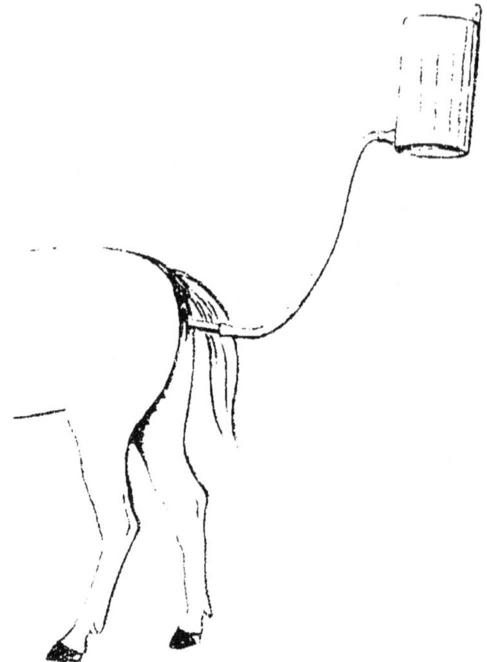

Fig. 7. — Dispositif pour injections vaginales.

Les injections doivent être faites à la température du corps, sauf dans certains cas d'hémorragies où l'on recom-

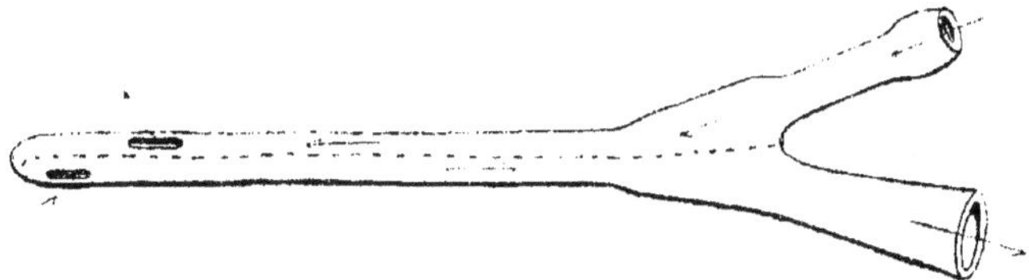

Fig. 8. — Sonde à double courant.

mande de les faire plus chaudes, à 42-45 degrés, pour favoriser l'arrêt de l'écoulement sanguin. Les doses de liquide injectées ne doivent pas dépasser 25 à 30 litres.

Irrigations. — Les irrigations *continues* sont d'un grand secours, particulièrement dans le traitement des maladies des membres. On les donne très facilement à l'aide de tubes en caoutchouc (Fig. 9) dont le débit est réglé par

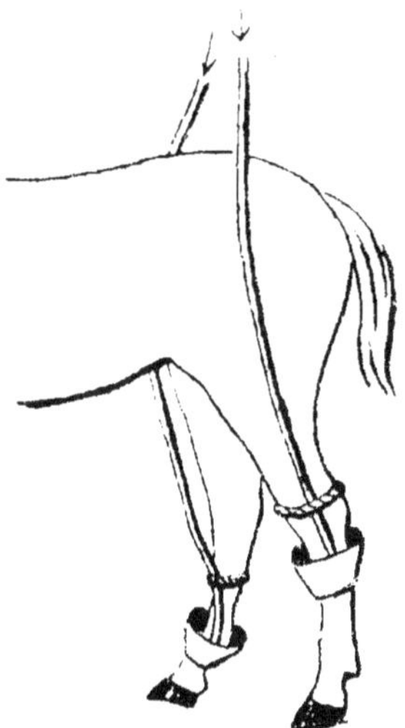

Fig. 9. — Irrigation continue des membres.

une pince à vis et dont l'alimentation se fait par l'intermédiaire d'un siphon plongeant dans un seau placé suffisamment haut.

Les irrigations *intermittentes* se feront au moyen d'une seringue ou d'une petite pompe à jet, pendant un quart d'heure environ.

Cataplasmes. — Les cataplasmes sont le plus souvent destinés à être appliqués sur une région douloureuse ou enflammée. Ils conservent longtemps la chaleur et l'humidité ; ils enlèvent l'inflammation, nettoient les plaies et permettent la poussée des chairs avant une cicatrisation trop rapide.

Ordinairement on prépare les cataplasmes en diluant dans l'eau froide les différentes substances qui les composent, de façon à former une pâte fluide que l'on porte à l'ébullition.

Les cataplasmes émollients sont constitués par de la farine de lin, du son, de la fécule, etc. Ils doivent être suffisamment consistants et juste assez chauds pour que la main puisse les supporter. On les met dans un linge fin ou dans la mousseline pour permettre leur contact intime avec la peau. Ils sont destinés à faire disparaître l'inflammation ou à provoquer la maturation des abcès.

Les cataplasmes antiseptiques sont préparés comme les précédents, mais avant de les appliquer, on les arrose d'eau crésylée à 2 pour 100. Ils sont particulièrement indiqués pour les plaies.

Les cataplasmes calmants sont destinés à diminuer la douleur : ils sont faits avec de la farine de lin et une décoction de feuilles de belladone à raison de 200 grammes par litre d'eau. Dans les cas d'inflammation douloureuse, on utilise également les cataplasmes de morelle noire préparés avec 1 kg. de feuilles fraîches écrasées et mélangées avec un peu de farine de lin.

Les cataplasmes astringents, indiqués dans les maladies du pied, sont constitués avec de la terre glaise et du vinaigre contenant en dissolution 100 grammes de sulfate de fer par litre.

Les cataplasmes glacés, prescrits dans certaines maladies de la tête et du système nerveux, sont composés de son ou de sciure de bois et de glace pilée. Ils sont renouvelés chaque fois que la glace est fondue.

Sinapismes. — Les sinapismes sont à base de farine de moutarde. Ils agissent comme *dérivatifs* et provoquent, là où ils sont appliqués, une circulation intense, de l'irritation et même de la révulsion. On les applique le plus sou-

vent sur le ventre et sur la poitrine, pour combattre les
coliques et les maladies des voies respiratoires. Sur le
ventre, ils favorisent les sécrétions et les contractions de
l'intestin ; sur la poitrine, ils enlèvent l'inflammation des
organes internes.

Pour les préparer, délayer dans 1 partie d'eau froide ou
tiède, **2** parties de farine de moutarde *fraichement moulue*.

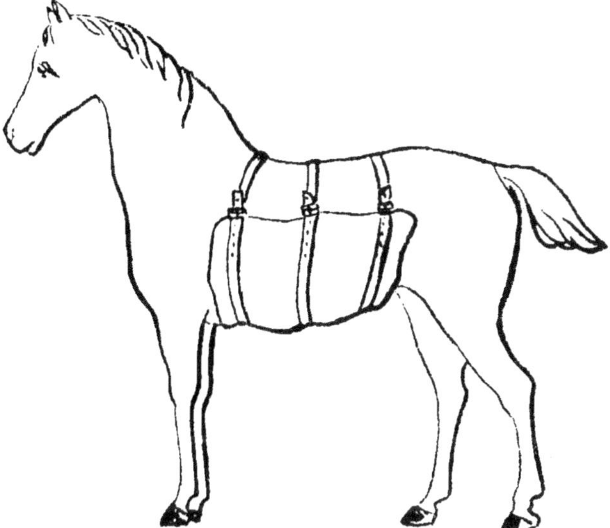

Fig. 10. — Application d'un sinapisme sur le ventre.

Ne jamais dépasser la température de 35 degrés et ne pas
ajouter de vinaigre, car loin d'augmenter l'efficacité du sinapisme, on en détruit l'activité. Pour un cheval, on utilise
ordinairement 500 grammes de farine. Le sinapisme est
étalé sur un sac qu'il suffit ensuite de fixer convenablement
(Fig. 10). Afin que l'adhérence soit parfaite, serrer suffisamment les liens, quitte ensuite à les desserrer lorsque la
révulsion commence. Au besoin, protéger la peau contre
les frottements pouvant blesser l'animal, en plaçant entre
les courroies et le sac « des bouchons » de paille. L'applica-

tion des sinapismes est facilitée par l'usage de petits matelas adaptés au ventre ou à la poitrine. Sur les membres, il est difficile de poser les sinapismes sous forme de cataplasmes ; on les prépare alors assez consistants pour les appliquer en crépissages faits à rebrousse-poil et maintenus par un linge.

Les sinapismes sont laissés à demeure de 2 à 4 heures, selon la finesse de la peau et la longueur des poils. En applications répétées ou trop prolongées, ils déterminent la chute des poils et la mortification des tissus. Pour en atténuer les effets, on prépare des *cataplasmes sinapisés* en leur incorporant de la farine de lin en proportions variables.

Les frictions sinapisées sont faites avec de l'eau dans laquelle on a délayé un peu de farine de moutarde. Elles rétablissent la circulation et provoquent l'afflux du sang. Dans le même but on fait des frictions au *vinaigre chaud* et à l'*essence de térébenthine*. Ces dernières seront toujours effectuées modérément, car la térébenthine irrite rapidement la peau et peut être la cause de douleurs très vives.

Liniments. — Les liniments sont des préparations dans lesquelles il entre ordinairement une certaine quantité d'huile et divers principes actifs. Lorsqu'ils contiennent de l'ammoniaque, de la térébenthine, ou d'autres composés énergiques, il faut les employer avec beaucoup de prudence.

Ils sont utilisés en friction sur la peau. Plutôt que de les appliquer en grande quantité, il est préférable de frotter énergiquement avec très peu de liquide, quitte à répéter les frictions plusieurs fois par jour jusqu'à ce que se produise une légère vésication. Utilisés en excès, la vésication est immédiate, le cheval éprouve une douleur violente et se livre à des mouvements désordonnés. Les effets des liniments sont d'autant plus intenses que la peau de l'animal est plus fine et les frictions plus énergiques.

Vésicatoires et onguents. — Les vésicatoires sont très employés en médecine vétérinaire soit pour réduire les grosseurs ou faire disparaître un abcès en voie d'évolution, soit comme dérivatifs. Appliqués en trop grande quantité, ils risquent de tarer les animaux et de détruire la racine des poils. Lorsque la vésication a eu lieu, éviter d'enlever l'épiderme. Parfois les poils tombent, mais si la dose n'a pas été exagérée, ils repoussent peu après.

Plus encore que pour les liniments il faut être très prudent dans leur emploi : ne les appliquer que par petites doses, en frottant suffisamment. *Ne jamais les utiliser dans le pli d'une articulation* et tenir compte des indications suivantes : échauffer au préalable l'emplacement du vésicatoire par des frictions énergiques ou préparer la place soit en coupant les poils, soit en les rasant. Appliquer la préparation par petites quantités à la fois et frotter sans exagération, sous peine de provoquer une vésication trop énergique. Si après 12 ou 24 heures, l'effet voulu n'est pas obtenu, procéder à une nouvelle application. Selon les besoins, s'arrêter à la rubéfaction de la peau ou aller jusqu'à vésication. Graisser ensuite, chaque matin, avec du saindoux, jusqu'à ce que la peau reprenne son état normal ; faire alors, si besoin est, une nouvelle application.

Lorsqu'il y a production abondante de pus, laver chaque jour à l'eau chaude et au savon, bien essuyer et graisser.

Les applications trop fréquentes de certains vésicatoires peuvent présenter des inconvénients ; les onguents cantharidés en excès provoquent de l'inflammation du tube digestif et parfois des pissements de sang voir p. 341 ; c'est pourquoi on substitue parfois à l'onguent cantharidé une pommade constituée par 50 grammes de poudre d'euphorbe pour 800 grammes de saindoux.

C'est en général avec les doigts que l'on applique les vésicatoires et les liniments ; avoir soin, après leur emploi, de se laver immédiatement, ou utiliser, pour les étendre, un tampon ou un gant de peau.

Chaque fois que l'on applique des cataplasmes, des sinapismes, des liniments, des vésicatoires, des pommades ou autres préparations incitant l'animal à se gratter, prendre les précautions nécessaires pour l'en empêcher (voir p. 93).

On s'inspirera des indications ci-dessus pour l'application des pommades et onguents 2, 5, 16, 49, 50, 58 et des liniments 27, 31, 33, 80, 88, 94.

Collyres. — Les collyres sont des préparations liquides destinées aux yeux. Les appliquer en touchant le coin de l'œil, maintenu ouvert, avec une goutte du liquide suspendue à l'extrémité d'une petite baguette ; le collyre se répand alors sur tout le globe de l'œil. C'est ainsi que l'on appliquera les formules 64, 65 et 67.

Fumigations. — Les fumigations sont très utilisées dans le traitement des maladies des voies respiratoires. On peut les faire en plaçant sous la tête de l'animal un récipient contenant du goudron dans lequel on plonge un fer chauffé au rouge ; on oblige l'animal à respirer les vapeurs émises, soit en le plaçant dans un petit local bien clos, soit en lui mettant la tête dans un sac ouvert aux deux extrémités.

Dans les écuries importantes, on peut construire un appareil fumigatoire très simple (Fig. 11).

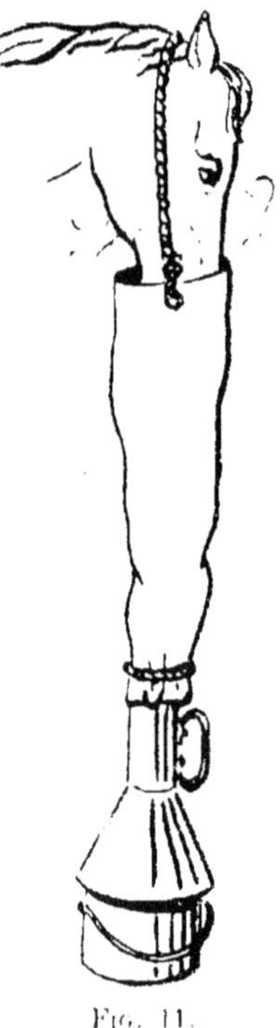

Fig. 11.
Appareil fumigatoire.

DOSES DES MÉDICAMENTS

Les médicaments administrés à l'intérieur ont un effet variable avec l'âge, la grosseur et le tempérament des animaux. Les sujets nerveux et délicats y sont très sensibles et l'on doit pour eux, diminuer légèrement les doses ; par contre, elles seront augmentées pour les gros animaux ou les chevaux habitués aux médicaments.

Les *doses normales*, celles indiquées au cours de l'ouvrage, sont destinées aux animaux adultes et de taille moyenne. Pour les autres sujets se régler d'après les indications suivantes :

Animal de forte taille.....	1 dose + 1/5 de dose
— de petite taille.....	4/5 de dose
— de 1 an 1/2 à 3 ans.	1/2 dose
— de 1 an à 1 an 1/2.	1/4 de dose
— de 6 mois à 1 an....	1/10 de dose
— de 1 à 6 mois......	1/15 de dose.

En observant rigoureusement ces indications on ne s'exposera pas à des intoxications, à des purgations excessives et à des accidents divers dont les conséquences peuvent être très graves.

Nous avons indiqué chaque fois qu'il le fallait la répétition des doses médicamenteuses ; mais en règle générale on admet que :

les fébrifuges et *les stimulants* seront donnés toutes les 2, 4 ou 6 heures, suivant la gravité de la maladie ;

les calmants toutes les demi-heures, si cela est nécessaire ;

les toniques et les fortifiants, 1, 2 ou 3 fois par jour ;

les purgatifs, après 1 ou 2 jours, selon les cas. D'autre part, comme ces derniers dépriment momentanément l'animal, éviter de les administrer lorsque le malade est exténué. Combattre, dans ce cas, la constipation par des lavements appropriés.

MOYENS DE CONTENTION

L'immobilisation de l'animal est nécessaire, chaque fois que sont pratiquées de petites opérations ou que l'on applique des pansements douloureux. La réaliser avec beaucoup de fermeté. L'opérateur et ses aides montreront une confiance absolue en eux-mêmes, car le cheval se rend compte de la moindre hésitation et alors il se défend, s'irrite et devient très difficile à maîtriser. Nous ne donnerons à ce sujet que des indications générales : c'est surtout l'initiative de l'opérateur qui fixera le dispositif le mieux approprié.

En principe, chaque fois qu'un cheval doit être couché, recourir au vétérinaire ; l'opération est, en effet, délicate. Cependant il est des situations, aux colonies par exemple, où l'éleveur est souvent obligé d'opérer lui-même : il s'inspirera des conseils suivants : l'animal étant amené sur un tas de fumier ou sur une litière très épaisse, lui bander les yeux et fixer les *entraves* à chacun des pâturons. Après avoir placé les accessoires et la plate longe qui entoure le corps, l'opérateur répartit ses aides en ayant soin d'en placer un à la queue et de confier la tête à une personne habile. Au commandement, par une traction brusque sur les cordes, les membres sont rassemblés et, grâce à la traction imprimée à la queue et à la plate longe, l'animal est couché sur le côté voulu sans qu'il perde pied. Bien veiller à ce que dans la chute, l'œil ne soit pas blessé. La tête est alors maintenue contre le sol allongée sur l'encolure, le nez en l'air ; les aides continuant à tirer, on réunit les entraves avec des mousquetons d'arrêt pour immobiliser plus complètement l'animal.

Après l'opération, enlever les mousquetons en ayant soin de faire maintenir les cordes bien tendues afin qu'une détente brusque de l'animal ne vienne pas blesser l'opérateur. Ensuite les aides débouclent simultanément les entraves et on permet à l'animal de se lever.

Plus généralement, le cultivateur intervient l'animal étant debout. Les chevaux tranquilles sont attachés à un anneau solidement scellé dans un mur, ou mieux à un arbre pour éviter que l'opérateur ne soit serré. Au contraire, les chevaux nerveux sont tenus à la main ; attachés, ils tirent au renard

Fig. 12. — Tord-nez.

ou se projettent avec violence en avant ou de côté et risquent de se blesser gravement.

Il faut toujours utiliser un *licol de force* muni d'une longe

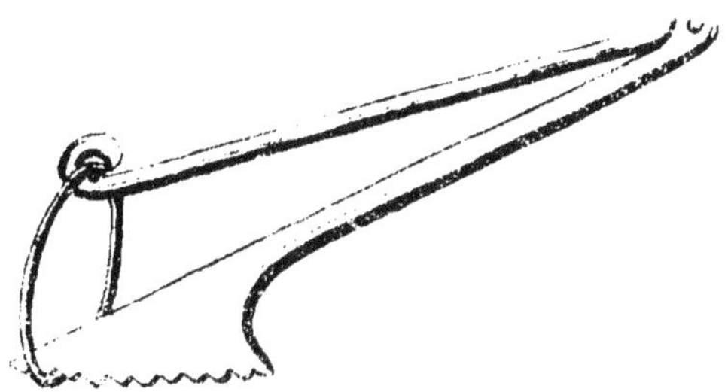

Fig. 13. — Moraille.

en corde très solide. Ne pas employer de longe en cuir qui en se serrant devient très difficile à détacher. Il ne faut pas oublier qu'on doit toujours être à même de pouvoir libérer instantanément l'animal.

Éviter aussi l'emploi de la bride, car le cheval en se débattant peut se blesser gravement aux barres ou à la langue. Ne l'utiliser que si l'animal est tenu à la main, quoiqu'il soit préférable, dans ce cas, d'employer un licol et de passer la longe dans la bouche ou sur le chanfrein.

Pour ne pas effaroucher les animaux il est conseillé de leur bander

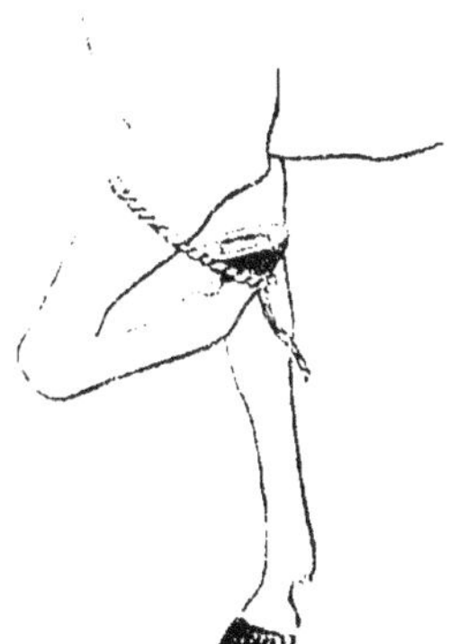

Fig. 14. — Trousse-pied.

les yeux; cependant il est des chevaux que cette précaution rend furieux.

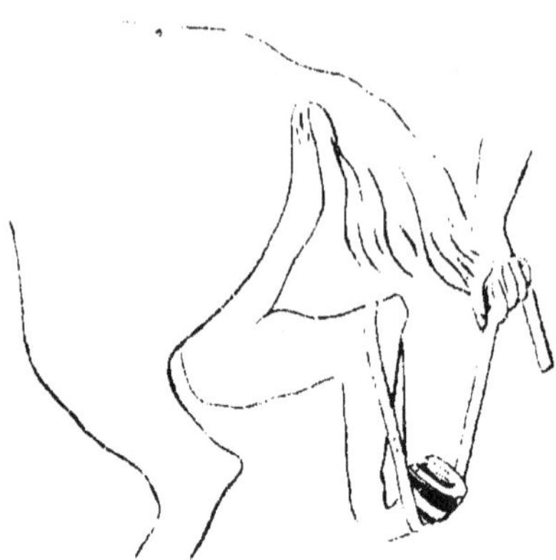

Fig. 15. — Utilisation de la plate-longe.

En dehors de ces moyens, il est souvent indispensable de recourir à des *dérivatifs*, dont le rôle est de détourner l'attention du cheval. Parmi ces derniers se trouvent le tord-nez (Fig. 12) et les morailles (Fig. 13).

Un aide sera chargé de les tenir pour augmenter ou diminuer la douleur selon les besoins. Éviter de fixer le « tord-nez » à l'oreille, car on s'expose à en briser le cartilage; il est préférable d'agir sur l'oreille, directement avec la main.

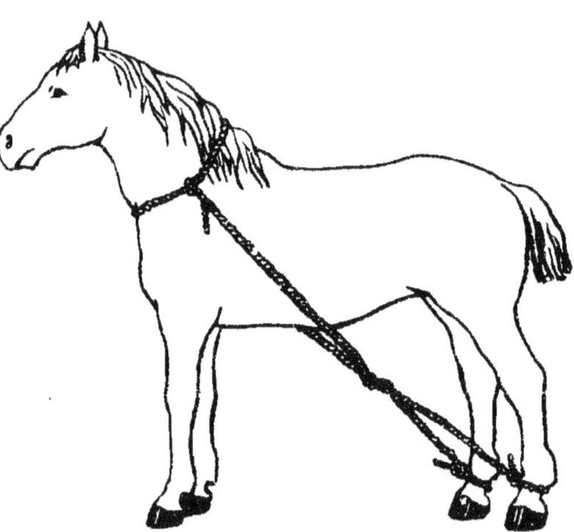

Fig. 16. — Dispositif pour empêcher les juments de ruer pendant la saillie.

Lorsqu'on opère sur l'avant-main, attacher l'animal suffisamment bas, pour l'empêcher de se cabrer ou de frapper du devant. Inversement si on opère sur l'arrière-main, fixer très haut la tête. On peut assurer, dans bien des cas, une immobilité suffisante en levant un pied. Le membre antérieur est maintenu au moyen du trousse-pied (Fig. 14) dont la boucle doit pouvoir se défaire instantanément. Pour le membre postérieur on utilise une plate longe (Fig. 15).

Pour les saillies on peut utiliser un dispositif empêchant les juments de ruer (Fig. 16).

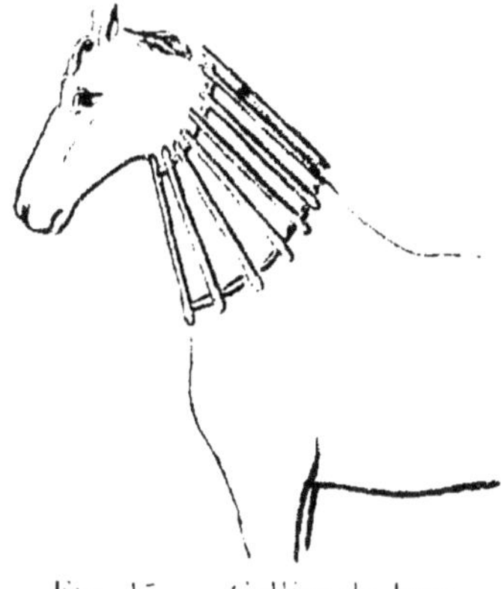

Fig. 17. — Collier de bois.

Lorsqu'il est nécessaire d'éviter que l'animal ne se gratte, recourir aux moyens suivants : attache à plusieurs longes, attache au râtelier, emploi du collier de bois (Fig. 17), fixation d'un bâton au licol et à la sangle (Fig. 18), etc., etc.

PANSEMENTS

Les pansements sont exécutés pour préserver les plaies du contact de l'air ou les protéger contre les corps étrangers. On les fait aussi dans le but de soutenir les tissus, de les soustraire aux variations de température et d'appliquer des médicaments divers.

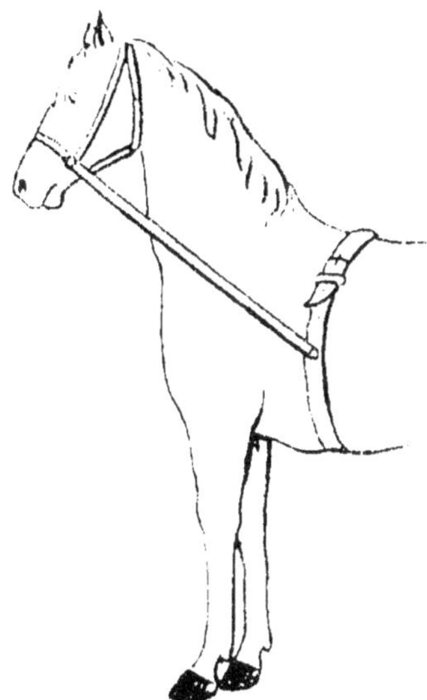

Fig. 18. — Fixation d'un bâton au licol et à la sangle.

On emploie des *pansements humides* sur les plaies profondes dont il faut favoriser la régénération interne avant la cicatrisation. Ils sont faits d'ouate hydrophile imbibée de solutions antiseptiques faibles, d'eau boriquée, alcoolisée ou simplement d'eau bouillie. On les protége contre une trop grande évaporation en les recouvrant d'une toile cirée.

Les pansements secs sont destinés, soit à soustraire une région déterminée à l'action du froid, soit à soutenir les tissus. Dans le premier cas on utilise des pansements ouatés faits d'ouate non hydrophile ou coton des hôpitaux : ils doivent être suffisamment lâches. Dans le second cas au contraire ils doivent être serrés, sans cependant gêner les mouvements et la circulation du sang. On utilise à cet effet des bandes élastiques qu'il faut avoir soin de bien rouler au préalable pour les appliquer convenablement. Lorsqu'on les met autour des jambes, pour éviter les faux plis, faire un renversé (Fig. 19). Il existe dans le commerce des pansements matelassés spéciaux pour les jarrets, les genoux, les canons, les pâturons, le garrot, etc.

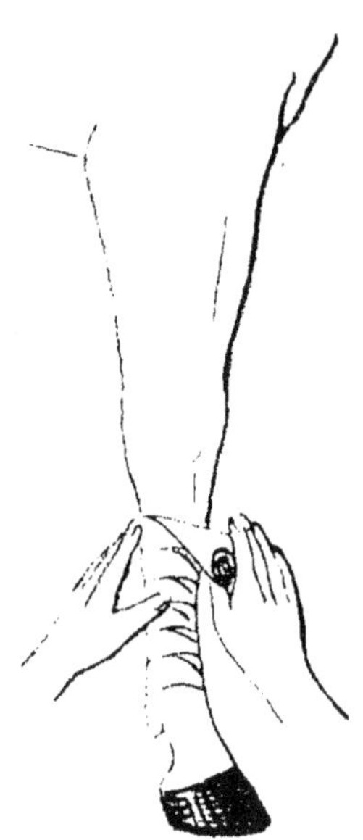

Fig. 19.
Application d'une bande autour du canon.

Les pansements compressifs sont destinés à arrêter une hémorragie par compression des vaisseaux sanguins. Ils sont constitués par un tampon de chiffons, une éponge sèche, un morceau de liège convenablement taillé, maintenus par des bandes élastiques bien serrées.

Tous les pansements doivent être faits avec la plus grande propreté. Lorsqu'on les renouvelle il faut, avant de les enlever, se munir de tout ce qui est nécessaire.

PETITES OPÉRATIONS

Saignée. — On pratique la saignée moins souvent aujourd'hui qu'autrefois. Mal exécutée, elle peut être suivie de complications graves (voir *phlébite*).

Sauf dans le cas de *congestion* et de *pléthore*, on se contentera de faire une petite incision à la face inférieure et à la base de la queue en se servant d'un canif bien tran-

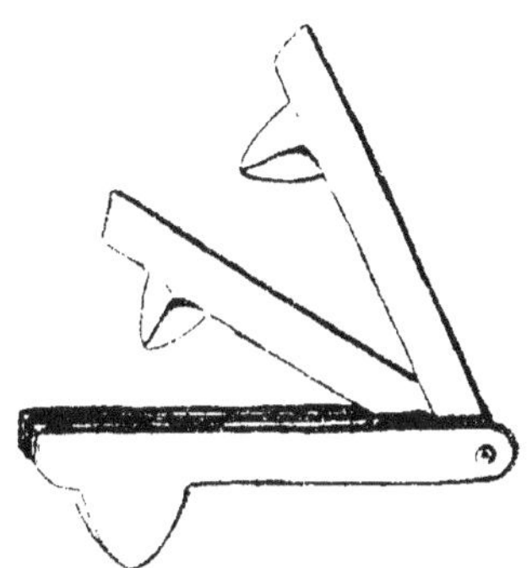

Fig. 20. — Flamme à saigner.

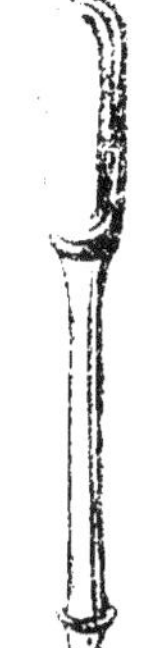

Fig. 21. — Bâton à saigner.

chant, préalablement flambé ; arrêter l'hémorragie par un pansement compressif.

Lorsque la saignée s'impose, on la fait presque toujours à la *jugulaire*.

On utilise à cet effet la flamme (Fig. 20) et le bâton à saigner (Fig. 21). Après avoir bandé les yeux de l'animal pour qu'il ne s'effraie pas à la vue du sang, chercher la veine à la partie supérieure du cou ; la comprimer jusqu'à ce qu'elle fasse saillie et la maintenir gonflée par la pression des doigts ou au moyen d'une ligature suffisamment serrée ; puis présenter la flamme et par un petit coup sec du bâton, enfoncer la pointe dans le vaisseau sanguin (Fig. 22). Après quoi, le bâton est aussitôt jeté de côté et, pour ne pas modifier la position respective des incisions faites dans la peau et dans la veine, avoir soin avant de retirer la flamme, d'appuyer légèrement avec les doigts de chaque côté de l'incision.

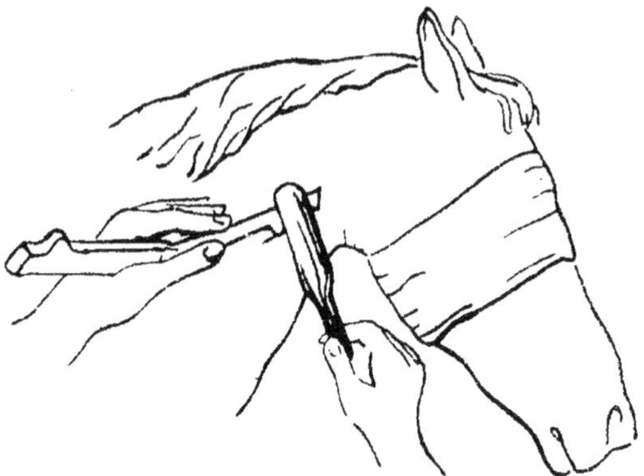

Fig. 22. — Manière de pratiquer la saignée.

Il est bon de conserver les doigts dans cette position pendant toute la durée de l'opération. Malgré ces précautions, lorsque l'ouverture n'est pas assez grande, la saignée peut être baveuse ; néanmoins si l'écoulement est notable, mieux vaut attendre un peu plus longtemps que de chercher à faire une nouvelle saignée.

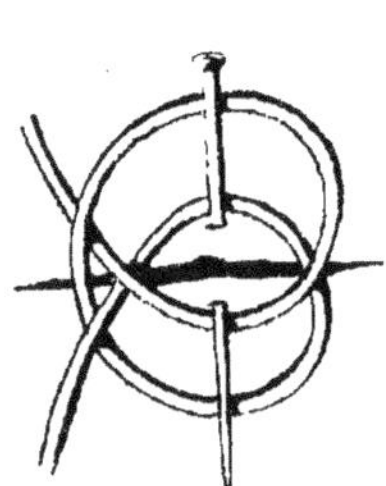

Fig. 23. — Nœud de la saignée.

On recueille le sang dans un récipient jaugé et, lorsque l'on juge la quantité écoulée suffisante, on arrête la saignée.

Mettre alors un doigt sur l'incision, puis cesser de comprimer la veine, en enlevant la main ou en desserrant la ligature. Ne pas faire l'inverse, on s'exposerait à une rentrée d'air : accident mortel. Ensuite, saisir les lèvres de la petite plaie entre le pouce et l'index, puis en pressant légèrement sur la veine, enfoncer transversalement dans la peau une épingle courte et assez fine. Prendre les précautions nécessaires pour ne pas atteindre le vaisseau. Au moyen du nœud de la saignée (Fig. 23), fait avec un fil de soie, on fixe l'épingle dont on coupe la partie qui dépasse.

Terminer l'opération par un douchage léger à l'eau boriquée tiède et surveiller la veine pendant plusieurs heures ; si le sang paraît se coaguler et la veine se gonfler, faire des affusions d'eau chaude jusqu'à ce que tout danger soit écarté. Attacher le cheval suffisamment court pour éviter qu'il ne se gratte. Enlever l'épingle 4 à 6 jours après et faire suivre d'une touche légère à la teinture d'iode.

On recommande de savonner soigneusement l'emplacement de l'incision avant de faire la saignée : c'est une excellente précaution, ainsi que celle qui consiste à flamber la flamme au préalable. On les observera chaque fois qu'on en aura le temps et les moyens.

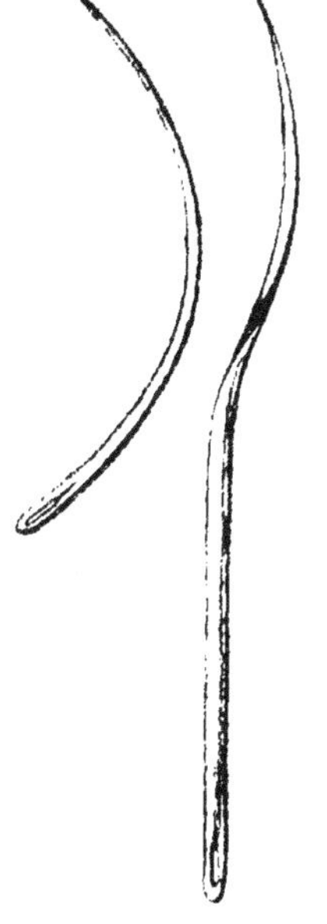

Fig. 24. — Aiguilles à sutures.

Sutures. — Les sutures demandent à être faites aussitôt après l'accident, sinon les tissus enflent, la peau se rétracte et il devient impossible de rapprocher les deux bords de la plaie. On utilise des aiguilles spéciales (Fig. 24), de la soie, du fil de lin ou du boyau.

Dans la majorité des cas, on emploie la soie de préférence et on pratique la *suture à points séparés* Fig. 25 ; à cet effet, couper les poils et nettoyer parfaitement la plaie ; faire un premier point arrêté par un nœud, puis passer au second, etc.

La figure 26 indique la façon de pratiquer une suture au moyen d'une aiguille courbe emmanchée (Fig. 27).

Dans la suture à points réunis (Fig. 28) relier les bords

de la plaie comme dans une couture ordinaire et arrêter les deux extrémités par un nœud.

Dans la suture à épingles (Fig. 29) la disposition rappelle celle que nous avons signalée au sujet de la saignée.

Quel que soit le système employé, ne pas trop rapprocher les points pour éviter que les tissus ne cèdent, mais les garder à une distance telle que la plaie ne bâille pas.

La suture terminée, doucher la plaie et appliquer un pansement suffisamment serré.

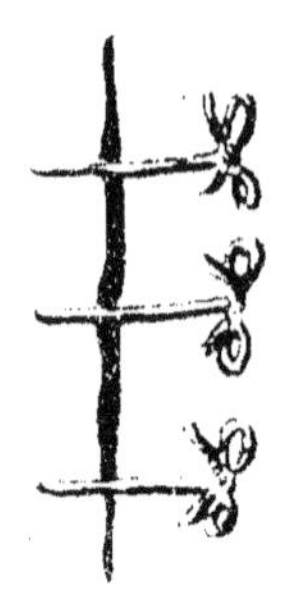

Fig. 25.
Suture
à points
séparés.

Sétons. — Les sétons ne sont plus guère en vogue dans la médecine nouvelle. Cependant ils peuvent être d'un certain secours. Dans l'atrophie des muscles, par exemple, le séton, en provoquant un engorgement et de la suppuration dans la région où il est placé, fait affluer le sang et favorise la nutrition des muscles environnants : ce qui amène parfois la guérison.

Les sétons peuvent être aussi employés comme *dérivatifs* : ils agissent alors en déplaçant le siège d'une inflammation ou d'une suppuration et peuvent être indiqués dans les pneumonies, les septicémies, etc.

Au moyen d'une aiguille spéciale (Fig. 30), on les place, selon les cas, aux fesses, aux cuisses, au poitrail, à l'encolure ou aux joues. Au préalable, couper les

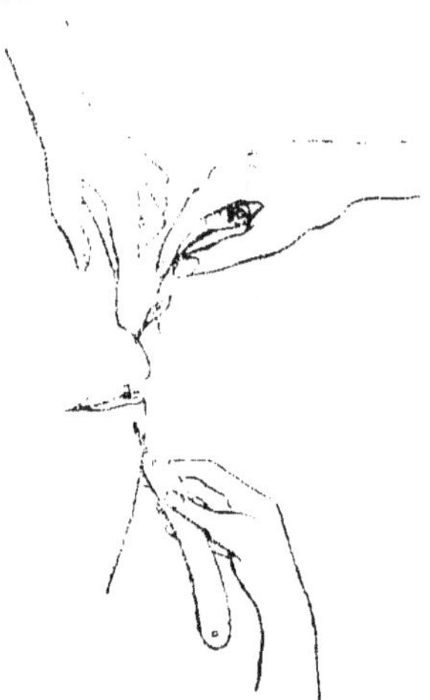

Fig. 26. — Suture faite au
moyen d'une aiguille
emmanchée.

poils où doivent se faire l'entrée et la sortie de l'aiguille ; flamber celle-ci, et après avoir saisi la peau entre le pouce

et l'index, pousser l'aiguille lentement entre « cuir et chair ».
La pointe une fois sortie, introduire un morceau
de tresse de fil de 2 à 3 centimètres de large
dans l'œil réservé à cet effet et tirer l'aiguille
pour que la tresse passe sous la peau. Arrêter le
séton par une boucle à chaque extrémité ; ne
pas nouer ensemble les deux brins car, en cas
d'accident, la peau peut être entièrement déchi-
rée. Empêcher l'animal de se gratter ou de
mordre le séton.

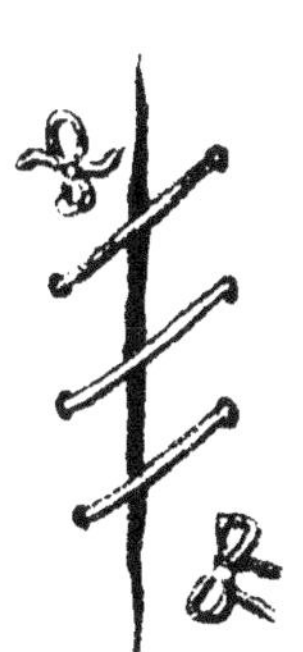

Fig. 28.
Suture à
points réunis.

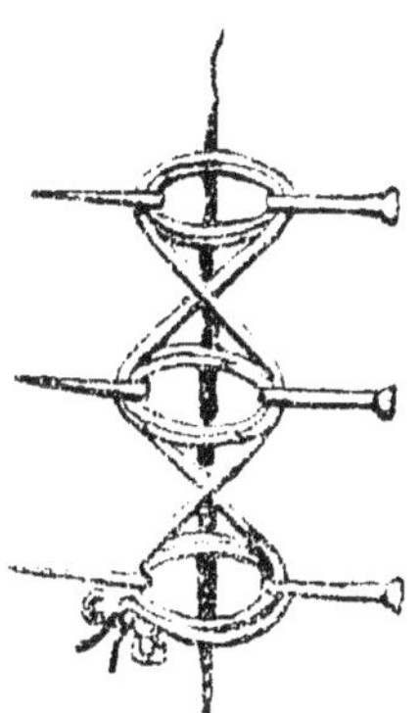

Fig. 29. — Suture
épingles.

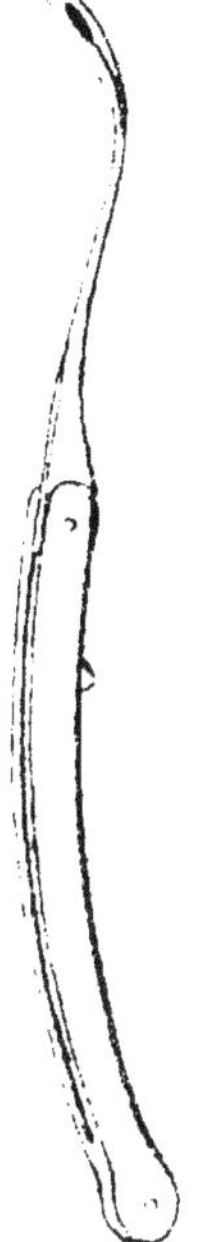

Fig. 27.
Aiguille
courbe
emmanchée.

La longueur des sétons est variable : ordinairement elle
est de 10 à 15 centimètres, mais atteint parfois 20 et
30 centimètres. On augmente l'irritation produite par les

Fig. 30. — Aiguille à séton.

sétons en massant l'emplacement pendant les premiers
jours, ou en faisant une légère application d'onguent cantharidé. Les jours suivants, lorsque la suppuration a commencé, laver à l'eau tiède et au savon.

Le séton doit rester en place trois semaines environ.

après quoi il est préférable de l'enlever ; au besoin en placer un autre dans le voisinage. Assurer la guérison de la plaie par quelques lavages suivis de touches à la teinture d'iode.

Feu. — Le feu est d'application courante en médecine vétérinaire. L'irritation intense et l'afflux sanguin qu'il provoque sont susceptibles de faire disparaître un grand

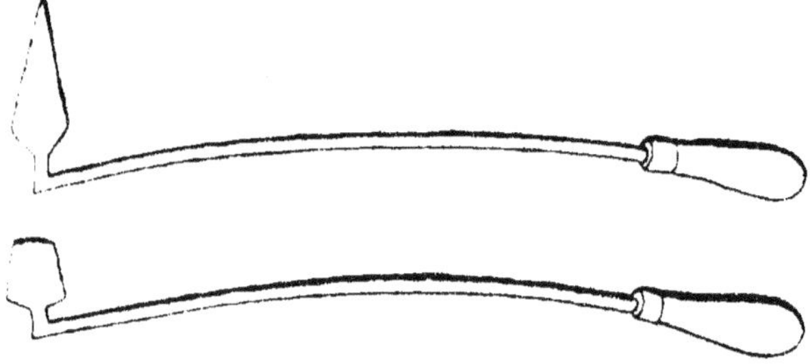

Fig. 31. — Cautères pour le feu.

nombre de tumeurs. Il est très utilisé dans le traitement des tares dures et même des tares molles.

Pour appliquer le feu, coucher l'animal, raser le poil ou le couper très court ; puis brûler la peau au moyen de cautères divers (Fig. 31) sur la moitié environ de son épaisseur. Ne pas aller plus profondément, autrement la plaie peut s'envenimer ; bien respecter les plis des articulations et ménager les saillies osseuses.

On applique le feu en raies (Fig. 32), en pointes (Fig. 33), ou le feu mixte (Fig. 34). La formation d'une petite dépression et l'apparition d'une couleur jaune paille indiquent que la brûlure est suffisante.

Aussitôt après l'opération, des frictions légères à l'onguent cantharidé, sur la région, augmentent l'effet du feu tout en favorisant la guérison. Avoir soin d'attacher l'animal suffisamment haut pour éviter qu'il ne se gratte et chaque matin graisser au saindoux. Lorsque le pus apparaît, laver, chaque jour, à l'eau tiède et au savon, essuyer

soigneusement et graisser. Après guérison, on peut répéter
le traitement ; il est parfois nécessaire de le faire 5, 6 fois
et plus.

L'application du feu doit être suivie d'un repos absolu
d'un mois environ.

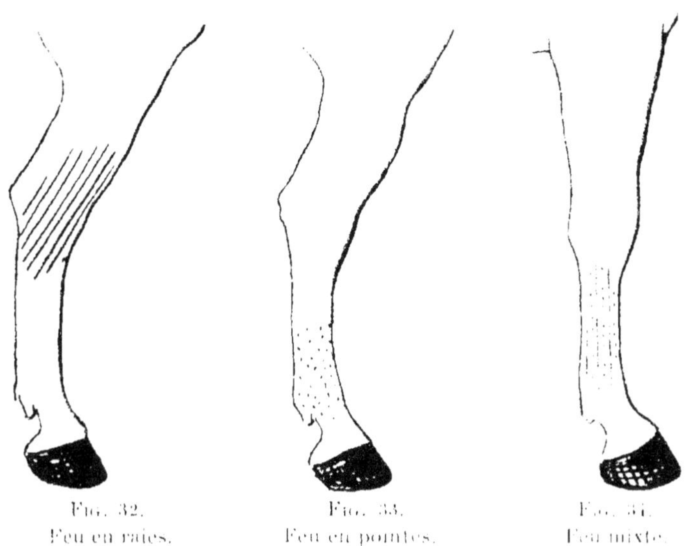

Fig. 32.
Feu en raies.

Fig. 33.
Feu en pointes.

Fig. 34.
Feu mixte.

On désigne aussi, sous le nom de *feux*, des mélanges de
liquides irritants qui possèdent des propriétés analogues à
celles des vésicatoires. Ils sont à base de teinture de cantharides, de teinture d'euphorbe et d'essence de térébenthine.

Amputation de la queue. — L'amputation de la queue
est faite chez presque tous les chevaux et l'on tend de plus
en plus à la couper très courte ; mais s'il importe de la rac-
courcir pour la rendre moins embarrassante, il faut cependant
que les animaux puissent se défendre contre les mouches.

L'amputation est faite au moyen du coupe-queue Fig. 35
ou plus simplement d'une serpe à condition de bien faire

porter la queue sur un billot. La cautérisation de la place se fait avec le brûle-queue (Fig. 36).

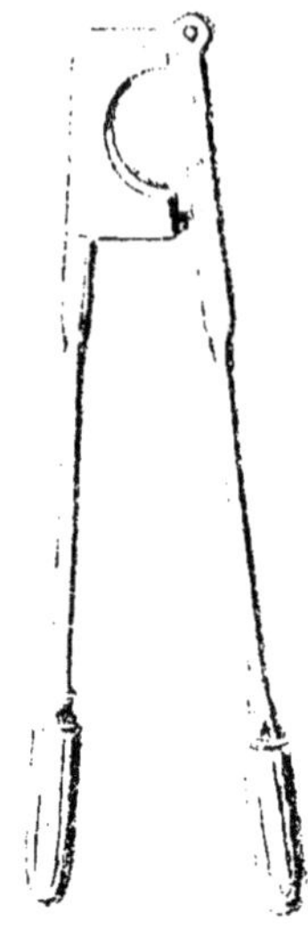

Fig. 35.
Coupe-queue.

L'emplacement de la section étant déterminé, procéder à la séparation des crins. A cet effet natter ceux qui sont situés à la partie supérieure et les attacher ensemble. Couper les crins situés au point de sectionnement et pratiquer une ligature très serrée quelques centimètres plus haut. Bander les yeux de l'animal et, au besoin, lui mettre le tord-nez comme dérivatif. La queue étant maintenue horizontalement par un aide, en faire l'amputation d'un coup bien assuré, afin d'obtenir une section très nette. Immédiatement après, cautériser la plaie avec le brûle-queue ou un fer chauffé à blanc. Enlever la ligature et détacher les crins.

Pour éviter le contact de la plaie avec le sol, la garnir, pendant 24 heures, d'un tampon d'ouate maintenu par les crins attachés. Quelques touches à la teinture d'iode suffisent à assurer la guérison. Dans les pays tétanisés faire suivre immédiatement d'une piqûre antitétanique.

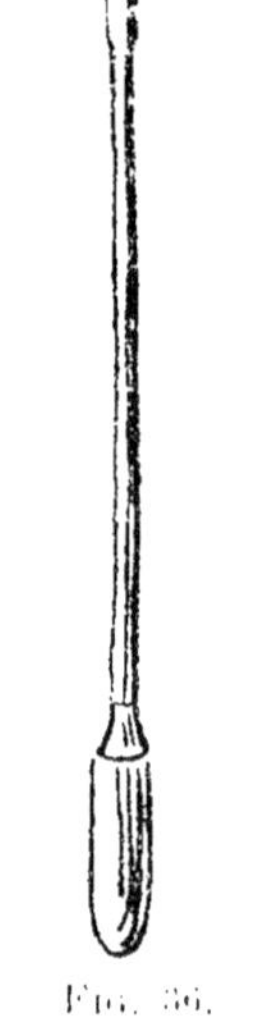

Fig. 36.
Brûle-queue.

Ouverture d'un abcès. — On ne doit ouvrir un abcès que s'il est complètement mûr. A cet effet on se sert du bistouri (Fig. 37). Faire l'incision verticalement de telle façon que le pus puisse s'écouler naturellement. Avoir soin, ensuite, de bien purger l'abcès en le pressant modérément, puis faire des lavages antiseptiques (voir p. 94).

Injections sous-cutanées. — Les injections sous-cutanées sont extrêmement utilisées en médecine vétérinaire. Elles permettent d'obtenir une action immédiate du médicament et aussi un effet exactement proportionné à la dose utilisée. C'est aussi par des injections de sérum que sont immunisés les animaux contre certaines maladies contagieuses et que l'on peut reconnaître s'ils sont atteints de morve.

On pratique les injections sous-cutanées là où l'absorption

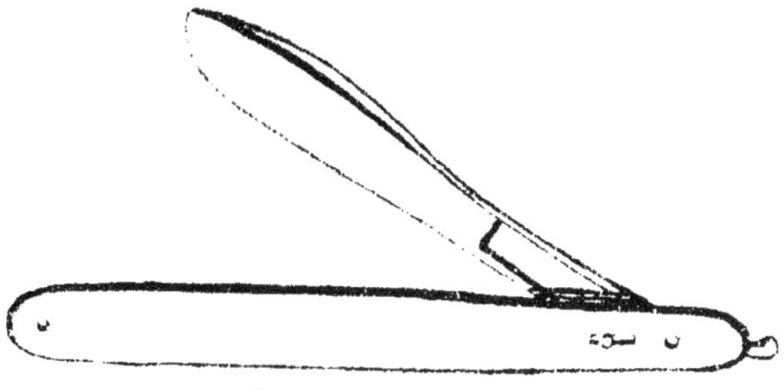

Fig. 37. — Bistouri.

peut se faire aisément et où le tissu est suffisamment lâche pour permettre l'introduction du liquide. Le plat de l'encolure, la région des côtes situées immédiatement en arrière de l'épaule, le poitrail, sont les emplacements les plus communément choisis.

Ces injections, quoique faciles, sont du ressort du vétérinaire. Cependant, les éleveurs pouvant être appelés à les faire eux-mêmes, nous croyons nécessaire de donner quelques indications à ce sujet.

En général ne pas injecter, en un seul point, plus de 20 centimètres cubes de liquide, sinon il peut se produire un décollement des tissus et des abcès. Lorsqu'il est nécessaire d'utiliser de plus fortes doses, faire plusieurs injections en différents points. Pour les doses massives de liquide, on pratique des injections intraveineuses; mais elles sont très délicates à exécuter, la simple introduction d'une bulle d'air dans le sang suffit en effet à provoquer la mort.

Avant l'injection, nettoyer rigoureusement le point choisi ; au besoin couper les poils et laver la peau à l'eau tiède et au savon, puis au moment de faire la piqûre, passer légèrement un pinceau imbibé de teinture d'iode. Après avoir stérilisé la seringue à injections (seringue de Pravaz, à corps de nickel, Fig. 38) pendant 10 minutes

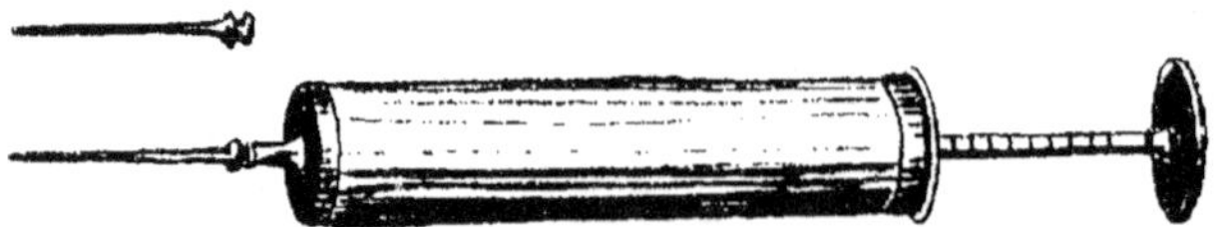

Fig. 38. — Seringue à injections à corps de nickel.

dans l'eau bouillante, la remplir par aspiration, à la division voulue, avec le liquide à injecter. Éviter avec soin les bulles d'air et tremper la pointe de l'aiguille dans de l'huile de vaseline phéniquée ; puis pratiquer l'injection.

À cet effet, pincer la peau entre le pouce et l'index, et enfoncer l'aiguille de toute sa longueur sous la peau, en obliquant légèrement. Lâcher la peau, monter la seringue sur l'aiguille et pousser lentement le piston jusqu'au bas de sa course. Retirer l'instrument et, par précaution, appliquer le doigt sur la piqûre, pendant quelques minutes afin d'empêcher le liquide de s'échapper.

Après l'opération, nettoyer soigneusement la seringue, et replacer dans l'aiguille le fil métallique destiné à en prévenir l'obstruction.

Les doses à injecter sont très variables et dans certains cas il faut les répéter.

Contre le tétanos, les injections préservent de la maladie pendant 2 à 6 semaines. Dans les cas de plaies profondes il est indispensable d'en faire plusieurs ; on peut aller jusqu'à quatre sans inconvénient.

Comme doses préventives, on injecte 10 centimètres cubes de sérum antitétanique (5 centimètres cubes suffisent chez le poulain. En cas de nécessité on peut pratiquer une deuxième injection 15 jours environ après la première. Lorsque la maladie est déclarée, on injecte dans une seule séance, 30 centimètres cubes, soit à l'encolure, soit en arrière de l'épaule et les jours suivants 20 centimètres cubes seulement.

Pour déceler la morve on injecte à l'encolure 2 centimètres cubes et demi de malléine diluée ou un quart de centimètre cube de malléine brute.

Contre la fièvre charbonneuse on fait deux injections à 12 jours d'intervalle, à l'arrière de l'épaule, la première à droite avec un quart de centimètre cube de vaccin n° 1, la seconde à gauche avec la même quantité de vaccin n° 2. C'est l'Institut Pasteur qui délivre ces sérums.

Pour l'injection d'aussi petites quantités de liquide, on utilise des seringues de Pravaz de un ou deux centimètres cubes.

Contre l'anasarque on injecte dès les premiers symptômes 30 centimètres cubes de sérum antistreptococcique pour l'usage vétérinaire et, chaque jour, on répète l'injection jusqu'à la guérison.

Contre les coliques, on utilise aussi les injections souscutanées d'alcaloïdes. Elles se font, en général, au plat de l'encolure, en observant les indications précédentes. Selon les cas on utilise soit du sulfate d'ésérine, à la dose de 3 à 6 centigrammes dans 10 grammes d'eau de pluie bouillie, soit du nitrate de pilocarpine à la dose de 40 centigrammes. Ces alcaloïdes provoquent l'évacuation rapide de l'intestin en excitant la sécrétion des glandes intestinales et en ranimant les mouvements du tube digestif.

Le sulfate d'ésérine, très énergique, ne saurait être employé dans tous les cas; c'est pourquoi, le nitrate de pilocarpine qui agit plus modérément, lui est parfois substitué.

Castration. — La castration est toujours pratiquée par des spécialistes et l'éleveur n'intervient que pour déterminer le moment de l'opération.

L'âge le plus favorable est compris entre 1 an et 3 ans : on castre de bonne heure les poulains qui ont l'avant-main « chargée » ; ceux qui, au contraire, ont des formes efféminées seront castrés tardivement ; on favorise ainsi le développement des muscles du cou, de la poitrine et des membres antérieurs.

Éviter de castrer par les grands froids ; purger l'animal un ou deux jours avant l'opération ou le soumettre à un régime doux et rafraîchissant pendant une semaine environ ; enfin le laisser à la diète les 12 heures qui précèdent la castration. Lorsque cette dernière est terminée, on n'a plus qu'à couper les testicules 2 jours après, puis enlever les casseaux 2 jours plus tard.

On fera une litière propre et très abondante et, en cas d'inflammation du fourreau, on promènera l'animal lentement, une fois par jour au moins.

Abatage du cheval. — Il arrive que dans les cas de gangrène, charbon, etc., il soit nécessaire d'abattre l'animal.

Lui bander les yeux, maintenir la tête basse et bien immobile, puis appliquer un coup de masse entre les oreilles, au sommet de la tête. On peut aussi avoir recours à un coup de fusil ou de revolver tiré dans l'oreille.

Lorsque l'on tue des animaux âgés et sains, mais impropres à la boucherie, la viande peut être utilisée pour la nourriture des porcs et des animaux de la basse-cour. Dès que l'animal est abattu il faut le saigner, en lui coupant la veine jugulaire. La viande est alors salée et conservée comme celle du porc.

MALADIES DU PIED

BLEIMES

Les Bleimes sont des contusions ou meurtrissures de la
sole qui affectent surtout les pieds antérieurs.

Causes. — Elles sont dues à une compression violente
des tissus sous-cornés. Elles sont déterminées par des chocs
répétés du sabot sur des corps durs, des routes mal empier-
rées, etc., ou par un caillou qui s'interpose entre la sole et le
fer. Elles apparaissent également lorsque celui-ci est laissé
trop longtemps sans être relevé, à la suite de la compression exagérée qui résulte de l'épaississement des quartiers,
du rehaussement des talons et d'une mauvaise dilatation
du sabot. Une ferrure défectueuse en est encore la cause :
lorsque le pied est mal paré, les talons trop hauts et la fourchette trop dégagée, le fer répartit inégalement la pression
et certains points supportant tout l'effort se trouvent trop
comprimés.

Afin de prévenir les bleimes, il est nécessaire de ferrer
au moins une fois par mois les chevaux qui font la route ;
pour ceux qui travaillent dans les champs, c'est moins indispensable.

Symptômes. — L'affection se manifeste au début par une
boiterie légère qui disparaît dès que l'animal est échauffé ;
mais après un nouveau repos, la boiterie s'accentue et s'ac-
croit dans la suite jusqu'à rendre tout travail impossible.
Au repos, le cheval soulage la partie malade en évitant de
s'y appuyer. Dans les cas graves, il soulève complètement
le pied ou ne s'appuie qu'en pince. S'il a des bleimes aux

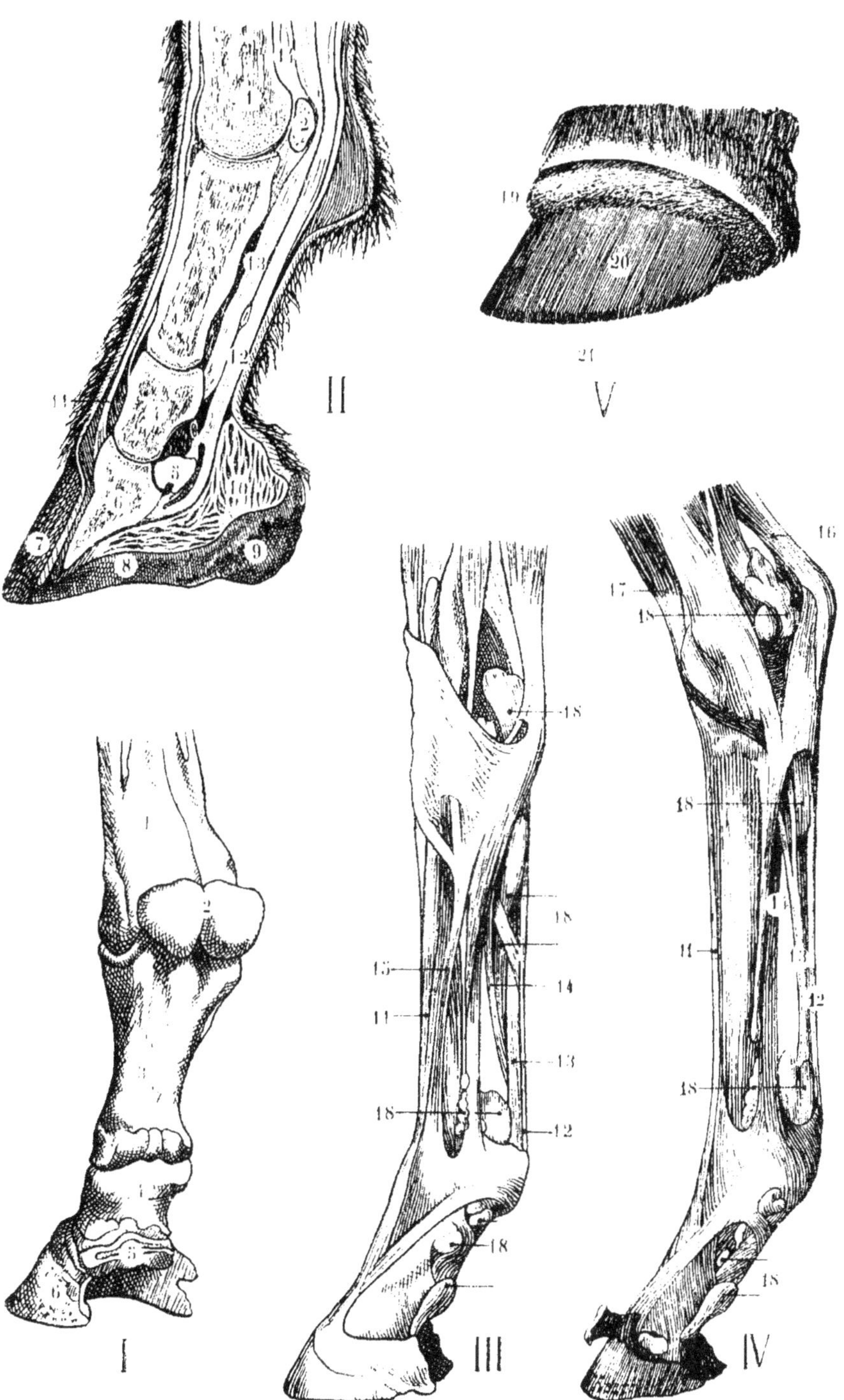

deux membres, il change fréquemment de pied en manifestant des signes de souffrance. A l'emplacement de la bleime, la sole est chaude et sensible. A la percussion, l'animal éprouve une vive douleur.

Après avoir enlevé le fer et dégagé la corne, on découvre une tache rougeâtre de 1 à **2** centimètres de diamètre, due à un épanchement sanguin qui caractérise la bleime. Celle-ci est généralement localisée aux talons (Fig. 39), mais elle peut s'étendre aux quartiers.

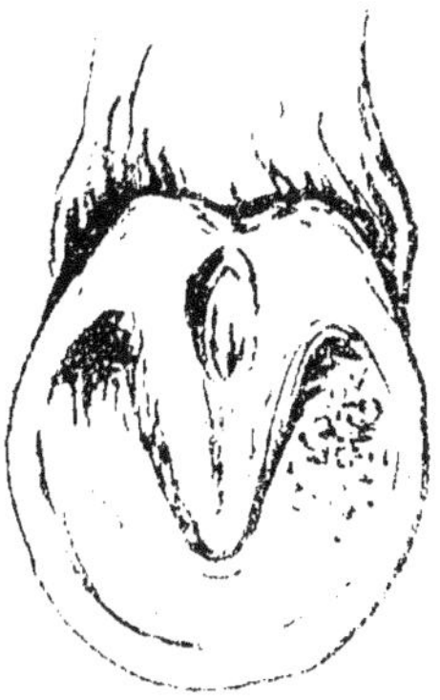

Si la meurtrissure est légère, la bleime forme une sorte de cal ; mais dans les cas graves, elle s'étend rapidement : l'épanchement sanguin s'envenime, devient purulent et cherche une issue

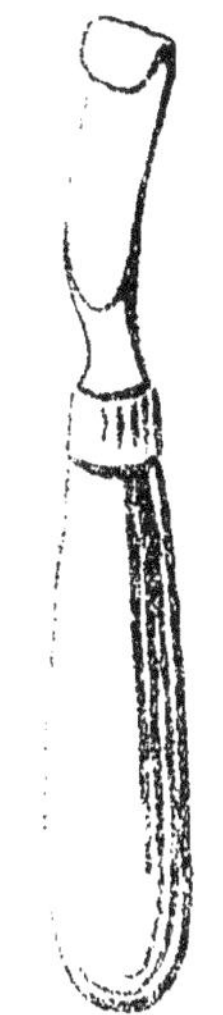

Fig. 39. — Bleime au talon interne.

dans toutes les directions. Le plus souvent le pus s'écoule dans la sole, mais quelquefois, il remonte entre la paroi du sabot et les tissus internes pour sortir au niveau de la couronne, en y formant une fistule. On dit alors que le pus « souffle aux poils » et c'est ordinairement l'indice d'un javart.

Selon la gravité de la lésion, la bleime est *simple, suppurée* ou *compliquée*.

Traitement. — Déferrer l'animal, le mettre au repos ou l'utiliser au pas. Parer le pied et bien dégager la bleime, au moyen d'une rénette (Fig. 40) pour lui éviter toute compression. Amincir soigneusement la corne, sans toutefois faire saigner.

Fig. 40. Rénette.

Dans la *bleime simple*, faire, deux fois par jour, des touches à l'extrait de saturne ou à l'essence de térében-

thine, jusqu'à disparition de la tache, en continuant à parer,
si nécessaire. Puis appliquer quotidiennement, jusqu'à la
guérison, l'onguent de pied N° 1.

> N° 1 : Cire jaune.......................... 200 gr.
> Saindoux............................ 200
> Huile à manger...................... 200
> Essence de térébenthine............. 200 —
> Huile de pied de bœuf............... 200 —

En cas de *bleime suppurée* la dégager assez profondément
pour donner écoulement au pus, ensuite appliquer un cata-

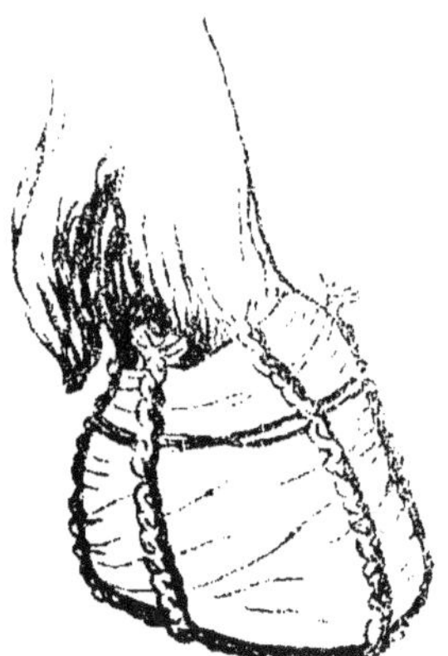

Fig. 41. — Application
d'un cataplasme au pied.

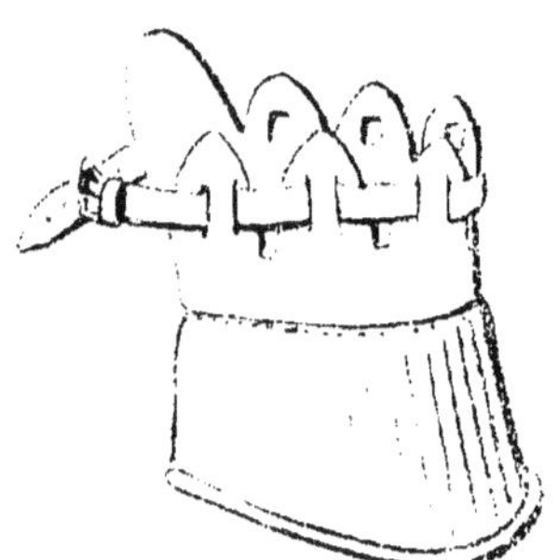

Fig. 42. — Botte
pour cataplasme.

plasme émollient maintenu par des linges (Fig. 41) ou par
une botte spéciale (Fig. 42). Renouveler chaque jour les
cataplasmes en versant au préalable sur la bleime un peu
d'essence de térébenthine. Poursuivre le traitement jusqu'à
ce que l'écoulement ait cessé ; parer le pied chaque fois
que cela est nécessaire et continuer comme il a été dit
précédemment.

En cas de *bleime compliquée*, lorsque la lésion est profonde et que le sabot tout entier est chaud et douloureux,

entourer le pied de linges attachés au paturon et faire
des affusions continues d'eau chaude. Dès que la douleur
a diminué, dégager pour donner libre cours au pus. Dans
certains cas, il faut pratiquer une véritable opération qu'il
sera prudent d'accompagner d'une injection antitétanique.
Après avoir dégagé la bleime, faire des lavages à l'eau oxygénée diluée de moitié, mettre un peu d'iodoforme et appliquer des cataplasmes antiseptiques.

A l'emplacement mis à vif la corne
repousse rapidement, mais, parfois,
il se produit de petites excroissances
de chair qu'il faut brûler à la poudre
de vitriol bleu (sulfate de cuivre).

Lorsqu'une amélioration s'est produite, faire quelques badigeonnages
à la teinture d'iode pour hâter la croissance de la corne, et quand cette
dernière a atteint le niveau de la sole,
la durcir par des touches à une solution saturée de sulfate de cuivre.

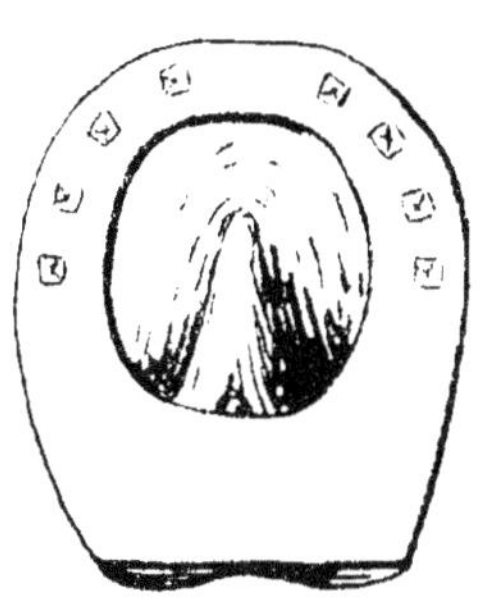
Fig. 43.
Fer à planche.

Lorsque l'animal est en état de travailler, lui appliquer
un fer à planche (Fig. 43) convenablement posé afin de protéger la région sensible. On peut, en outre, verser du goudron
chaud entre ce fer et la sole et y bourrer de la filasse trempée dans du goudron. Ce pansement assure une guérison
parfaite. Le moment venu, remplacer le fer à planche par
un fer ordinaire.

Pour éviter le retour de la bleime il faut apporter les
plus grands soins à l'entretien du pied : graisser régulièrement les sabots pour garder la souplesse de la muraille,
donner des bains de pied fréquents, veiller surtout à ce
que la fourchette ne soit pas trop dégarnie et relever les
fers toutes les deux ou trois semaines.

Le cheval qui est *atteint de bleimes depuis très longtemps*
peut être grandement soulagé par l'emploi de fers à éponges

amincies. Cette disposition assure le bon fonctionnement de la fourchette et la dilatation des talons. Peu à peu les quartiers s'élargissent et la blessure se réduit.

On accélère la poussée de la corne par quelques frictions légères sur la couronne, à l'onguent N° 2.

N° 2 : Poudre de cantharides........ 20 gr.
        Saindoux.................... 80 -

La mise au vert, la suppression du travail sur route sont favorables à la disparition des bleimes.

BRULURE DE LA SOLE

Sole brûlée, Sole échauffée.

La brûlure de la sole est un accident de ferrure qui entraîne souvent des complications graves.

Causes. — Elle se produit quand le maréchal applique le fer chauffé sur un pied trop paré, ou lorsqu'un fer trop chaud est maintenu longtemps sur le sabot.

Selon l'intensité de la brûlure il y a simple irritation des tissus internes ou formation de cloques qui peuvent être suivies de suppuration et d'abcès. Dans les cas graves le décollement du sabot se produit.

Symptômes. — Dans les brûlures simples, une boiterie se manifeste très peu de temps après la ferrure. Dans les brûlures profondes, l'animal se défend au moment de l'accident et la boiterie est immédiate.

En enlevant la partie brûlée, on découvre une couche de corne de coloration jaune plus ou moins foncé.

Traitement. — Quand la brûlure est simple, après avoir déferré, appliquer chaque jour un cataplasme astringent, puis donner des bains froids prolongés jusqu'à disparition de la douleur.

Dans les cas graves, amincir la sole le plus possible sous la partie brûlée et mettre des cataplasmes de farine de lin saupoudrés de charbon de bois pulvérisé, jusqu'à cessation de la douleur.

Entre chaque cataplasme, laver soigneusement le pied avec la solution d'acide picrique N° 3 :

> N° 3 : Acide picrique....... 10 gr.
> Eau.............. .... 1 litre.

S'il se forme du pus, lui donner une issue par la sole pour éviter qu'il ne remonte vers la couronne et occasionne un javart.

Faire des injections fréquentes à l'intérieur de la plaie, au moyen de la lotion N° 4 :

> N° 4 : Sulfate de zinc.......... 25 gr.
> Eau................. . 1 litre.

Lorsque la corne repousse, on assure la guérison en procédant ainsi qu'il a été dit pour les bleimes. Si, au contraire, les tissus internes se nécrosent, il faut appeler le vétérinaire qui doit pratiquer l'ablation des tissus mortifiés.

PIQURES DU PIED

Enclouure, clou de rue.

L'enclouure est un accident de ferrure survenant fréquemment à la suite du « retrait d'un clou » : un ouvrier maladroit, un cheval indocile la provoquent également. La blessure est produite par la pénétration du clou dans le vif (Fig. 44).

La piqûre de rue est causée par le passage du cheval sur un corps pointu : clou, débris de verre, silex, etc.

Le clou pénètre le plus souvent vers la fourchette, dans la partie moyenne du sabot, plus rarement vers la pince.

Symptômes. — Lorsqu'il y a enclouure le geste de défense que fait le cheval au moment même de la piqûre avertit le maréchal qu'il doit arracher aussitôt le clou. Mais ce mouvement peut passer inaperçu : aussi doit-on toujours, après le ferrage, faire trotter l'animal afin de se rendre compte qu'il ne souffre pas des sabots. La boiterie commence de suite après la blessure et au plus tard le lendemain. Quand l'animal est piqué au travail, une boiterie soudaine se manifeste.

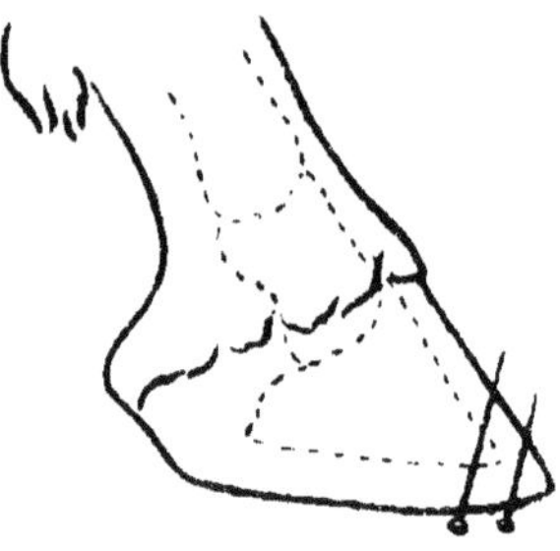

Fig. 44. — Enclouure.

Déferrer et rechercher la cause du mal. Si c'est un clou du fer, il est noir et humide. Un corps ou un clou étrangers se retrouvent, au contraire, quelque part dans la sole. Il faut alors les enlever en prenant grand soin de ne pas les briser : les dégager au préalable, si nécessaire.

Dans les piqûres profondes un épanchement de sang se produit : le malade souffre beaucoup, et peut avoir de la fièvre. Des complications sont à craindre et il est prudent de faire une injection antitétanique.

L'écoulement d'un liquide jaunâtre et huileux, la synovie, indique une blessure de l'articulation des os du sabot. L'accident est alors très grave et nécessite l'intervention du vétérinaire.

Si la boiterie provient d'une piqûre ancienne qui s'est envenimée, en dégageant le point douloureux, un liquide grisâtre et fétide apparaît.

Selon la gravité du mal l'animal manifeste des signes de souffrance variables. Le pied est chaud, les talons et le paturon sont enflés et extrêmement sensibles : l'inflammation peut gagner toute la jambe.

Traitement. — Si la blessure est superficielle, il suffit de la désinfecter avec quelques gouttes d'essence de térébenthine, ou d'introduire dans le trajet du clou un peu de teinture d'iode, en renouvelant le traitement jusqu'à guérison.

En cas de blessure profonde, amincir la corne et injecter dans la plaie une solution crésylée à 5 °/₀₀ ou de l'eau oxygénée diluée de moitié.

S'assurer qu'il ne reste aucun corps étranger à l'intérieur et cautériser, chaque jour, en alternant la solution crésylée avec la teinture d'iode et l'essence de térébenthine.

Lorsque le pied est chaud et douloureux, appliquer des cataplasmes émollients pour réduire la souffrance et enlever l'inflammation.

S'il y a de la suppuration donner écoulement au pus en parant largement la plaie. Laver comme il a été dit précédemment et appliquer des cataplasmes antiseptiques et chauds.

Si l'articulation est atteinte, réduire d'abord la douleur par l'application de cataplasmes calmants et froids jusqu'à l'arrêt de l'épanchement synovial.

Enfin, quand le malade a beaucoup de fièvre, donner toutes les deux heures, 10 gouttes de teinture d'aconit dans un peu d'eau fraîche.

La lésion peut s'envenimer et les tissus internes se nécroser; dans ce cas, mettre à jour l'infection, enlever les parties mortifiées et suivre le même traitement.

Les excroissances de chair qui peuvent survenir seront brûlées chaque jour avec de la poudre de sulfate de cuivre.

Dès que l'écoulement s'arrête et que la boiterie disparaît, cesser les cataplasmes et traiter le pied, une fois par jour, avec du goudron de Norvège et, au besoin, appliquer un fer à planche en suivant les indications données au sujet de la bleime.

MALADIE NAVICULAIRE

C'est une inflammation de l'os naviculaire (voir Pl. IV) qui se produit exclusivement aux pieds antérieurs.

Les surfaces osseuses deviennent rugueuses et irritent le tendon qui passe entre l'os et la fourchette.

Causes. — L'inflammation est provoquée par une foulure grave du tendon et par une meurtrissure profonde des talons ou de la fourchette.

Symptômes. — Une boiterie apparaît dès le début. La fourchette, les talons et le creux du paturon sont enflammés et tendres au toucher. Dans la suite l'allure du malade devient très caractéristique. Le membre est porté en avant et ne s'appuie qu'en pince. La maladie progressant, l'animal éprouve de la difficulté à marcher, il fait de petits pas et trébuche souvent.

A l'état chronique, le paturon est presque vertical et les genoux sont très en avant. On dit que le cheval montre « le chemin de Saint-Jacques ».

Traitement. — La maladie devient rapidement incurable ; il faut intervenir dès ses premières manifestations.

Déferrer et parer le pied malade en ouvrant les talons et en réduisant légèrement la fourchette.

Appliquer un fer bien ouvert et muni de crampons de deux à trois centimètres de hauteur pour soulager le tendon.

Placer, chaque jour, le pied dans un cataplasme chaud de farine de lin jusqu'à disparition complète de l'inflammation. Si après deux semaines, ce résultat n'est pas obtenu, cesser les cataplasmes et faire des applications très légères d'onguent N° 2, au creux du paturon.

Relever le fer à crampons au moins une fois par mois.

Mettre l'animal au vert ou entretenir la souplesse du pied par des bains prolongés ou des cataplasmes.

De toutes façons conserver les fers à crampons plusieurs mois.

Lorsque les traitements précédents ont échoué, on peut encore essayer des frictions très modérées à la pommade N° 5.

N° 5 :   Biiodure de Mercure. 10 gr.
        Saindoux............ 80 -

La persistance de la boiterie oblige quelquefois à section-ner le tendon au-dessous du boulet, opération aléatoire qui ne doit être faite qu'en dernier ressort et par un spécialiste.

ATTEINTES

On appelle atteintes toutes contusions ou plaies faites par un fer, au sabot, à la couronne ou au paturon. Elles sont occasionnées par le cheval lui-même ou par son voisin d'attelage et sont particulièrement graves si le fer est muni de crampons pointus (ferrure à glace). Leur fréquence peut être l'origine de seimes, de crevasses et même de javarts.

Pour éviter les atteintes aux chevaux attelés de front, les munir de guêtres en cuir, renforcées intérieurement.

Lorsque les atteintes proviennent de la rencontre des pieds postérieurs avec les pieds antérieurs (cheval qui forge), les quartiers et les talons sont tout spécialement blessés. Pour les chevaux utilisés au pas, cette défectuosité des allures peut être atténuée par une ferrure appropriée : généralement en alourdissant les fers à l'avant et en les allégeant à l'arrière. Pour les animaux utilisés au trot, ce remède est insuffisant ; il faut charger la rive externe des fers postérieurs, pour entraîner le pied plus en dehors afin d'éviter la rencontre. En pince, les fers ne devront pas dépasser: ils seront placés plutôt en retrait, le pinçon supprimé ou encastré complètement dans la corne. Les talons des fers de devant seront aussi courts que possible.

Comme la ferrure convenable ne se trouve pas du premier coup, il faut, pendant qu'on cherche à l'établir, garantir les parties meurtries à l'aide de protecteurs en cuir.

Traitement. — Les atteintes légères se cicatrisent très facilement, à condition d'en supprimer la cause. Pour hâter la guérison, appliquer quelques compresses d'eau blanche, N° 6.

> N° 6 : Sous-acétate de plomb liquide... 20 gr.
>
> Eau de puits..................... 1 litre.

Lorsque l'épiderme est déchiqueté, couper les parties meurtries; enlever les poils qui souillent la plaie et appliquer des pansements humides à l'eau blanche.

Si la peau est coupée sur une certaine longueur, la recoudre par un ou plusieurs points; en cas d'hémorragie, l'arrêter, au préalable, par un pansement compressif.

Laver deux fois par jour à l'eau chaude puis à la lotion crésylée N° 7 et maintenir entre temps des pansements humides.

> N° 7 : Crésyl..................... 25 gr.
>
> Eau..................... 1 litre.

Dès que les lèvres de la plaie sont soudées, cesser les pansements et appliquer la lotion Barjaud N° 8.

> N° 8 : Sulfate de zinc................ 10 gr.
>
> Acétate neutre de plomb......... 50 —
>
> Eau de puits.................. 1 litre.

Au cas où la suture lâcherait, laver trois fois par jour au moyen de cette lotion, et même plus souvent si la plaie devient purulente.

Quelquefois la lésion atteint les tissus cornés atteinte encornées, y formant un cul-de-sac où le pus s'accumule. Il est indispensable de donner écoulement au pus en amincissant la corne et en parant la plaie.

Laver avec soin à la lotion N° 7 et appliquer des cataplasmes de farine de lin deux fois par jour, jusqu'à ce que le trou se remplisse.

Les excroissances de chair qui pourraient se produire sont brûlées à l'alun calciné.

Après la suppression des cataplasmes, appliquer 3 fois par jour la lotion N° 8.

Lorsque la suppuration est faible on peut simplement saupoudrer d'iodoforme tous les deux jours après le lavage crésylé.

La cicatrisation terminée, s'il reste une grosseur, la réduire au moyen de frictions légères à l'onguent N° 2.

En cas de complications il peut se former un abcès, de la nécrose des tendons et même de la carie osseuse qu'on traitera comme un javart.

JAVART CARTILAGINEUX

Le javart cartilagineux est une affection grave qui se produit chaque fois qu'une altération des tissus internes du pied s'envenime, devient purulente et s'épanche à la couronne en y formant une fistule (Fig. 45). La maladie intéresse non seulement la peau et les tissus sous-cutanés, mais très souvent aussi les cartilages et même les os.

Causes. — Le javart cartilagineux provient généralement d'une bleime mal soignée ou négligée, d'une piqûre ou d'une meurtrissure profonde produite par un choc violent sur le sabot.

Symptômes. — Le plus souvent le javart se produit aux quartiers internes là où les bleimes sont le plus fréquentes.

Après une boiterie prolongée, il apparaît une inflammation à la couronne; puis une enflure, qui peut atteindre la grosseur d'un œuf de poule, crève après quelques jours en laissant écouler un pus abondant. Une fistule est constituée. L'animal, qui souffrait beaucoup pendant la période d'inflammation, se trouve momentanément soulagé et il s'appuie plus franchement sur son pied.

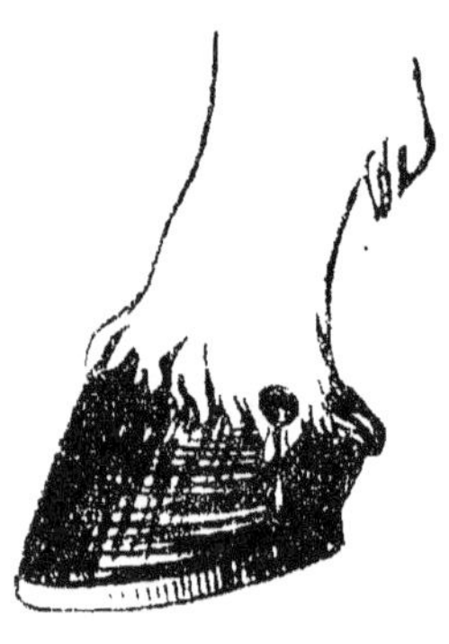

Fig. 45.
Javart cartilagineux.

Si l'animal n'est pas soigné, l'ouverture continuant à suppurer, au bout de deux ou trois jours les chairs environnantes s'amollissent, deviennent livides et se crevassent. La fistule s'élargit, tout en durcissant et le malade boite de plus en plus.

Traitement. — Dès que la fistule est crevée, placer le pied pendant 24 heures dans un cataplasme volumineux, pour adoucir les tissus. Ensuite déferrer et sonder la plaie pour en connaître la direction et l'étendue, en vue d'établir une issue au pus.

Si la fistule est très profonde, il est possible de la dégager par en bas en creusant la sole en évitant toutefois de faire saigner. Autrement, il faut ouvrir la fistule latéralement, en faisant, dans la paroi du sabot, une entaille en forme de V, *de façon que le pus s'écoule complètement sans pouvoir s'accumuler*. En même temps, enlever les chairs verdâtres qui tapissent les parois de la fistule et effectuer un lavage à l'eau tiède pour avoir une plaie bien nette.

Faire deux fois par jour des injections à la *liqueur de Villatte N° 9*.

<pre>
N° 9 : Sulfate de zinc..................... 64 gr.
       Sulfate de cuivre.................. 64 —
       Sous-acétate de plomb liquide... 120 —
       Vinaigre, pour faire..............   1 litre.
</pre>

Pour hâter la guérison, alterner la liqueur précédente avec la lotion N° 4 ou avec la lotion N° 10.

> N° 10 : Sulfate de cuivre............... 25 gr.
> Eau............................ 1 litre.

Après 8 ou 10 jours de traitement, la plaie doit être sensiblement améliorée. Ne plus faire alors qu'un seul traitement par jour.

Dans les cas très graves, lorsque la fistule présente de nombreuses ramifications, il est absolument nécessaire d'ouvrir complètement chacune d'elles et d'y faire des lavages et des injections comme il a été dit précédemment. Si la nécrose des cartilages se produit, il est indispensable de consulter le vétérinaire.

De temps en temps, une ou deux fois par semaine, selon l'état de la blessure, on utilisera la solution N° 11, qui est très énergique.

> N° 11 : Sublimé corrosif............... 10 gr.
> Eau............................ 1 litre.

Ajouter de l'alcool ou du sel, afin de permettre la dissolution.

Quand la fistule a cessé de jeter et que la plaie est complètement guérie, réduire la grosseur en appliquant l'onguent N° 2.

On fera prendre à l'animal de fréquents bains de pied et on lui appliquera un fer à planche pendant plusieurs mois.

L'inflammation de la couronne provoquant une croissance active de la corne, il convient de parer le pied fréquemment.

SEIMES

Les seimes sont des fissures du sabot qui se produisent le plus souvent aux pieds postérieurs. Elles sont dites en *pince* ou en *quarte* (Fig. 46), selon leur position. *Simples*, elles n'atteignent que les couches superficielles de la corne; *compliquées*, elles intéressent les tissus vivants.

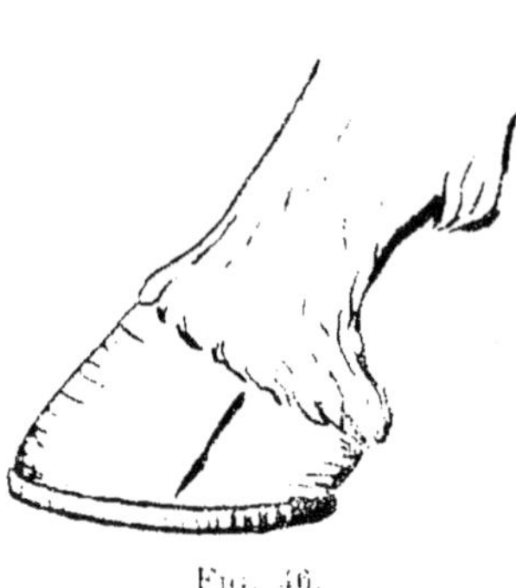

Fig. 46.

Seime en quarte.

Causes. — Les seimes sont dues au manque d'élasticité des fibres de la corne par suite de la dessiccation du sabot provoquée par la sécheresse du sol ou l'emploi exagéré de la râpe (voir ferrure). Certains chevaux qui ont le sabot sec, ou qui travaillent continuellement sur les routes ou le pavé des villes, y sont particulièrement exposés.

Le javart, les atteintes et les plaies de la couronne les engendrent également.

Pour prévenir les seimes entretenir la souplesse du pied par des bains fréquents suivis de graissage. Employer de préférence l'onguent de pied N° 12.

N° 12 : Goudron de Norvège............ 500 gr.

Huile de palme. .... 500 —

Symptômes. — Les seimes simples n'entraînent pas la boiterie; il n'en est pas de même des seimes compliquées, et l'intensité de la boiterie renseigne alors sur la profondeur de la fissure. Lorsque le pincement des chairs a lieu, des végétations se développent et l'on peut constater parfois une légère hémorragie. L'animal boite alors très bas.

Traitement. — *Seime simple.* Quand la seime est à peine marquée on peut la faire disparaître en enduisant la fissure d'huile de cade et en faisant sur le sabot des applications de corps gras ou de cataplasmes.

Plus prononcée il faut la limiter et la barrer si c'est nécessaire (Fig. 47).

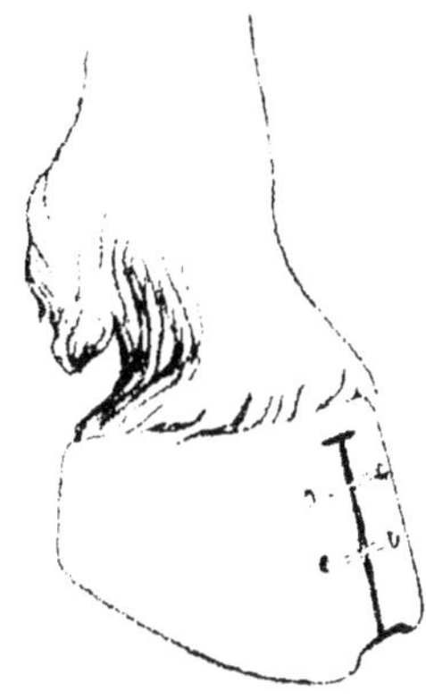

Fig. 47. — Seime en pince, barrée et limitée.

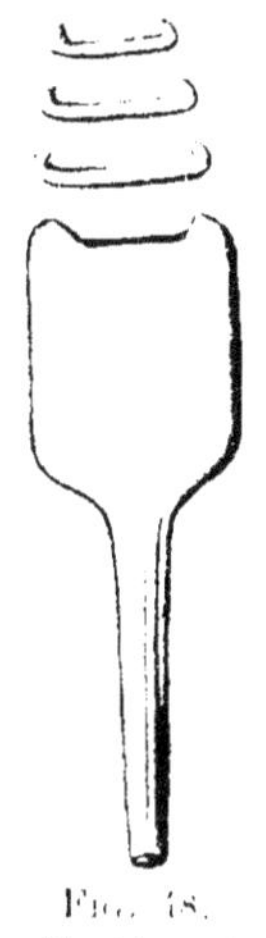

Fig. 48. — Cautère et agrafes pour seime.

On *limite la seime* en pratiquant à son sommet une rainure transversale de 2 à 3 cm. de longueur et un peu plus profonde que la fente. On l'enduit ensuite avec l'onguent de pied N° 1 ou à l'huile de cade.

On barre la seime, au moyen d'agrafes métalliques, dont on prépare l'emplacement à l'aide d'un cautère (Fig. 48) et que l'on fixe au moyen d'une pince (Fig. 49). En pince, où l'épaisseur de la muraille est relativement grande, on peut employer de simples clous dont on a enlevé la tête, de façon à en river chaque extrémité. On prépare leur emplacement au moyen d'une petite vrille. Aux quartiers, la minceur de la

Fig. 49. — Pince à agrafes.

paroi s'oppose parfois à la fixation d'agrafes. Il faut alors recourir aux cataplasmes et à des bandages goudronnés serrés fortement autour du sabot (Fig. 50).

Au préalable, amincir les lèvres de la fente et tailler en

biseau l'extrémité de la paroi pour éviter qu'elle ne repose sur le fer (Fig. 51).

Seime compliquée. Lorsque la seime est compliquée, déferrer et, comme précédemment, réduire la hauteur de la paroi en taillant en biseau sous la fente. Puis *dégager*, *limiter* et *barrer* la seime.

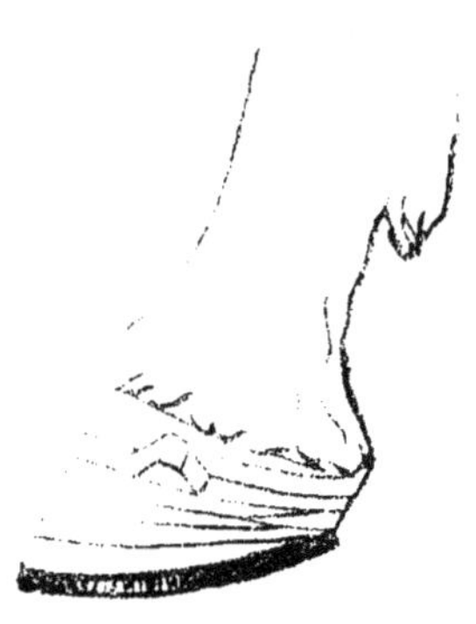

Fig. 50. — Bandage goudronné
autour du sabot.

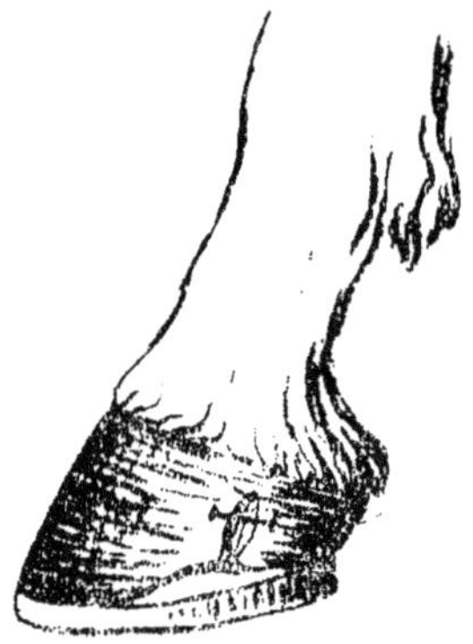

Fig. 51. — Seime
en quarte parée et barrée.

On dégage la seime, pour prévenir le pincement des tissus internes, au moyen d'une rénette ou d'un rogne-pied très affilé; on pare la fente sur une largeur de 1 à 1 cm. 1 2, de chaque côté. Il faut aller assez profondément et dégager la fissure sur toute sa longueur, en ayant soin de donner la plus grande largeur vers le milieu de la fente, de façon à ce que les bords aillent en s'évasant.

Comme précédemment on limite la seime par une rainure qui, dans ce cas, doit aller presque au vif. Si on éprouve quelques difficultés pour la pratiquer, on peut se servir d'une tige de fer de forme convenable, chauffée au rouge.

Pour poser les agrafes, maintenir le pied levé et resserrer les bords de la seime au moyen d'une paire de tenailles puissantes.

Faire, ensuite, des pansements humides à la lotion N° 6

ou à la lotion N° 8 et, en cas de suppuration, utiliser la liqueur de Villatte N° 9.

S'il se produit des excroissances de chair, les brûler une fois par jour avec de la poudre de sulfate de cuivre.

On active la poussée de la corne par de légères frictions sur la couronne au moyen de l'onguent N° 2. Selon la rapidité de croissance, les agrafes demandent à être remplacées toutes les 4 ou 6 semaines.

Il est préférable dans les cas de seimes compliquées d'employer des fers à planches pour protéger la paroi d'une façon plus efficace.

On pourra aussi munir les fers de deux pinçons destinés à rapprocher les bords de la seime (Fig. 52).

L'animal sera laissé au repos ou sera utilisé au pas, de préférence aux travaux des champs. Dans ce cas, il sera bon d'entourer le sabot de bandes goudronnées serrées fortement.

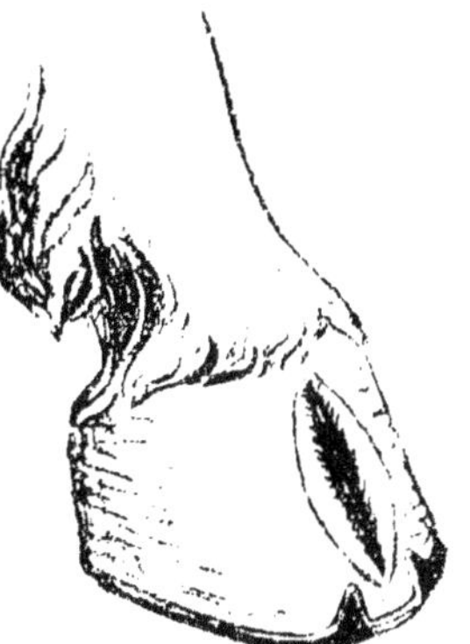

Fig. 52. — Seime en pince, parée et barrée par un fer muni de 2 pinçons.

Des *seimes transversales* se produisent parfois ; elles ne présentent, en général, aucune gravité et il est excessivement rare qu'elles fassent boiter l'animal.

FOURCHETTE POURRIE

Lorsque la fourchette est en contact permanent avec le fumier et le purin, la corne s'amollit, devient filandreuse et se détache facilement. Les tissus altérés sécrètent un liquide grisâtre et fétide. L'animal frappe fréquemment le sol en raison des démangeaisons qu'il éprouve.

Rarement la pourriture de la fourchette entraîne directement la boiterie ; mais cet organe fonctionnant mal, les talons se resserrent et le pied se contracte. Il faut intervenir. En outre, si l'affection est négligée, elle peut donner naissance au crapaud.

Traitement. — Placer l'animal sur un endroit sain, parer la fourchette en enlevant toutes les parties malades. Appliquer pendant 24 heures un cataplasme antiseptique; puis, nettoyer le pied avec la solution de sulfate de cuivre Nº 10 et le panser à la liqueur de Villatte Nº 9.

Tous les deux jours, pour sécher la corne, introduire entre les parties crevassées de la poudre de sulfate de cuivre.

Lorsque les tissus sont secs, appliquer l'onguent Nº 1.

CRAPAUD

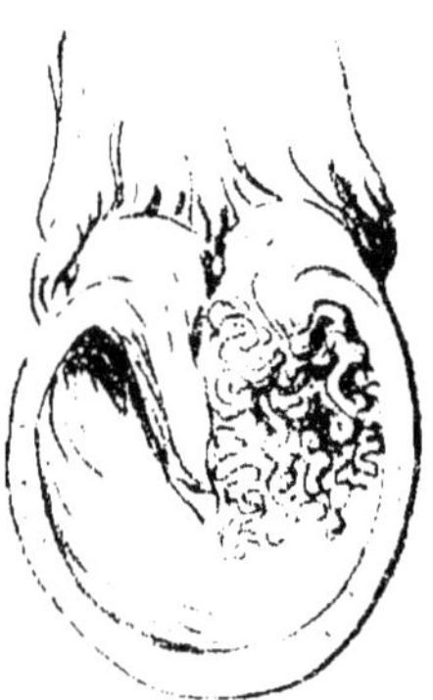

Fig. 53. — Crapaud.

Le crapaud est une inflammation du tissu velouté (voir Pl. IV), lequel engendre la sole. La production de la corne devient irrégulière : il se forme des végétations grisâtres, très spéciales, qui donnent au crapaud son aspect particulier (Fig. 53).

La maladie se traduit en outre par une suppuration fétide. Elle débute dans le voisinage de la fourchette et progresse dans la sole. Si on n'intervient pas, elle s'étend et le décollement gagne toute la partie inférieure du pied.

Causes. — Le crapaud est assez fréquemment la conséquence des maladies de la sole ou de la fourchette, lorsqu'elles sont mal soignées et qu'on laisse continuellement les pieds des animaux dans le purin. C'est une des raisons pour lesquelles il affecte presque exclusivement les pieds postérieurs. La contagion est discutée ; elle est difficile, mais elle paraît certaine. Néanmoins, le développement de la maladie est lié au tempérament de l'animal. Les chevaux de gros trait, lymphatiques, y sont surtout exposés.

On doit observer à l'écurie une propreté rigoureuse et éviter d'y laisser les malades en stabulation prolongée.

Traitement. — Cette affection nécessite un traitement très long : six mois, quelquefois un an. Encore est-elle sujette à récidive et, très souvent, la guérison d'un pied coïncide avec l'apparition de la maladie dans un autre. De nombreux cas sont incurables.

Avant d'appliquer tout traitement, il faut absolument maintenir l'animal sur un sol très propre garni de litière sèche, l'humidité empêchant la production d'une corne ferme et solide.

Déferrer et parer le pied aussi complètement que possible, mais sans faire saigner ; puis, le saupoudrer avec du sulfate de cuivre. Si du pus s'écoule entre les végétations, les cautériser à la pierre infernale (crayon de nitrate d'argent). Panser ainsi une fois par jour jusqu'à obtention d'une surface solide et disparition des végétations.

Ensuite, faire des applications d'alun calciné ou de chaux éteinte, qu'on alterne avec le sulfate de cuivre. Lorsque la corne redevient normale, panser au goudron de Norvège. A ce moment seulement, on peut referrer en se servant d'un fer à planche qui permet de pratiquer un pansement goudronné à la filasse. Bien bourrer cette dernière et la maintenir au besoin avec une éclisse. Renouveler les pansements tous les 4 ou 5 jours, jusqu'à guérison parfaite.

Le crapaud étant très difficile à guérir, de nombreux traitements ont été préconisés. Pour cautériser les végétations, on peut utiliser, avec avantage, une pommade à l'acide sulfurique :

Acide sulfurique. . . . .   60 gr.

Saindoux. . . . .   150 gr.

Faire fondre le saindoux et incorporer l'acide sulfurique goutte à goutte en remuant constamment.

ou, le goudron à l'acide azotique :

Acide azotique. . . . .   100 gr.

Goudron. . . . .   400 gr.

L'acide arsénieux ou arsenic blanc, pris à l'intérieur, favorise la guérison. En donner 1 à 2 gr. par jour, une semaine sur deux, en le mélangeant avec du son ou des grains concassés.

CRAPAUDINE

La crapaudine est une affection chronique du bourrelet (voir Pl. IV), lequel donne naissance à la paroi.

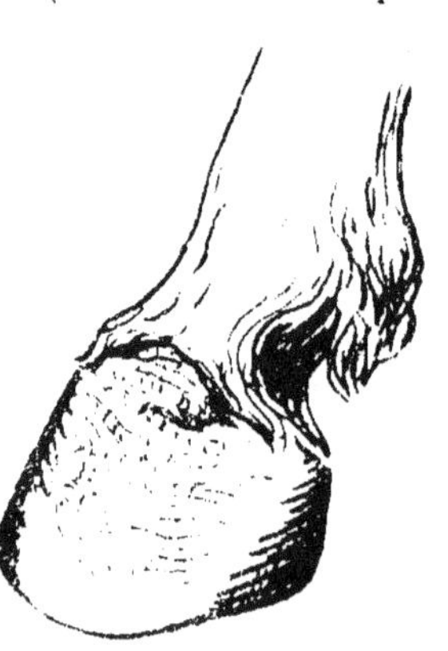

Fig. 54. — Crapaudine.

La maladie débute en haut du sabot. La corne prend un aspect rugueux et se crevasse; la couronne s'enflamme, la rugosité de la corne augmente et un écoulement se produit (Fig. 54).

Causes. — Les causes de la maladie sont mal connues. On l'attribue généralement à des contusions de la partie supérieure du sabot et à des atteintes au bourrelet. Le tempérament de l'animal intervient pour beaucoup, c'est pourquoi l'on recommande, dans le traitement, un peu d'arsenic, comme pour le crapaud.

Traitement. — Il est rarement curatif, mais on entretient le pied de l'animal en état suffisant pour lui permettre de continuer son travail sans que le mal progresse.

Parer la partie malade en amincissant la paroi, sans faire saigner ; l'enduire avec de l'huile de cade et appliquer l'onguent de pied N° 1. Au besoin, pratiquer quelques touches légères d'acide azotique pour cautériser. L'emploi de la solution N° 3 est aussi à conseiller.

Si la couronne est enflammée, faire quelques lavages antiseptiques à la lotion crésylée N° 7, et quelques applications de cataplasmes émollients.

FOURBURE

La fourbure est caractérisée par la congestion des tissus vivants du pied. Elle est *aiguë* ou *chronique* selon qu'elle se manifeste brusquement, pendant un accès de fièvre, ou qu'elle apparaît lentement et sans fièvre.

FOURBURE AIGUE

Causes. — La fourbure aiguë est due à un excès de fatigue ou à une alimentation trop intense. Les chevaux très fortement nourris, lorsqu'ils sont surmenés, y sont particulièrement exposés.

Cet accident se produit parfois à la suite d'une congestion d'organes très éloignés du pied, la congestion ne faisant que changer de place. Ainsi, la fourbure peut se manifester après une congestion pulmonaire, une pleurésie ou une péritonite.

Il faut donc éviter toute cause de congestion et tout particulièrement : le refroidissement lorsque l'animal est en sueur, l'exposition à la pluie ou aux courants d'air, les boissons froides, etc...

Symptômes. — La fourbure aiguë atteint presque toujours les pieds antérieurs. Les signes en sont très caractéristiques. Dès le début, l'animal éprouve une très grande douleur à se déplacer, il semble ne plus pouvoir se servir de ses pieds. Il soulage les membres antérieurs en les portant le plus en avant possible tandis que les membres postérieurs sont engagés sous le ventre et supportent tout le poids du corps. L'état empirant, le malade refuse de se déplacer ; on le dirait cloué au sol.

Les pieds sont chauds et douloureux. A la percussion, ils ont une sensibilité anormale. Le pouls est fort, la température élevée, les muqueuses rouges, injectées et la respiration rapide comme si les poumons étaient atteints. L'animal est mouillé de sueur, la fièvre augmente, il ne mange pas et très souvent reste debout.

Si on veut l'obliger à reculer, il résiste et, sans mouvoir les jambes, porte le corps en arrière ; c'est le symptôme caractéristique. Quand il est exténué, il tombe et reste ensuite constamment couché, accablé par la fièvre.

A la suite de la congestion du sabot, le tissu feuilleté voir Pl. IV s'enflamme, devient très sensible et un épanchement interne se produit.

Si l'épanchement ne se résorbe pas rapidement, le contact prolongé du liquide désorganise les tissus et rend l'affection incurable. Une suppuration peut également survenir et causer, si elle se généralise, la chute du sabot en 3 à 6 semaines. Parfois la gangrène fait son apparition, il faut alors abattre l'animal.

La fourbure aiguë est souvent mortelle, soit qu'une fièvre excessive ou une extrême faiblesse en résultent, soit que le pus empoisonne l'organisme.

Traitement. — Dans le cas de *fourbure légère* donner des bains froids pour diminuer la congestion locale et purger l'animal en lui administrant 500 gr. d'huile de ricin. Faire des frictions sinapisées ou à l'essence de térébenthine sur les genoux et les jarrets, et placer les sabots dans des cataplasmes astringents.

Lorsque *la fourbure est due à la pléthore*, pratiquer une saignée de 5 à 8 litres selon la grosseur de l'animal. Au besoin répéter la saignée et placer un large sinapisme sous la poitrine et le ventre, pour diminuer la congestion.

Dans les *cas graves* déferrer et parer les pieds en réduisant la longueur de la paroi, pour qu'ils ne reposent que par la sole et la fourchette. De cette façon le tissu feuilleté, qui sert de lien entre les os et la muraille du sabot, n'ayant plus à supporter le poids du corps, le malade se trouve soulagé.

Pour atténuer la souffrance, entourer en outre les sabots de cataplasmes émollients ou mieux de cataplasmes calmants. Faire des frictions sinapisées sur les membres. Renouveler les cataplasmes deux fois par jour, jusqu'à disparition de la douleur, ce qui nécessite parfois 2 à 3 semaines. Faire prendre ensuite des bains froids tant que l'animal manifeste de la raideur, et ne le referrer que lorsqu'il est capable de travailler.

Au début de la crise, combattre la fièvre en administrant toutes les deux heures une cuillerée à bouche de la potion N° 13 :

> N° 13 : Teinture d'aconit........   6 gr.
>   Teinture de gentiane....   30 —
>   Azotate de potasse......   50 —
>   Eau pour faire..........   1 2 litre.

Si la fièvre est peu intense, donner 20 à 30 gr. de salicylate de soude par jour, dans les boissons et, comme diurétique, 10 gr. de bicarbonate de soude ou d'azotate de potasse.

Pendant toute la durée du traitement soumettre le malade à un régime rafraîchissant.

FOURBURE CHRONIQUE

La fourbure chronique peut dériver de la fourbure aiguë, ou bien apparaître progressivement.

Dans les cas graves, les symptômes, sans être aussi prononcés, rappellent ceux de la fourbure aiguë. La démarche est lente, le pas est raccourci, les membres sont raides. Au repos, l'animal change de pied fréquemment, les quatre membres sont rapprochés et les épaules portées en avant.

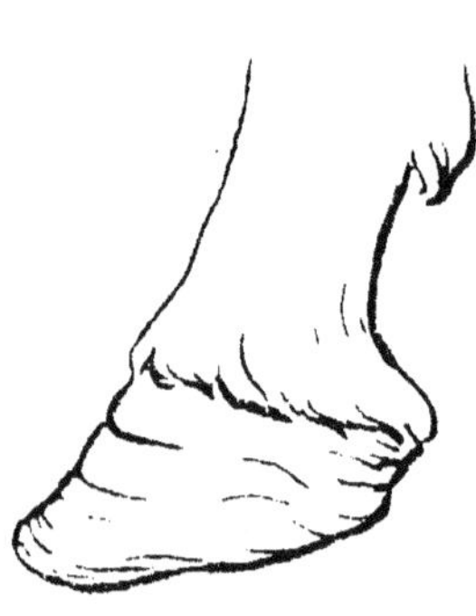

Fig. 55. — Pied atteint de fourbure chronique.

En raison de cette position, les naseaux étant souvent très dilatés, on pourrait croire que l'animal souffre de la poitrine. Pourtant le siège de la souffrance réside en pince, aussi cherche-t-il à ne s'appuyer que sur les talons.

Dans la suite la mauvaise nutrition de la corne provoque l'apparition de cercles sur le sabot qui se contracte et devient sec et cassant (Fig. 55).

Cette forme de la fourbure est incurable. Cependant on peut soulager l'animal par des bains de pieds fréquents, des cataplasmes émollients et des graissages répétés à l'onguent N° 12.

Pour favoriser la poussée de la corne, frictionner la couronne de temps en temps au moyen de l'onguent N° 2.

La ferrure sera particulièrement soignée et relevée très souvent.

Lorsque la fourbure chronique est une conséquence de la fourbure aiguë, elle est ordinairement due à un épanchement incomplètement résorbé. Le sang extravasé s'est desséché et forme, en pince, sous la paroi du sabot, un dépôt appelé *fourmilière*, qu'on guérit en parant le pied et en appliquant du goudron de Norvège.

Parfois, après avoir enlevé le sang desséché, il reste un vide notable. On le remplit en y bourrant un peu de filasse trempée dans du goudron. La fourmilière est aussi provoquée par des coups violents.

D'autres fois, l'épanchement séreux des tissus sous-cornés détermine sur la sole une pression exagérée. La partie inférieure du sabot devient convexe, le pied est dit *comble*.

Il en est de même, si le tissu feuilleté est rompu : la troisième phalange, n'étant plus soutenue, vient s'appliquer sur la sole. A cet état, la fourbure est incurable, mais l'animal est encore utilisable à des travaux légers, si on a soin de protéger la sole par un fer couvert.

Il se développe aussi très souvent, sous la paroi, des productions cornées anormales qui déforment le sabot et nécessitent l'intervention du vétérinaire.

KÉRAPHYLLOCÈLE

Le kéraphyllocèle résulte d'une formation cornée accidentelle sous la paroi du sabot ; il est très douloureux, car il comprime les tissus vivants. Il est sujet à récidive et occasionne bien souvent des seimes.

Amincir la production cornée au moyen de la rénette. Dans les cas graves l'extirper par une petite opération chirurgicale du ressort du vétérinaire. Faire suivre des pansements indiqués aux seimes et assurer la guérison par des applications de goudron.

ENCASTELURE

L'encastelure est caractérisée par le rétrécissement de la région postérieure du sabot ; il y a resserrement des talons et diminution progressive de la fourchette.

L'encastelure est commune chez les chevaux de sang et

apparaît surtout aux pieds de devant. Elle est presque toujours la conséquence d'une affection antérieure du pied ou des membres : bleime, fourbure, maladie naviculaire, effort de tendons, etc.

D'une façon générale, elle se développe pendant une boiterie prolongée : le pied ne travaillant pas, ou n'appuyant qu'en pince, se réduit à l'arrière, tandis que le sabot, qui supporte tout l'effort, s'élargit.

Fréquemment aussi l'encastelure est la conséquence d'une ferrure mal exécutée ou « relevée » trop rarement. Chez le poulain le pied est arrondi et largement ouvert aux talons : la sole est nettement concave et la fourchette, très développée, repose entièrement sur le sol. Une bonne ferrure (voir p. 28) doit maintenir le pied dans cet état.

On se rappellera, en outre, que pour conserver au sabot toute sa souplesse, il doit être maintenu dans un état d'humidité suffisant (voir p. 27). Dans ces conditions, si la fourchette a conservé toute son ampleur, les talons se dilatent à chaque foulée sur le sol, et l'encastelure n'est pas à craindre.

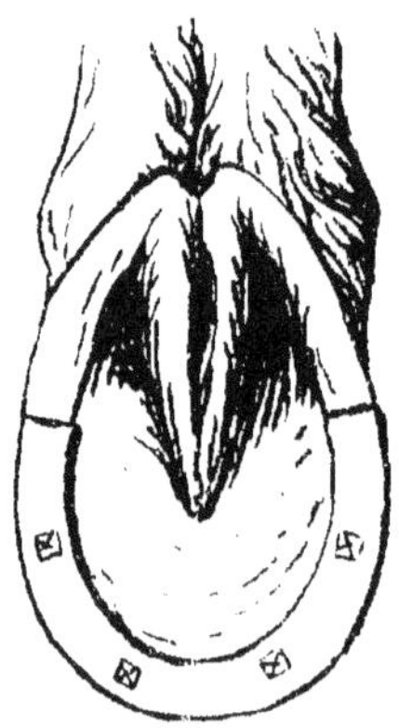

Fig. 56.
Pied encastelé
muni d'un fer à éponges
raccourcies.

Symptômes. — Les chevaux sont gênés dans leurs mouvements. Ils sont raides au départ : ils « *marchent sur des épingles* » : puis, à mesure qu'ils s'échauffent, l'allure se dégage.

Plus tard, ils boitent à froid, la boiterie disparaissant à chaud. A l'écurie, ils soulagent le pied malade. Le sabot encastelé est aplati latéralement, comme un pied de mulet. La fourchette est réduite et les talons resserrés (Fig. 56).

Peu à peu l'encastelure se manifeste, la déformation pouvant intéresser éga-

lement les deux côtés du sabot, ou ne se produire que sur
un seul.

Traitement. — Déferrer l'animal et le mettre au vert si
possible, sinon l'utiliser à des travaux des champs.

Choisir de préférence un pâturage humide ; veiller à ce
que la parure du pied soit convenablement exécutée ; laisser
la fourchette aussi ample que possible et ouvrir les talons
en amincissant les quartiers.

Appliquer chaque jour, sur le sabot, l'onguent N° 12 et
faire, sur la couronne, des frictions légères au moyen de
l'onguent N° 2, pour exciter la poussée de la corne.

Si le cheval est maintenu au travail, lui mettre des fers
à éponges amincies et les relever toutes les 3 ou 4 semaines.
Donner des bains locaux matin et soir ou appliquer contre
la sole des éponges humides, maintenues par des liens.

Le traitement de l'encastelure exige souvent plusieurs
mois.

PLANCHE V

LE SQUELETTE

Tête.

1. — Maxillaire inférieur.
2. — Maxillaire supérieur.
3. — Sus-nasal.
4. — Zygomatique.
5. — Frontal.
6. — Temporal.
7. — Pariétal.
8. — Occipital.

Tronc.

9. 7. — Vertèbres cervicales.
10. 18. — Vertèbres dorsales.

11. 6. — Vertèbres lombaires.
12. 5. — Vertèbres soudées (sacrum).
13. — Vertèbres de la queue.
14. 10. — Fausses côtes.
15. 8. — Vraies côtes.
16. — Sternum.

Membres.

17. — Omoplate.
18. — Acromion.
19. — Humérus.
20. — Cubitus.
21. — Radius.
22. — Os du genou (carpe).

23. — Os du canon.
24. — Stylet.
25. — Grands sésamoïdes.
26. — Os du pâturon.
27. — Os de la couronne.
28. — Os du sabot.
29. — Os du jarret.
30. — Calcanéum.
31. — Tibia.
32. — Péroné.
33. — Rotule.
34. — Fémur.
35. — Pubis.
36. — Ischion.
37. — Ilion.

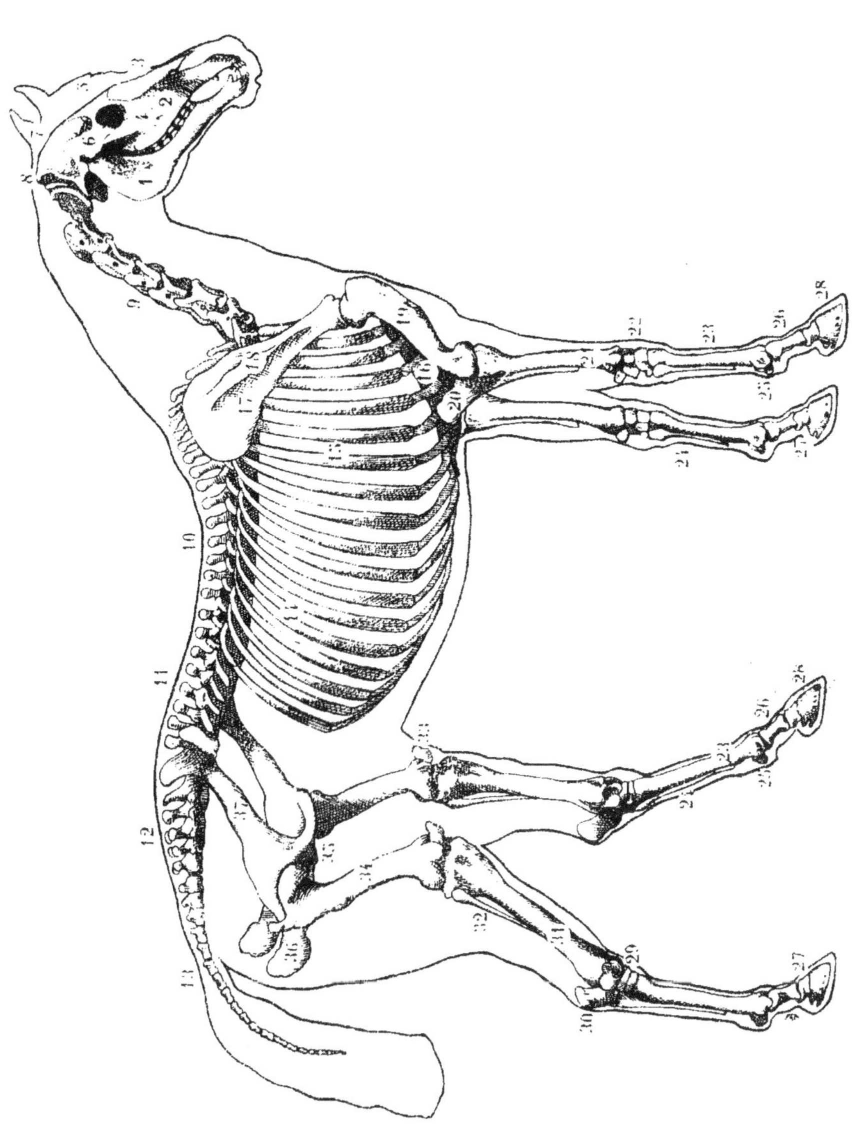

MALADIES DES MEMBRES

CREVASSES

Malandres. Solandres.

Les crevasses ou gerçures de la peau sont appelées *malandres*, lorsqu'elles intéressent le pli du genou, *solandres*, quand elles se trouvent au pli du jarret. On réserve plus spécialement le nom de *crevasses* aux gerçures qui siègent au pli du pâturon.

Généralement peu graves, elles exigent pour guérir, un temps parfois considérable et beaucoup de persévérance.

Causes. — Très rares en été, les crevasses sont surtout fréquentes en hiver, lorsqu'on néglige de donner aux membres les soins nécessaires. Il est préférable, pendant la mauvaise saison, de s'abstenir de laver les jambes ; cependant, lorsque les chevaux ont pataugé dans la boue glacée, on peut le faire, mais à condition de bien essuyer ensuite. Nous avons vu aussi que la toilette du cheval est une opération défectueuse et, si l'on veut éviter l'apparition des crevasses au pâturon, on ne doit pas couper les longs poils qui le recouvrent.

Symptômes. — Au début de l'affection, la peau est enflammée, puis de petites plaies transversales apparaissent Fig. 57, une crevasse plus profonde existant toujours au pli de l'articulation. Tout d'abord les plaies sont sèches, chaudes et douloureuses au toucher, plus tard un suintement sanguinolent ou purulent se produit. L'animal se ment avec difficulté, mais la douleur disparaît dès qu'il est échauffé.

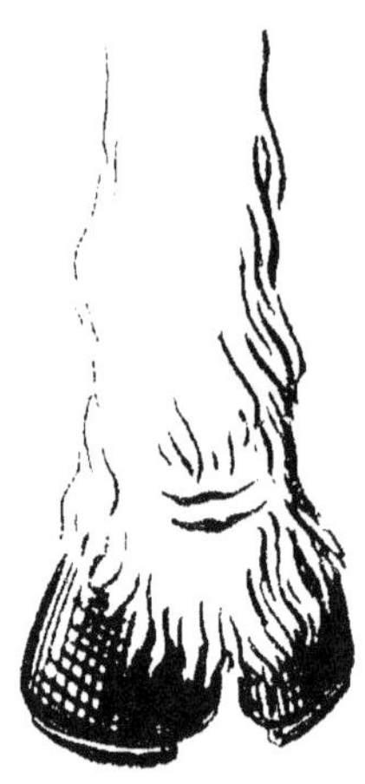

Fig. 57. — Crevasses au pli du pâturon.

Traitement. — En principe éviter de mouiller les crevasses ; mais si les membres sont sales, les passer à l'eau tiède et les essuyer soigneusement. Appliquer des cataplasmes émollients pendant un jour ou deux, pour amollir les tissus, diminuer la douleur et enlever les parties mortifiées. La plaie prend un bel aspect et l'on peut alors recourir à l'application des pommades.

Dans les cas peu graves la pommade camphrée N° 14 appliquée plusieurs fois par jour, suffit généralement à assurer la guérison.

N° 14 : Saindoux............ 60 gr.
Camphre en poudre. 20 —

Sinon badigeonner les plaies avec de la glycérine iodée N° 15.

N° 15 : Glycérine............ 40 gr.
Teinture d'iode...... 10 —

Pour les crevasses persistantes utiliser l'onguent de Clater N° 16.

N° 16 : Cire jaune................. 100 gr.
Essence de térébenthine... 100 —
Poix noire................. 30 —
Résine.................... 200 —
Huile de lin.............. 50 —

En cas de plaies profondes, faire suivre les applications de pommades, d'un pansement ouaté (Fig. 58). S'il apparait des végétations entre les lèvres des crevasses, les brûler au moyen d'alun calciné. Laisser l'animal au repos et mélanger à sa nourriture matin et soir, pendant 3 ou 4 jours consécutifs, une cuillerée à café de *nitrate de potasse*.

Dès que la lésion a pris une teinte rose uniforme, raffermir les tissus au moyen de la poudre cicatrisante N° 17.

N° 17 : Acide borique en poudre... 20 gr.
         Fleur de soufre.............. 20 —
         Tanin en poudre.............. 20

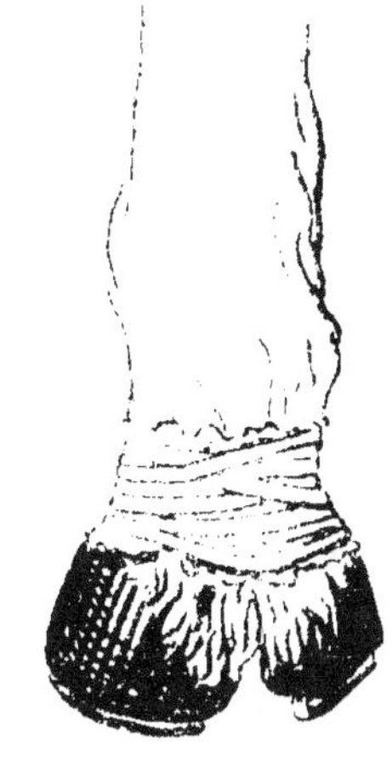

Fig. 58. — Pansement ouaté autour d'un pâturon.

EAUX AUX JAMBES, GRAPPES

Les eaux aux jambes sont une inflammation chronique, une sorte d'eczéma humide de la peau des parties inférieures des membres : elles siègent de préférence au pâturon et au boulet des jambes postérieures.

Causes. — Le tempérament de l'animal joue un grand rôle dans le développement de la maladie : les chevaux mous, lymphatiques à peau épaisse, à sang impur, y sont très sujets. Dans ce cas, l'affection apparaît surtout en été. Les pâturages humides, la boue des villes y prédisposent également et la maladie, qui est alors souvent la conséquence de crevasses négligées, se développe en hiver.

Symptômes. — L'affection se manifeste, au début, par une démangeaison excessive : l'animal se gratte à l'aide de ses fers et s'écorche. Il y a enflure depuis le sabot jusqu'au jarret. Un léger suintement d'odeur fétide apparaît (Fig. 59); les poils, hérissés, se collent en pinceau. Peu à peu les plaies se précisent, le suintement progresse, de véritables crevasses se produisent et l'on aperçoit un écoulement abondant (Fig. 60). Il peut y avoir boiterie plus ou moins forte. Lorsque l'affection est ancienne il existe des *mamelons verruqueux* dont l'apparence a fait donner à la maladie le nom de *grappes* (Fig. 61). L'écoulement, particulièrement intense au fanon, semble provenir des longs poils qui existent dans cette région. A cet état, la maladie est incurable.

Il faut donc traiter dès le début.

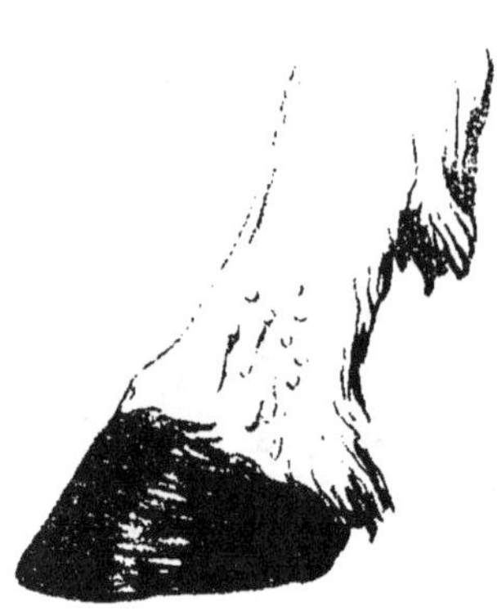

Fig. 59. — Eaux aux jambes, 1re phase.

Traitement. — Commencer par améliorer l'état général de l'animal en administrant le purgatif à l'aloès N° 18 et en

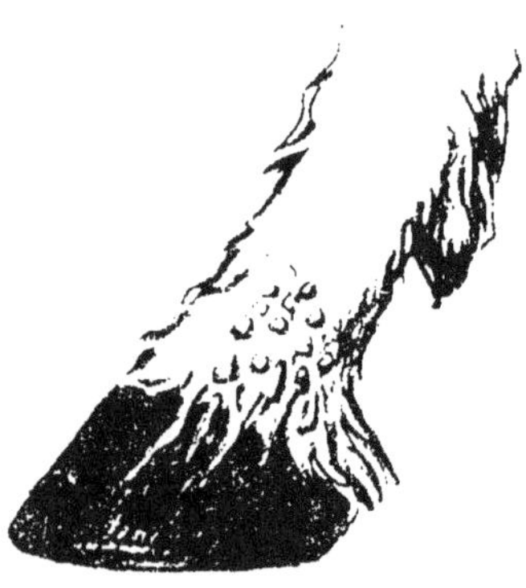

Fig. 60. — Eaux aux jambes, 2e phase.

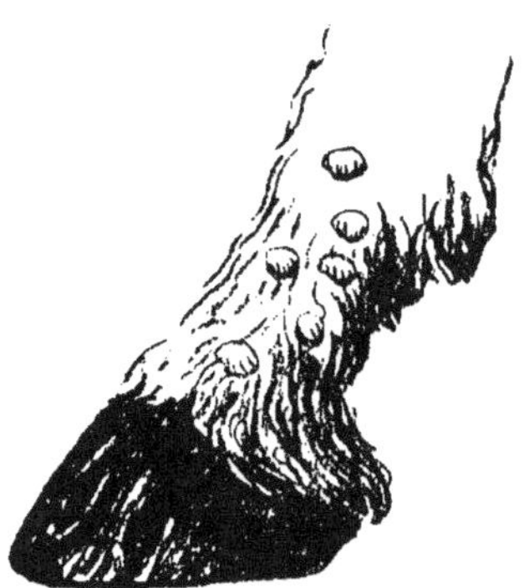

Fig. 61. — Eaux aux jambes, 3e phase, grappes.

donnant pendant quelque temps, une alimentation rafraichissante.

N° 18 : Poudre de réglisse........ 50 gr.
          Aloès des Barbades......   20
          Miel ou mélasse en quantité suffisante pour
          obtenir une consistance pâteuse.

Lorsque la purge a produit son effet, ajouter à la nourriture matin et soir, pendant 3 jours, une cuillerée à café de nitrate de potasse.

Une fois par jour, appliquer des cataplasmes émollients saupoudrés de charbon de bois pulvérisé. Lorsque l'inflammation a disparu en partie, cesser les cataplasmes et laver 3 fois par jour au moyen de la solution astringente N° 19.

N° 19 : Acétate neutre de plomb.   50 gr.
          Eau de pluie............   1 litre.

Donner chaque matin une cuillerée à bouche de sulfate de magnésie.

Maintenir les plaies très propres et si l'inflammation réapparaît, appliquer à nouveau des cataplasmes; brûler à l'alun calciné les excroissances de chair qui auraient pu se produire.

Après la guérison, il peut persister dans les jambes, un peu d'engorgement ; le travail, au besoin les massages et les bandages, le feront disparaître.

Lorsque le traitement précédent ne réussit pas, faire des lavages au savon noir et mettre des cataplasmes antiseptiques. En alterner l'application avec des lavages à la lotion au sulfate de cuivre N° 10 ou à la liqueur de Villate N° 9 jusqu'à guérison.

L'acide chromique en solution à 30 grammes par litre, les pansements au goudron, à la térébenthine ou à la solution alcoolique d'acide picrique N° 20, réussissent parfois où les autres formules échouent.

N° 20 : Acide picrique...........   20 gr.
          Alcool à 90°............   100
          Eau....................   1 litre.

La variété des traitements suffit à montrer que la maladie est souvent incurable. Quoi qu'il en soit, il faut avant tout améliorer l'état général du malade : la guérison sera, alors, peut-être possible.

FIÈVRE DE BOUE

Pendant l'hiver les animaux travaillant dans la boue ou dans la neige sont exposés à contracter, dans les parties inférieures des membres, une inflammation spéciale qui a reçu le nom de fièvre de boue.

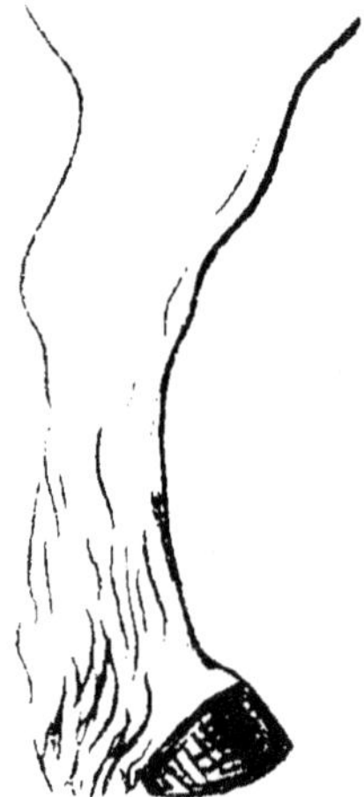

Fig. 62. — Jambe de Clydesdale avec ses longs poils protecteurs.

Causes. — La peau étant alternativement refroidie et réchauffée par les projections glacées des chemins boueux et la chaleur douce de l'écurie, devient brûlante. La répétition fréquente de cet état de choses, jointe à l'action des graviers, provoque la mortification des tissus superficiels. Il en résulte une très vive douleur et l'apparition d'une boiterie d'intensité variable.

On prévient la maladie en laissant les longs poils qui protègent le pâturon, le boulet et le canon (Fig. 62).

À la rentrée à l'écurie, avoir soin de bien essuyer les membres.

Symptômes. — Au début, on remarque de l'inflammation, la peau est chaude et sensible ; un ou deux jours après, elle se recouvre de croûtes analogues à celles que déterminent les applications répétées de vésicatoires. Quelques jours plus tard, les croûtes tombent, entraînent les poils dans leur chute et laissent une plaie très nette.

Traitement. — Laisser l'animal à l'écurie. Appliquer des cataplasmes émollients pour faire disparaître l'inflammation. Laver à l'eau savonneuse tiède et doucher, au moins trois fois par jour, avec la lotion astringente N° 19.

Lorsque la douleur a disparu et que la peau devient rugueuse, la graisser une fois par jour avec du saindoux.

Pour faciliter la guérison, administrer intérieurement pendant 3 jours une cuillerée à bouche de sulfate de soude à chaque repas et, pendant 6 jours, ajouter dans la ration, matin et soir, une dose de la poudre tonique et diurétique N° 21.

Quantité pour 12 doses :

> N° 21 : Sulfate de fer pur......   15 gr.
>   Azotate de potasse......   60 —

Si les plaies ne se cicatrisent pas rapidement, faire des pansements à la glycérine iodée n° 15 ou à la teinture d'aloès N° 22.

> N° 22 : Aloès..................   25 gr.
>   Alcool à 60°...........   200 —

Il est rare que la guérison ne s'obtienne pas au bout de 8 à 15 jours.

JAVART CUTANÉ. JAVART TENDINEUX

Ces javarts surviennent fréquemment à la suite de la fièvre de boue ; des abcès se développent dans les parties voisines du pied et selon qu'ils intéressent les chairs ou les tendons, ils sont dits *cutanés* ou *tendineux*.

Généralement les javarts siègent au pâturon. S'ils se trouvent sur la couronne on les dit *encornés*.

La gravité de la lésion dépend de sa profondeur. Lorsque les articulations sont atteintes l'animal peut mourir par suite d'une forte fièvre et d'un épuisement dû à la douleur.

Symptômes. — La peau est d'abord enflammée, puis l'abcès se caractérise. Une boiterie intense apparaît. L'animal n'appuie pas sur le membre malade, il le maintient constamment levé, ne se couche pas et peut être en proie à une fièvre plus ou moins grande.

Traitement. — Administrer un purgatif à l'aloès selon la formule N° 18. S'il y a fièvre, donner toutes les 2 heures, pour la calmer, 10 gouttes de teinture d'aconit dans un peu d'eau. Appliquer un cataplasme émollient et le changer 2 fois par jour jusqu'à maturité de l'abcès ; lorsque celui-ci perce, le presser pour en faire sortir le bourbillon. Laver à la solution crésylée N° 7 et continuer l'application des cataplasmes pour bien purger l'abcès jusqu'à ce que la plaie s'améliore ; puis laver 3 fois par jour à la lotion N° 8.

En cas d'abcès profond, il est bon de faire suivre les lavages crésylés d'injections quotidiennes de glycérine contenant 2 grammes de sublimé corrosif par litre.

Lorsque le javart est *encorné*, l'animal éprouve une douleur intolérable. Pour le soulager, il est souvent indispensable d'amincir la corne du sabot et de débrider la tumeur, même avant sa maturité, pour donner de l'espace à l'enflure. En cas d'hémorragie l'arrêter par un pansement compressif et appliquer le traitement indiqué plus haut.

Le traitement des javarts est toujours délicat ; il est prudent de consulter le vétérinaire. La guérison est lente, car avant que la plaie ne se referme, il faut que les tissus des parties profondes soient régénérés

Pour éviter les complications, continuer avec la plus grande ponctualité, les lavages à la lotion N° 8 et brûler les excroissances de chair qui pourraient survenir, avec un peu d'alun calciné.

Enfin, lorsque la plaie est complètement fermée, on réduit la grosseur par quelques applications d'onguent N° 2.

LYMPHANGITE, ÉLÉPHANTIASIS

La lymphangite est une inflammation des vaisseaux lymphatiques et du tissu conjonctif, avec épanchement interne. Elle affecte principalement les membres postérieurs, les jambes de devant n'étant qu'exceptionnellement atteintes.

Du sabot au jarret existe une enflure considérable qui donne au membre malade l'apparence d'une jambe d'éléphant.

Assez rare chez les animaux maigres, cette maladie se rencontre surtout chez les individus gras ou gloutons.

Causes. — Le tempérament de l'animal prédispose à cette affection. Elle peut être aussi la conséquence de crevasses, de fièvre de boue, de javarts, ou autres maladies des régions inférieures des membres. Les animaux trop nourris ou travaillant irrégulièrement y sont très sujets. Souvent l'affection fait son apparition à la fin d'une période de repos lorsque, les chevaux étant restés à l'écurie, on n'a pas pris la précaution de diminuer la ration.

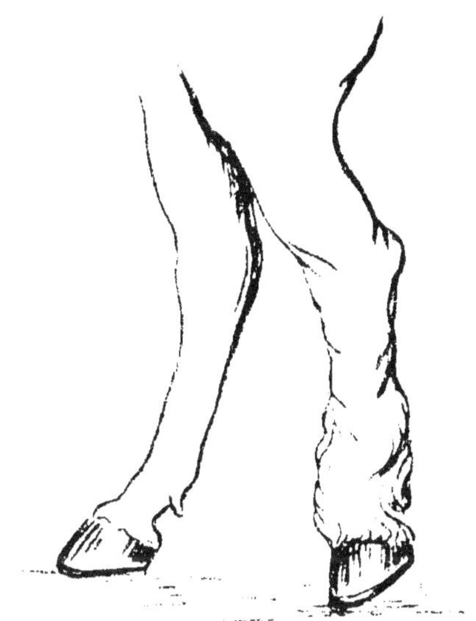

Fig. 63. — Jambe d'éléphant.

Symptômes. — L'apparition de l'enflure est brusque ; en pénétrant dans l'écurie on remarque la « jambe d'éléphant » (Fig. 63). Au début, la région est chaude et sensible ; l'animal boite. Si l'on appuie sur la partie interne des cuisses, il lève la jambe très haut, en manifestant des signes de souffrance; il y a perte d'appétit et soif exagérée. Dans les cas graves, la fièvre est intense, le pouls rapide, la respiration courte et les muqueuses chaudes.

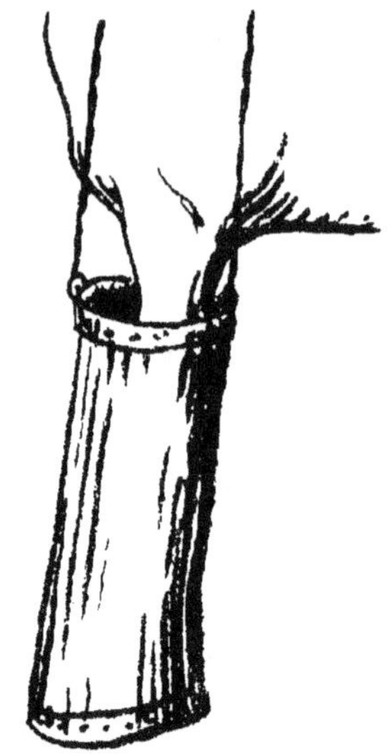

Fig. 64. — Botte à bains.

Traitement. — Laisser l'animal au repos et administrer le purgatif à l'aloès N° 18.

Lorsque la purge commence à produire son effet, donner en boissons 4 ou 5 litres d'eau fraîche additionnée d'une cuillerée à café de nitrate de potasse. Continuer toutes les 4 heures, jusqu'à ce que les urines soient claires et abondantes et, dans la suite, deux fois par jour.

En cas de fièvre persistante, substituer au nitrate de potasse 20 grammes de salicylate de soude par 24 heures, pendant 4 ou 5 jours.

Chaque matin, baigner la jambe malade pendant 2 heures dans de l'eau additionnée d'une poignée de carbonate de soude et aussi chaude que la main peut le supporter. Utiliser à cet effet un baquet ou une botte spéciale (Fig. 64). Après le bain, entourer la jambe de flanelles, depuis le sabot jusqu'à l'épaule, pour la maintenir très chaude; éviter les courants d'air. Donner une nourriture rafraîchissante, jusqu'à ce que la bête soit en état de travailler.

Aussitôt que la douleur a disparu et que l'animal marche sans souffrance, le *promener* lentement matin et soir, pendant 2 heures.

Donner plus d'exercice au fur et à mesure que l'amélioration se manifeste; mais éviter de faire travailler le cheval aussi longtemps que subsiste l'inflammation, car les efforts peuvent rendre le mal chronique.

Lorsque l'enflure a disparu, mettre peu à peu l'animal au travail et le ramener progressivement à sa ration habituelle, en ayant soin toutefois de la réduire légèrement si c'est nécessaire. Avant le départ aux champs, opérer des massages et, à la rentrée à l'écurie, appliquer un bandage humide et suffisamment serré.

La guérison peut être obtenue en 8 ou 10 jours ; mais, la lymphangite se complique souvent de plaies qu'il faut traiter comme les crevasses, et d'abcès que l'on soignera comme les javarts.

L'animal est en outre prédisposé aux rechutes et il n'est pas rare qu'après 2 ou 3 réapparitions successives, le mal passe à l'état chronique : c'est l'*éléphantiasis* proprement dit.

Dans ce cas, il faut essayer des badigeonnages répétés de glycérine iodée N° 15 ou de glycérine phéniquée N° 23.

        N° 23 : Glycérine.............................. 40 gr.
                Acide phénique......................... 4 —

On évitera avant tout d'appliquer le feu et les vésicatoires ; leur action ne ferait qu'aggraver le mal.

ENGORGEMENT DES MEMBRES

Les membres sont dits engorgés lorsqu'une enflure apparaît dans la région du canon et du boulet.

L'engorgement semble indiquer de la faiblesse dans les jambes. Il se manifeste surtout chez les jeunes animaux qui sont laissés à l'écurie pendant plusieurs jours, chez les chevaux sanguins trop abondamment nourris et chez les chevaux mous et lymphatiques. Les écuries mal drainées et insalubres y prédisposent également.

L'enflure apparaît au repos et disparaît en général avec l'exercice.

Traitement. — Doucher les jambes avec de l'eau fraîche, en ayant soin, pendant la mauvaise saison, de bien les essuyer ensuite.

Un peu d'exercice favorise la disparition de l'enflure. Avant le départ, masser de bas en haut, la région malade ; à la rentrée à l'écurie, l'entourer d'un bandage de flanelle en hiver et de coton en été.

Éviter l'emploi d'onguents excitants ou de vésicatoires dont l'application ne ferait qu'aggraver le mal.

Chez les chevaux sanguins diminuer la ration et aux animaux mous et lymphatiques, administrer la poudre N° 21. Si l'engorgement persiste ne pas le négliger et continuer le traitement indiqué, afin d'éviter des complications.

ATTEINTES AU BOULET

Cheval qui se coupe.

C'est avec le fer opposé que le cheval se blesse la face interne des boulets.

Causes. — Souvent le poulain se coupe dès qu'il est ferré : cela peut être, de sa part, une gaucherie qui disparaît aussitôt qu'il est habitué à ses fers.

Il n'en est pas de même dans le cas d'une ferrure défectueuse : lorsque le pied est trop paré aux quartiers internes, les aplombs sont modifiés : le boulet étant ramené en dedans, le fer opposé le rencontre et le meurtrit. Le fer débordant intérieurement peut aussi déterminer des coupures. On a également remarqué que, selon les animaux, des fers trop lourds ou des fers trop légers pouvaient provoquer des atteintes.

Le cas est beaucoup plus grave si le cheval se coupe par suite d'aplombs défectueux ou de faiblesse des membres.

On se rend compte des mauvais aplombs en examinant l'animal dans ses mouvements : le cheval qui se coupe trotte fréquemment « en chien ». Quant à la faiblesse, elle se reconnaît en appuyant avec la main, dans le creux de l'articulation du genou ou du jarret pour juger de la résistance que l'animal oppose.

Symptômes. — Les atteintes sont ordinairement décelées par des écorchures; mais le fer peut occasionner des contusions internes qui provoquent la boiterie sans que l'on puisse en être averti par des signes extérieurs. Il suffit alors d'enduire les fers de l'animal avec un peu de craie ou de noir de fumée, avant de le faire courir; l'essai est démonstratif. Lorsque le cheval souffre des boulets, il suffit de les toucher pour qu'immédiatement, il réagisse sous la douleur.

Traitement. — Utiliser tout d'abord, pour garantir la région atteinte, les protecteurs en cuir ou les bourrelets en caoutchouc, destinés à cet usage.

Ensuite, conduire l'animal chez un maréchal expérimenté, capable de reconnaître si la ferrure doit être incriminée. Dans les cas ordinaires, il suffit généralement de parer un peu moins le côté interne du sabot; les parties inférieures des membres sont ainsi légèrement portées en dehors et, après plusieurs ferrures adroitement exécutées, l'animal ne se coupe plus.

Le bord interne du sabot sera suffisamment rapé et on veillera à ce que le fer ne dépasse pas la corne. On peut aussi se rendre compte à l'essai, lequel, du fer lourd ou du fer léger, convient le mieux à l'animal.

Si le cheval se coupe parce qu'il a de la faiblesse des membres, le mettre au repos, au vert de préférence; lui donner une alimentation riche et faire quelques frictions très légères et répétées à l'essence de térébenthine.

En cas de meurtrissure, doucher la partie malade, bien essuyer, et appliquer la lotion N° 24, trois fois par jour, pour faire disparaître l'inflammation.

    N° 24 : Chlorure d'ammonium................... 25 gr.
            Azotate de potasse................... 25
            Eau.................................. 1 litre.

Si la lésion devient dure et calleuse, faire prendre un bain chaud; bien essuyer, puis appliquer le liniment iodé N° 25.

    N° 25 : Teinture d'iode...................... 90 gr.
            Ammoniaque liquide.................. 30
            Essence de térébenthine............. 30
            Glycérine........................... 30

Répéter l'opération 2 fois par jour.

Se rappeler que l'on n'a aucune chance de guérir les atteintes tant que la cause persiste. Il est des cas, où l'usage des protecteurs doit être permanent.

ÉPARVIN

L'éparvin est une tumeur osseuse du jarret qui siège, en avant, à la partie inférieure et interne de l'articulation. Elle est caractérisée par la déformation du profil interne du jarret (Fig. 65). Comme toutes les tares dures, elle débute par l'inflammation de la gaine des os ou périoste; il en résulte une production osseuse qui, selon sa position, entrave le fonctionnement des tendons ou détermine, en s'étendant, une soudure plus ou moins complète de l'articulation (Fig. 66 et 67).

Causes. — L'éparvin prend généralement naissance sous l'action d'un effort, d'un choc violent ou d'un travail excessif.

Symptômes. — Dès le début, le coup ou l'effort qui a provoqué l'éparvin, peut déterminer chez l'animal, une boiterie passagère. Cette boiterie est caractérisée par une raideur particulière du membre, visible surtout lorsque l'animal se déplace par côté. S'il avance ou s'il recule, il fléchit à peine la jambe malade ; puis, lorsqu'il est échauffé, il marche normalement. Ceci s'explique : par suite de l'inflammation dont elle est le siège, l'articulation se dessèche ; d'où difficulté des mouvements lorsque l'animal se met en action ; mais, dès que l'exercice a suffisamment excité la sécrétion du liquide synovial, la marche redevient normale.

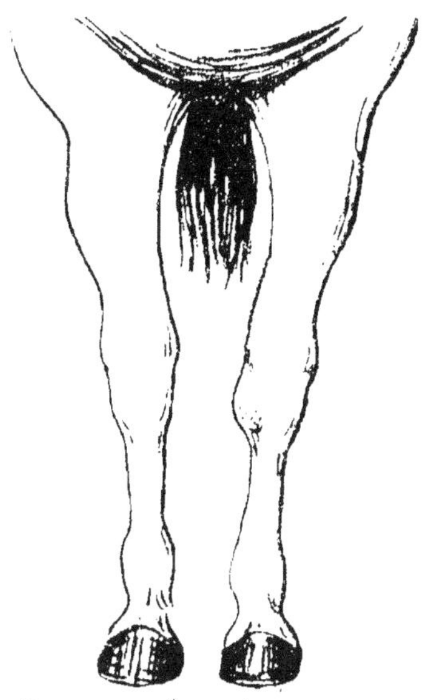

Fig. 65. — Éparvin vu d'avant.

En palpant la région malade, on constate un point douloureux à la partie inférieure du jarret, intérieurement et en avant ; l'enflure est à peine visible : c'est la première phase.

Dans la deuxième phase, la production osseuse est manifeste : d'abord très petite, elle s'accroît dans la suite.

La gravité de l'éparvin ne dépend pas, comme on le croit généralement, de sa grosseur, mais bien de sa position. En raison de la conformation de l'articulation et du passage des tendons, il est d'autant plus dangereux qu'il est plus en avant.

L'éparvin n'implique pas une boiterie permanente ; mais on peut affirmer que l'animal qui a un éparvin a boité, boite ou boitera.

L'examen de l'éparvin se fait d'abord en se tenant « de trois quarts », à hauteur de l'encolure, du côté du membre malade; puis en se plaçant en arrière pour examiner le profil interne.

Dans l'un et l'autre cas, l'éparvin est nettement visible (voir Fig. 69). Il arrive parfois que l'éparvin siège à l'extrémité même des os de l'articulation; dans ce cas on retrouve tous les symptômes précédents, sauf la déformation extérieure.

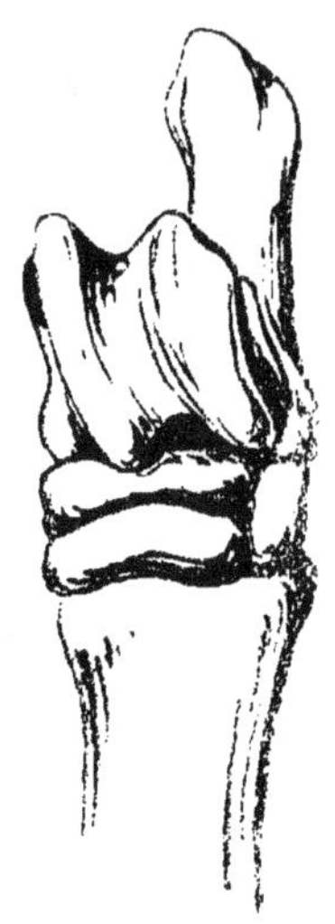
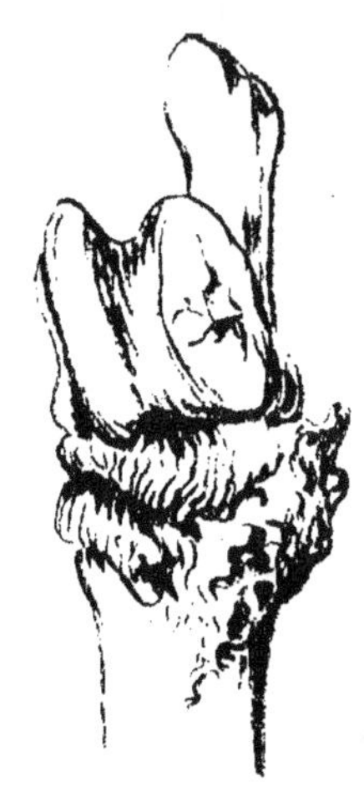

Fig. 66. — Articulation d'un jarret sain.

Fig. 67. — Articulation d'un jarret atteint d'éparvin.

Pour s'assurer que l'on est bien en présence d'un éparvin, échauffer l'animal par une course de quelques kilomètres, le laisser « refroidir » pendant une demi-heure, puis soulever le membre brusquement, aussi haut que possible et le maintenir ainsi plié deux ou trois minutes; le laisser retomber et faire partir l'animal au trot; s'il a un éparvin, la boiterie sera très intense et cessera seulement lorsque l'articulation se sera de nouveau échauffée.

Enfin, en cas d'éparvin, l'animal éprouve presque toujours une certaine difficulté à reculer.

Il ne faut pas confondre l'éparvin avec une dilatation de la veine saphène, qui se produit parfois au même endroit. Elle n'est généralement pas douloureuse, mais souvent consécutive à un commencement d'éparvin. On peut la réduire par des massages fréquents, effectués de bas en haut pour favoriser la montée du sang.

Traitement. — Lorsque l'éparvin est traité au début, dès la première phase, il peut être guéri complètement.

Faire des affusions d'eau chaude et appliquer des cataplasmes afin d'enlever l'inflammation.

Relever les talons du fer au moyen de crampons de 2 cm. 1 2 environ, pour soulager l'articulation. Laisser l'animal au repos absolu jusqu'à disparition complète de la douleur : puis le mettre au vert.

Lorsque l'éparvin a un commencement de développement, c'est-à-dire lorsque la production osseuse a débuté, il faut d'abord supprimer l'inflammation comme il a été dit plus haut : puis appliquer l'onguent N° 26 en frottant énergiquement.

> N° 26 : Onguent cantharidé N° 2.... 100 gr.
> Pommade biiodurée N° 5.... 100 —

En répéter les applications, jusqu'à guérison complète, chaque fois que l'état de la peau le permet.

Si malgré ce traitement énergique, la guérison ne survient pas et que l'éparvin continue à grossir, l'ossification pouvant empâter toute l'articulation, on doit alors tenter l'application du feu (voir p. 100) *sur la face interne* du jarret.

Cette opération délicate exige l'intervention du vétérinaire. En pratique on ne tient pas à mettre le feu sur la face externe, en raison des traces qu'il laisse ; mais dans les cas graves ne pas hésiter à le faire.

Généralement, la boiterie disparaît après une seule application du feu ; mais elle peut revenir au bout de plusieurs mois, un an, parfois plus tard. Il faut à nouveau recourir au feu dont 5 et 6 applications sont parfois nécessaires.

Après l'opération laisser l'animal au repos absolu, dans une stalle, pendant un mois environ, puis le mettre au vert. Ne le faire travailler à nouveau que progressivement, en utilisant un fer à crampons aussi longtemps qu'il sera nécessaire.

Malgré ces soins, il est des cas où la boiterie persiste, il n'y a plus alors qu'à tenter des opérations chirurgicales dont la réussite est toujours problématique.

ÉPARVIN SEC

L'éparvin sec est caractérisé par une flexion brusque des membres postérieurs, telle que le pied peut parfois toucher le ventre de l'animal (Fig. 68) ; le mouvement saccadé est plus ou moins accentué et le sabot peut être ramené brusquement sur le sol qu'il frappe avec violence. Ordinairement une seule jambe est atteinte.

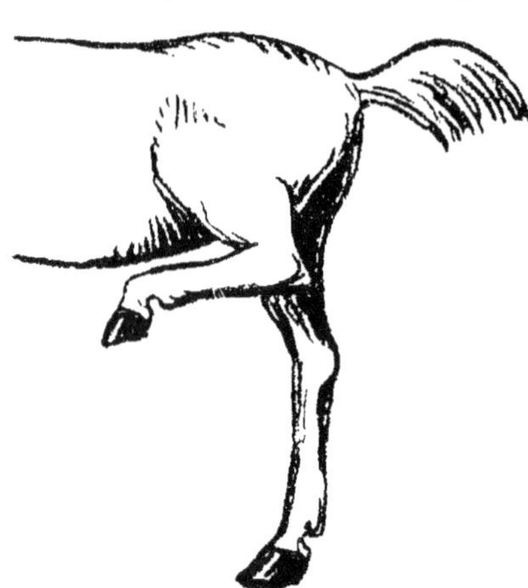

Fig. 68. — Éparvin sec.

L'éparvin sec se manifeste dans des conditions très différentes. Souvent la flexion brusque du membre n'a lieu qu'au démarrage et disparaît à l'exercice ; dans d'autres cas, elle se produit « au reculer » ou lorsque l'animal se déplace de côté. Enfin elle peut être continuelle ; on dit que le cheval a « le harper ». Bien que souvent il n'en paraisse pas souffrir, il fait des mouvements inutiles qui le fatiguent ; sa valeur, de ce fait, se trouve sensiblement diminuée.

Dans la plupart des cas, il est impossible de découvrir une lésion quelconque; la défectuosité paraît être due à un défaut de conformation; elle est alors incurable. Si on découvrait une tumeur osseuse, il y aurait lieu de la traiter comme il a été dit précédemment.

Les vendeurs masquent le harper en présentant l'animal au trot et lui font exécuter des mouvements désordonnés qu'ils imputent, bien entendu, à sa trop grande vigueur; puis, lorsque l'animal est échauffé ils le présentent au pas. Aussi importe-t-il d'examiner le cheval à l'écurie et d'exiger qu'il soit sorti au pas.

COURBE

La courbe est une tare osseuse que l'on rencontre assez rarement. Située à la partie supérieure et interne du jarret, elle siège à l'extrémité du tibia: elle offre toujours une certaine gravité, car c'est là que se trouvent les points d'attache des tendons.

Elle envahit rarement l'articulation, mais on cite cependant des cas où, réunie à l'éparvin, elle a provoqué une ankylose complète du jarret.

La courbe a les mêmes origines que l'éparvin. Elle se développe particulièrement à la suite d'efforts : c'est pourquoi les « *jarrets coudés* », du fait

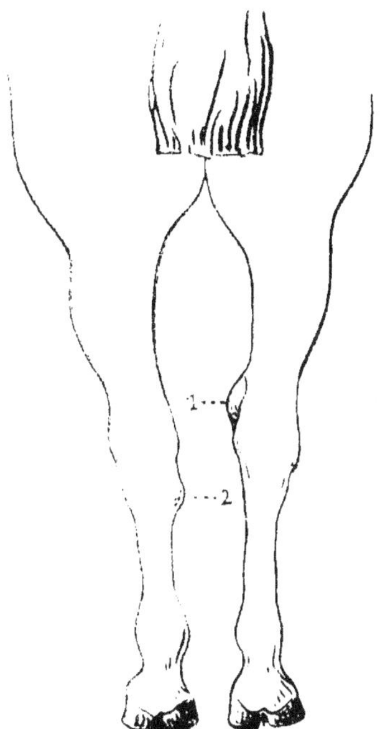

Fig. 69. — Courbe 1 et éparvin 2, vus d'arrière.

qu'ils supportent à l'arrière un effort plus violent au démarrage, y sont plus sujets que les « *jarrets droits* ».

Symptômes. La courbe, même très légère, est facilement visible, car elle termine l'extrémité supérieure de la ligne droite qui, lorsque l'on examine l'animal de l'arrière, limite le profil interne du jarret (Fig. 69).

Quelquefois la grosseur atteint à peine 2 à 3 centimètres de large ; elle « arrondit » la région, d'où le nom de *courbe*.

Au début, lorsqu'il y a inflammation, l'animal boite ; mais il est rare que la boiterie persiste ; elle cesse généralement lorsque la tumeur osseuse est apparue.

Traitement. — Laisser l'animal au repos. Mettre, à la jambe malade, un fer à crampons de 2 cm. environ. Dans les cas récents, lorsque les tendons et les ligaments sont enflammés et douloureux, doucher à l'eau chaude 3 ou 4 fois par jour, pendant une heure, puis faire des affusions avec la lotion N° 24. Continuer le traitement jusqu'à ce que la douleur et l'inflammation aient disparu ; puis frictionner à l'onguent vésicatoire N° 26 ; en répéter les applications si cela est nécessaire.

Si au bout de 15 jours à 3 semaines il n'y a pas d'amélioration sensible, mettre le feu en raie sur la courbe même. Ensuite, appliquer l'onguent N° 2 et continuer comme il a été dit pour l'éparvin.

JARDE ET JARDON

La jarde est une tumeur osseuse qui se développe en arrière à la partie inférieure et externe du jarret (Fig. 70 et 71). Elle est aussi à tendances envahissantes ; elle peut en effet déborder à l'arrière, gagner la face interne et se fusionner avec l'éparvin.

On lui donne le nom de *jardon* lorsqu'elle est réduite, située à l'arrière et un peu plus bas (Fig. 72). La jarde et le jardon sont beaucoup moins graves que l'éparvin ; ils gênent rarement les mouvements des os et comme ils sont

de même nature que les tares précédentes, on leur appliquera un traitement identique. Du reste, la jarde et le

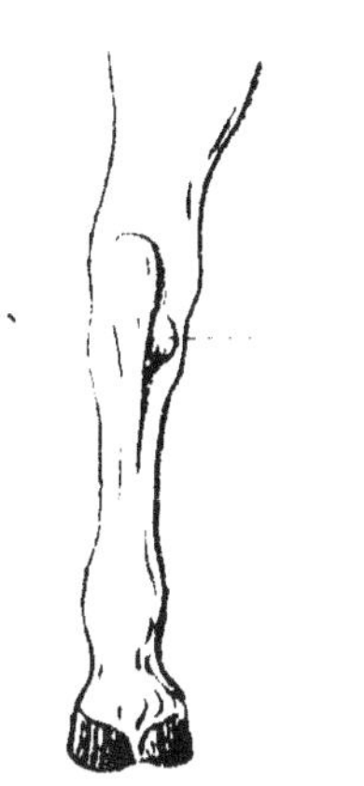

Fig. 70. — Jarde vue d'arrière.

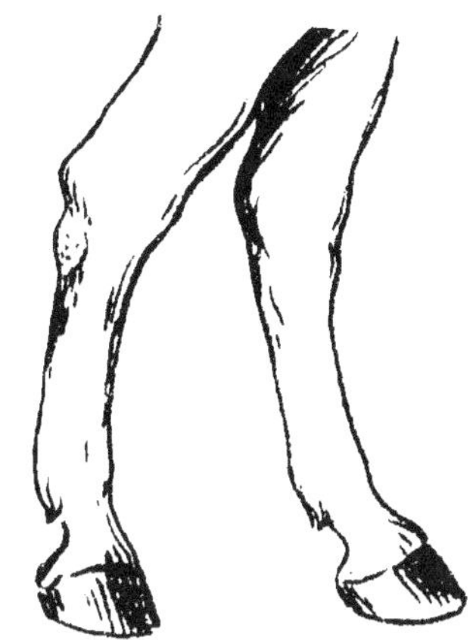

Fig. 71. — Jarde vue de côté

jardon se guérissent beaucoup plus facilement que l'éparvin
et la courbe ; et même, dans le cas de lésion ancienne.
quelques pointes de feu suffisent à les faire disparaître.

OSSELETS

Le genou peut être aussi le siège de
productions osseuses analogues à celles
que nous venons d'examiner. Beaucoup
plus rares, elles apparaissent aussi à la
suite de chocs, d'efforts violents, de
coups, qui provoquent une inflammation
du périoste et le développement des
tumeurs osseuses.

On les rencontre fréquemment chez les
chevaux couronnés. Les osselets sont
toujours excessivement graves : ils sont
à tendances envahissantes et peuvent
conduire à l'ankylose partielle ou total de l'articulation.

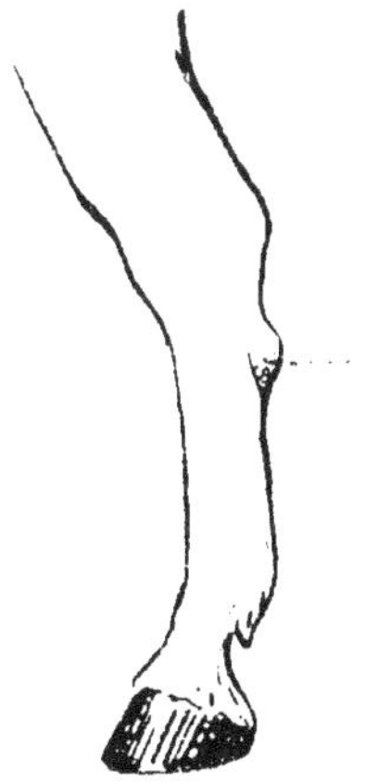

Fig. 72. — Jardon.

Dès qu'ils se manifestent, intervenir très énergiquement comme il a été dit pour l'éparvin. Au cas où l'on devra mettre des pointes de feu, on le fera avec la plus grande prudence, car l'articulation du genou est très délicate et le feu mal appliqué pourrait provoquer l'ankylose.

FORMES

Les formes sont des tumeurs osseuses qui apparaissent au boulet, au pâturon et à la couronne ; elles peuvent entraver le fonctionnement des tendons et déterminer l'ankylose.

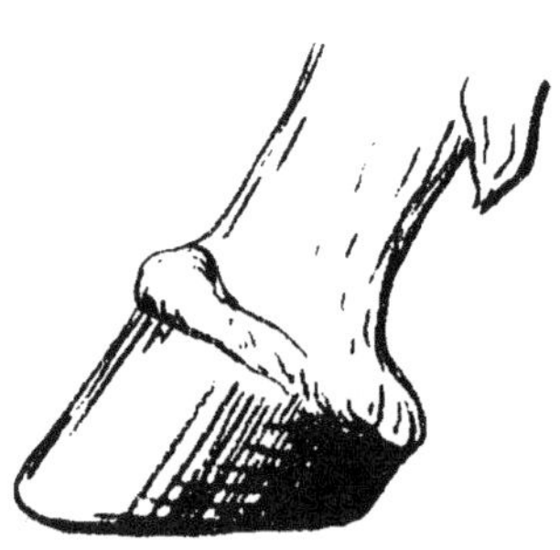

Fig. 73. — Forme coronaire.

La forme du boulet, peu fréquente, siège à l'intérieur et en avant de cette région. Elle reste petite et ne dépasse guère la grosseur d'une noisette. Si on n'intervient pas dès le début de son apparition, elle provoque toujours une boiterie très grande, en raison des nombreux tendons qui l'entourent.

Les formes du pâturon sont peu graves, car cette région est moins riche en tendons, et si la tumeur ne gêne pas ces derniers, il n'y aura pas de boiterie. Elles siègent à la partie supérieure du pâturon et peuvent, dans certains cas, intéresser l'articulation.

Les formes de la couronne sont de beaucoup les plus graves ; elles sont dites coronaires ou cartilagineuses, selon leur position.

Les formes coronaires siègent autour de la couronne à proximité de son articulation avec le pâturon (Fig. 73).

Elles sont particulièrement fréquentes aux membres postérieurs. A tendances envahissantes, elles peuvent provoquer la soudure des phalanges, entraînant ainsi l'ankylose

complète de la région qui devient empâtée et raide : d'où
boiterie.

Les formes cartilagineuses siègent de chaque côté du
pied, près des talons, en haut des
quartiers (Fig. 74). Elles sont
ainsi appelées parce qu'il y a ossification des fibrocartilages du pied.
Cette région, qui normalement
est élastique, devient dure et ré-
sistante : le sabot n'est plus alors
qu'une boîte inextensible ; à
chaque foulée les tissus sont comprimés: l'animal souffre. Au pas
et dans les terrains meubles, il
peut encore rendre quelques ser-

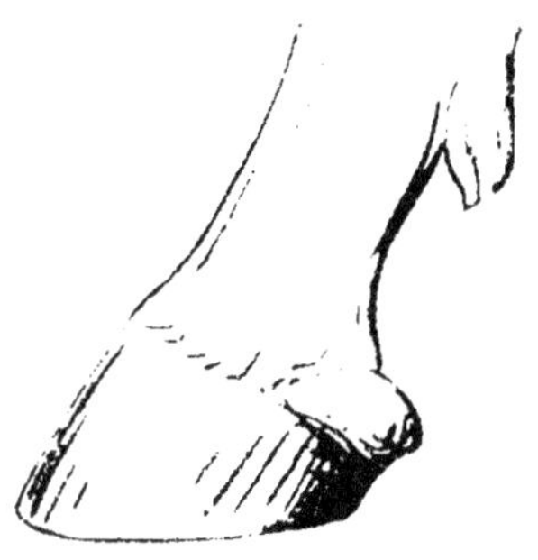

Fig. 74. — Forme
cartilagineuse.

vices, mais il est impropre aux allures rapides et au travail
sur routes.

Causes. — Les formes sont le résultat de coups, d'efforts
de l'animal et aussi de la conformation. Un boulet droit,
un pâturon court, un sabot étroit y prédisposent tout
particulièrement; il en est de même d'un travail excessif,
des atteintes, des prises de longe, et en un mot, de tout
ce qui est susceptible de provoquer l'inflammation des
tissus osseux des régions inférieures des membres.

Symptômes. — Dès l'apparition du mal il y a raideur
ou boiterie. Un examen attentif décèle, dans la région
atteinte, de l'inflammation et une élévation de température :
c'est la première phase.

Dans la deuxième phase, c'est-à-dire lorsque commence
l'ossification, on sent facilement au toucher la déformation
que l'œil ne peut pas toujours percevoir.

La tumeur affecte des aspects très différentes : elle peut
être arrondie et de petites dimensions ou s'étaler à la sur-

face de l'os. D'autres fois, et surtout dans le cas des formes coronaires, elle se présente souvent comme une sorte de bague autour de la région.

Lorsque les formes ont envahi les articulations, il peut y avoir ankylose totale; à ce moment, l'animal ne boite plus mais sa démarche est raide.

Traitement. — Dès l'apparition des formes du boulet, du pâturon ou des formes coronaires, faire des affusions d'eau chaude et donner des bains locaux; puis, trois ou quatre fois par jour, doucher avec la lotion N° 24, jusqu'à disparition de l'inflammation. Appliquer l'onguent vésicatoire n° 26 et répéter une seconde application d'onguent, en temps opportun. Si les tumeurs, malgré le traitement, continuent à progresser, ou même s'il n'y a pas d'amélioration sensible, appliquer le feu en raie sur les régions atteintes. L'animal étant déferré, le laisser au repos complet pendant 4 à 5 semaines, puis le mettre au vert. Si la boiterie persiste, appliquer le feu à nouveau.

Les formes cartilagineuses sont ordinairement traitées à l'onguent N° 2 et on doit éviter l'application du feu, par suite de la proximité du sabot.

En raison des frictions irritantes pratiquées sur la couronne la poussée de la corne est rapide; avoir soin, en conséquence, de parer et de relever les fers plus souvent.

SUROS

Les suros sont des productions osseuses qui siègent sur les os du canon, généralement entre le canon et le stylet (voir Pl. V). De leur situation dépend leur gravité. Ils affectent généralement les membres antérieurs et les faces internes de préférence; ils sont très fréquents chez les chevaux de 5 à 6 ans utilisés à des allures rapides; mais ils disparaissent dans la plupart des cas lorsque l'animal arrive à l'âge de 12 à 14 ans. En effet, la surface des os

se renouvelant constamment, les suros peuvent être
résorbés dans la masse.

Causes. — Les causes qui les produisent sont celles qui
donnent naissance aux autres tares osseuses : en particulier
l'exercice rapide et violent sur un sol dur.

Symptômes. — Au début il y a inflammation ; le cheval
boite alors que le suros n'existe pas encore ; mais bientôt
la gaine vivante des os (périoste) se soulève
et la production osseuse va se développer.

Un examen attentif permet de découvrir
sur le canon le point douloureux ; à ce moment, on peut arrêter radicalement le développement du suros par une pointe de feu
qui entrave le soulèvement du périoste. Si
l'on n'intervient pas, le suros, au bout de
quelque temps, peut être perçu à la main,
sous forme d'une petite proéminence qui, dans
la suite, peut atteindre la grosseur d'un œuf de
poule (Fig. 75).

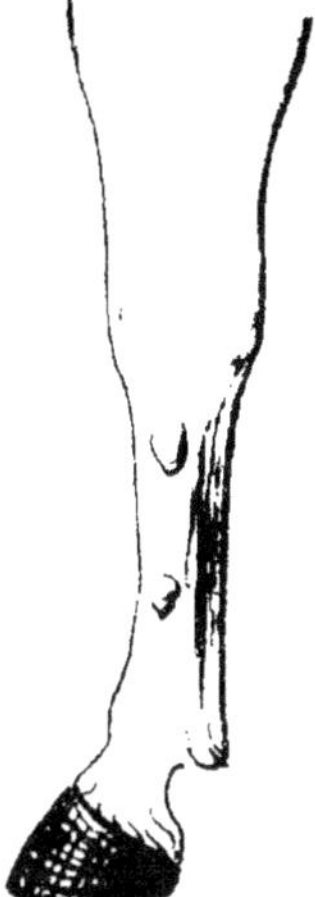
Fig. 75.
Suros.

Les suros sont d'autant plus à redouter
qu'ils sont plus près du genou ; ils sont en
effet à tendance envahissante et peuvent
déterminer la soudure des os de l'articula-
tion. Ils sont aussi très graves lorsqu'ils se trouvent sur
le passage des tendons ; ces derniers sont éraillés par
leur surface rugueuse et arrivent à s'enflammer. Dans l'un
et l'autre cas ils peuvent déterminer une boiterie permanente.

Au contraire si les suros ne rencontrent aucun tendon,
l'animal ne boite pas.

Un suros isolé est dit *simple*. S'ils sont plusieurs, c'est-
à-dire *multiples*, on les dit : en *chapelet* lorsqu'ils sont en
ligne et de même grosseur, en *fusée* s'ils sont de grosseur

décroissante et *cherillés* s'ils sont à la même hauteur de chaque côté du canon.

On cherche les suros en passant les doigts dans les sillons formés par l'os du canon et le ligament suspenseur du boulet. Faire l'examen le pied posé, puis le pied levé, le membre fléchi.

Traitement. — Supprimer tout travail dès les premiers symptômes. Dans les cas ordinaires, faire des affusions d'eau chaude et doucher 3 fois par jour avec la lotion N° 24 pour enlever l'inflammation ; puis appliquer l'onguent N° 26 et donner 2 ou 3 semaines de repos. Au besoin mettre quelques pointes de feu.

Fig. 76. — Scalpel.

Dans les cas graves, lorsque la boiterie est très accentuée, c'est que la lésion siège sous le périoste ; il faut alors sectionner celui-ci pour permettre l'évacuation des produits de l'inflammation ; inciser la peau puis, au moyen d'un scalpel long et fin (Fig. 76), sectionner le périoste au-dessus de la proéminence incriminée : cette petite opération délicate est du ressort du vétérinaire. Faire suivre de lavages à la lotion N° 7, puis à la lotion N° 8 lorsque la plaie se réduit.

VESSIGONS

Les vessigons sont des tares molles qui siègent au jarret, au genou et à la rotule. Ils se présentent sous forme de tumeurs élastiques et dépressibles sous le doigt. Ils sont dus à l'inflammation des bourses séreuses qui se trouvent aux articulations et sur le parcours des tendons ; ces bourses, encore appelées synoviales, sécrètent un liquide, la synovie, qui sert à lubréfier les articulations et à faciliter le glissement des tendons. Normalement la synovie suinte, mais lorsque les bourses sont enflammées, il y a production abondante de liquide qui distend les parois de la synoviale. Selon le siège de l'inflammation les vessigons sont dits articulaires ou tendineux.

Les vessigons articulaires du jarret sont très fréquents ; ils sont la conséquence d'un effort violent, de meurtrissures dues à des coups de pied ou à des coups de fourche distribués par des ouvriers maladroits. La synoviale s'enflamme et des saillies, quelquefois 5 ou 6, apparaissent dans les points faibles de l'articulation. Trois d'entre elles sont particulièrement caractéristiques ; l'une siège à la partie antérieure et interne du jarret, un peu au-dessus de la région qu'oc-

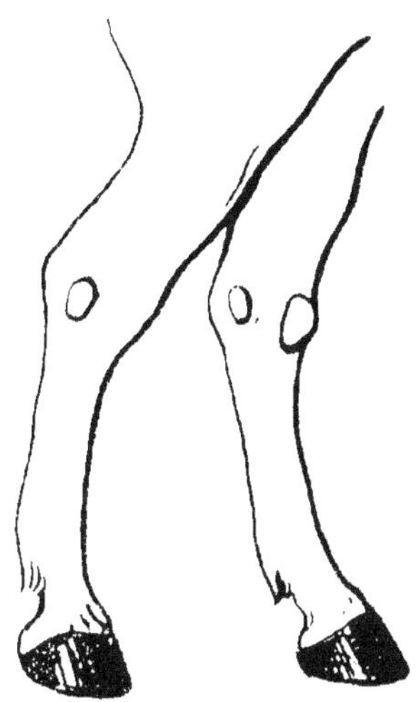

Fig. 77. — Emplacement des vessigons articulaires du jarret.

cuperait l'éparvin ; les deux autres sont situées à l'arrière, sur les faces internes et externes (Fig. 77). En raison de leur origine commune, la synoviale, toutes ces saillies communiquent ensemble et si l'on appuie sur l'une d'elles, les autres augmentent de volume.

À l'examen, elles sont surtout visibles à l'avant du jarret et intérieurement. Dans certains cas, il n'y a pas boiterie ; mais généralement les vessigons articulaires du jarret font boiter et prédisposent l'animal à contracter des tares dures. Il y a de la raideur dans l'articulation, surtout au moment du départ ; le mal a plus tendance à empirer qu'à guérir, même pendant le traitement et il est sujet à récidive.

Les vessigons articulaires du genou sont rares. L'un d'eux se manifeste sous forme de petites saillies sphériques qui bossèlent la face antérieure du genou, normalement lisse (Fig. 78). Un autre, provenant de la synoviale de l'articulation proprement dite du genou, occupe la partie postérieure et externe de cette région (Fig. 79); il est d'ordinaire gros comme le poing et peut atteindre les dimensions de la tête d'un enfant. Il est toujours grave, peut s'indurer et provoquer la raideur de l'articulation.

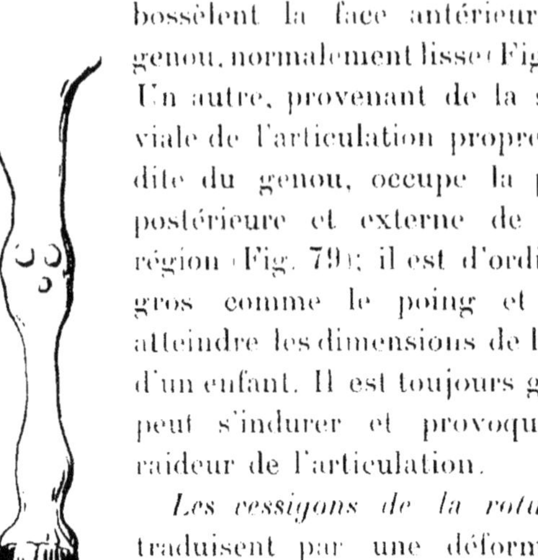

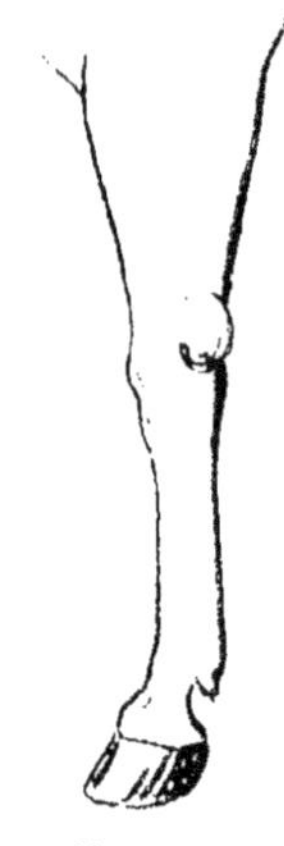

Fig. 78.
Vessigons
articulaires
antérieurs
du genou.

Fig. 79
Vessigon
postérieur et
externe
du genou

Les vessigons de la rotule se traduisent par une déformation arrondie de la région et occasionnent fréquemment une boiterie.

Les vessigons tendineux du jarret sont très fréquents et très nombreux en raison de l'abondance des ligaments et des tendons dans cette région. Le plus commun siège entre la pointe du jarret et le reste de l'articulation (Fig. 80). Il est dit *calcanéen* en raison de sa position par rapport au calcanéum. D'abord très réduit, il peut combler totalement la dépression qui existe normalement dans cette région ; c'est de tous les vessigons le moins grave ; il fait rarement boiter.

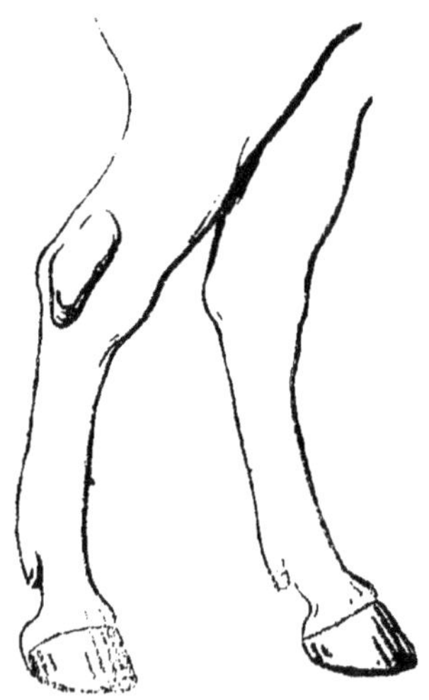

Fig. 80. — Emplacement
du vessigon tendineux
calcanéen du jarret.

D'autres vessigons apparaissent en bas, à l'arrière du jarret, et peuvent s'étendre jusqu'au tiers supérieur du canon. Ils sont très fréquents chez les étalons, par suite des efforts violents que subissent les jarrets au moment de la saillie. On les rencontre aussi chez les poulains dont les membres encore petits supportent un corps déjà volumineux.

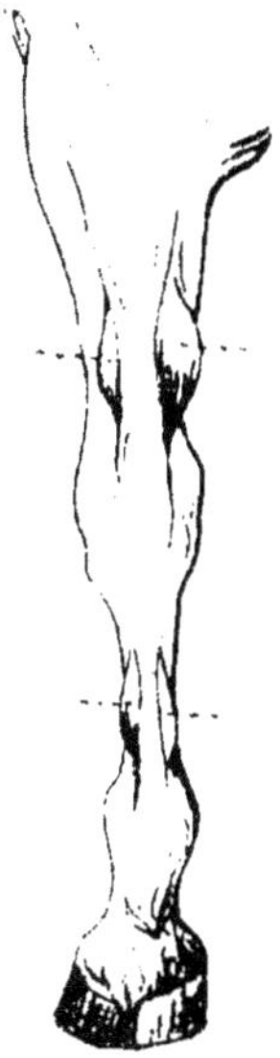

Les vessigons tendineux des membres antérieurs sont assez peu fréquents. Les uns siègent à la face postérieure (Fig. 81) ; les autres, situés à la face antérieure du genou (Fig. 82), et peuvent s'étendre, dans certains cas, jusqu'au tiers inférieur de l'avant-bras.

Traitement. — Les vessigons demandent à être traités dès qu'ils apparaissent. Dans les cas ordinaires, mettre l'animal au repos absolu. Faire prendre un bain froid pendant 10 à 12 heures, puis doucher 3 fois par jour en moyenne à la lotion N° 24, pendant une semaine environ. Ensuite, faire des affusions d'eau chaude, deux fois par jour, suivies de frictions énergiques au liniment iodé N° 25. Si la région devient douloureuse ou s'enflamme légèrement, suspendre les frictions et graisser au moyen de saindoux jusqu'à ce que la peau puisse à nouveau les supporter.

Dans les cas graves, lorsque l'inflammation est grande, faire dès le début, des affusions répétées d'eau chaude et appliquer des cataplasmes, jusqu'à ce que la douleur et l'inflammation disparaissent ; cesser les

Fig. 81.
Vessigons
tendineux
postérieurs
des membres
antérieurs.

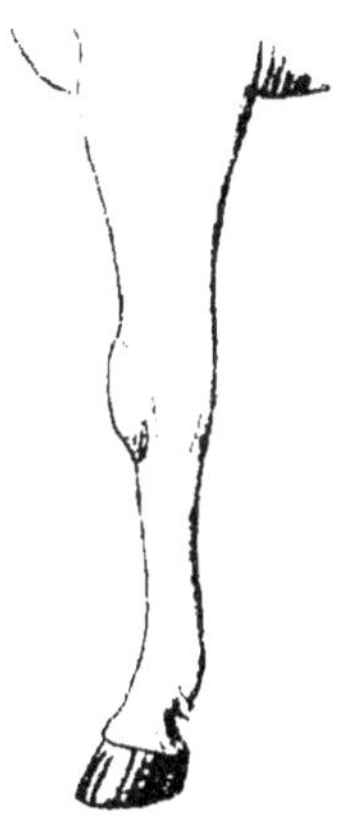

Fig. 82.
Vessigon
tendineux
antérieur du
genou

cataplasmes et continuer les affusions d'eau chaude suivies de frictions énergiques au liniment N° 25, comme dans le cas précédent. Suivre le traitement pendant plusieurs semaines, l'animal étant au repos complet ; puis mettre au vert.

On recommande l'application de bandages spéciaux, mais ils blessent fréquemment l'animal ; nous ne faisons que les signaler. Il en est de même de la ponction de la tumeur, opération délicate qui peut aussi bien réussir que ruiner l'articulation.

MOLETTES

Les molettes sont de petits vessigons (voir p. 166) qui apparaissent dans les parties inférieures des membres ; elles

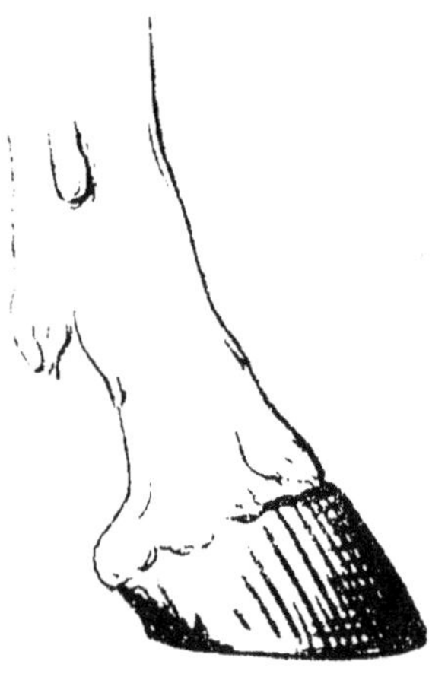

Fig. 83. — Molette articulaire du boulet.

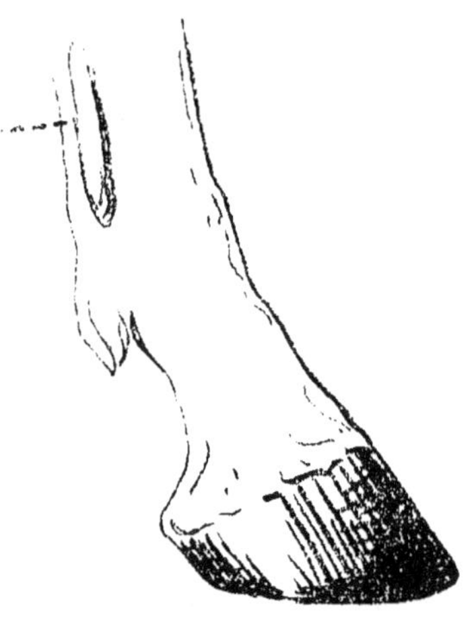

Fig. 84. — Molette tendineuse du boulet.

sont articulaires ou tendineuses selon qu'elles siègent aux articulations ou le long des tendons.

Les molettes articulaires sont les plus graves et tout che-

val qui en est atteint, a boité, boite ou boitera. Elles sont
en effet douloureuses, parce que comprimées par les os.

Les molettes tendineuses, au contraire, peuvent s'étendre,
s'allonger en hauteur et il est rare qu'elles fassent boiter,
quel que soit leur volume.

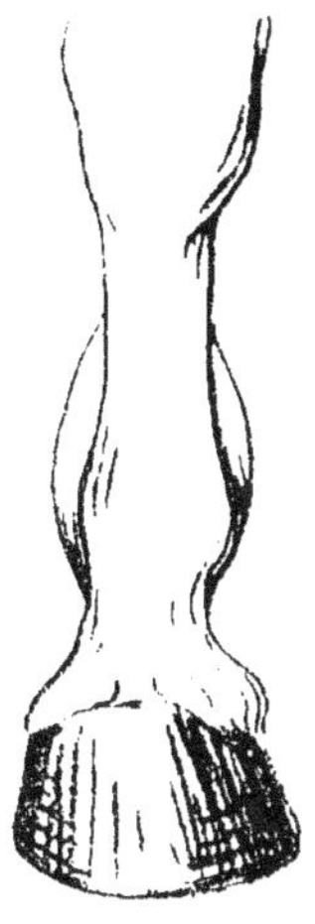

Fig. 85.
Molette
tendineuse du
boulet, très
développée.

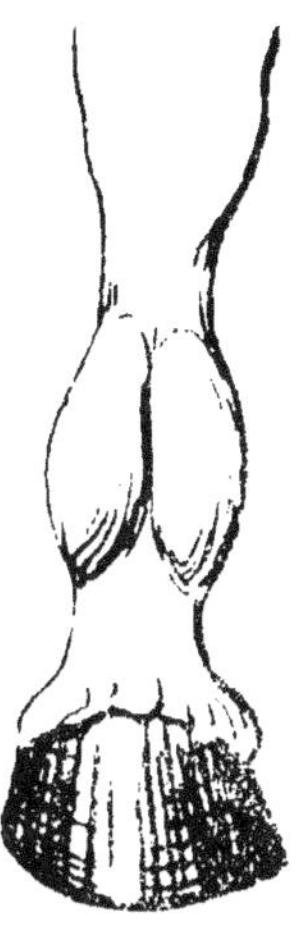

Fig. 84.
Molette
antérieure
du boulet

Lorsqu'elles sont récentes,
les molettes sont *molles* et il
est facile de les déceler en
maintenant le pied levé. Anciennes: elles *s'indurent*: il se
développe une organisation
fibreuse, épaisse et consistante
qui fait ordinairement boiter.

*Les molettes articulaires du
boulet* Fig. 83. sont facilement
reconnaissables aux deux tumeurs arrondies qui se trouvent
de chaque côté de l'articulation, entre l'os du canon et le
ligament suspenseur du boulet.

*Les molettes tendineuses du
boulet* Fig. 84 sont situées un
peu en arrière des précédentes, dans les rainures interne
et externe. Elles sont de forme allongée, et peuvent s'étendre
jusqu'au tiers inférieur du canon. Lorsqu'elles sont très
développées elles donnent au boulet une apparence toute
spéciale (Fig. 85. On les rencontre le plus souvent sur les
membres de devant.

Il apparaît aussi des molettes sur le devant du boulet
des jambes postérieures Fig. 86. Elles peuvent alors
acquérir un volume énorme sans toutefois déterminer de
boiterie.

D'autres molettes tendineuses existent très fréquemment
le long du canon et du pâturon Fig. 87 et 88.

Causes. — Les molettes apparaissent surtout chez les animaux utilisés à des allures rapides : les synoviales s'irritent, la sécrétion abondante de la synovie en distend les parois et de petites tumeurs prennent naissance.

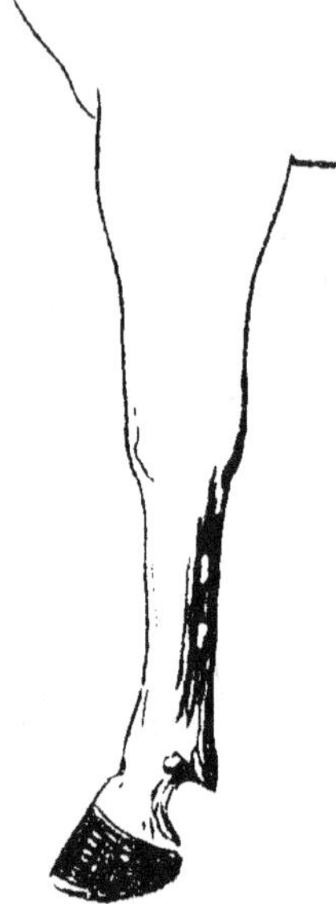

Fig. 87.
Molettes du canon
et du pâturon.

Traitement. — Dès le début, donner pendant quelques jours des bains froids locaux et doucher à la lotion N° 24 ; appliquer le liniment iodé N° 25 deux fois par jour et mettre des bandes trempées dans de l'huile camphrée, maintenues à l'aide d'un bandage serré. Préparer l'huile camphrée en incorporant 100 grammes de camphre dans un litre d'huile à manger.

Dès qu'une légère vésication s'est produite, cesser le liniment, et graisser tout en continuant les bandages, jusqu'à ce que l'état de la peau permette de l'appliquer à nouveau. Il est recommandé d'utiliser des bandes caoutchoutées pour faire compression. Continuer le traitement pendant trois ou quatre semaines, puis mettre l'animal au vert.

Généralement les molettes disparaissent tant que l'animal est au repos, mais dès qu'il travaille, elles peuvent survenir à nouveau.

Faire ponctionner les molettes tendineuses de grandes dimensions, si toutefois le cheval en vaut la peine.

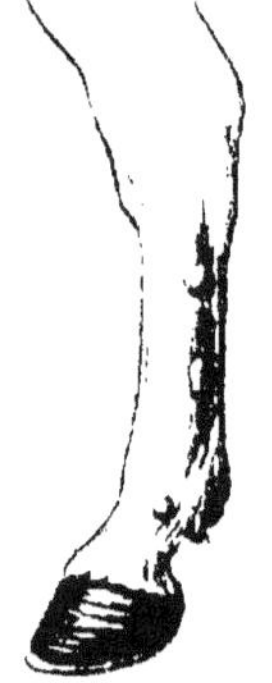

Fig. 88.
Molettes du
canon et
du pâturon.

ÉPONGES OU HYGROMAS

Les hygromas sont dus à l'inflammation des synoviales qui siègent sous la peau auprès des articulations, synoviales dont le but est de favoriser le glissement de la peau sur les os.

L'éponge (Fig. 89) qui survient à la pointe du coude, se développe chez les chevaux qui se « couchent en vache ». Dans cette position, l'éponge interne du fer des sabots antérieurs frotte continuellement contre le coude, lequel est contusionné ou simplement irrité. Il en résulte l'apparition d'une tumeur molle, élastique, fluctuante au début et qui s'indure en vieillissant.

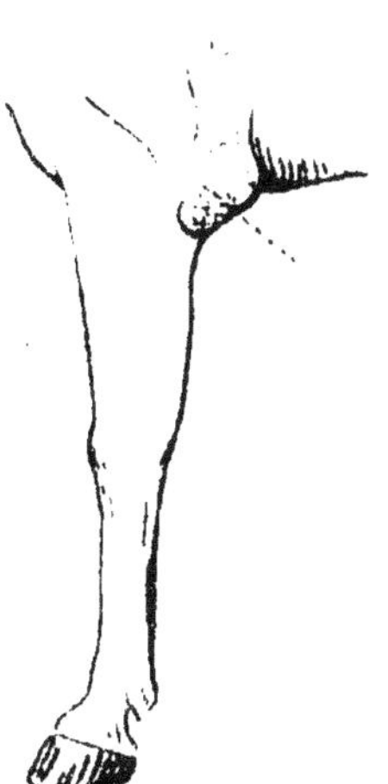
Fig. 89. — Éponge.

Pour en prévenir ou en arrêter le développement, utiliser un fer à éponges arrondies, ou mieux un fer dont l'éponge interne a été très raccourcie (Fig. 90). Si cette mesure est insuffisante, mettre autour du paturon un fort bourrelet qui empêche le fer de frotter contre le coude.

En cas de lésion grave, éviter de laisser coucher l'animal pendant le temps nécessaire à la guérison.

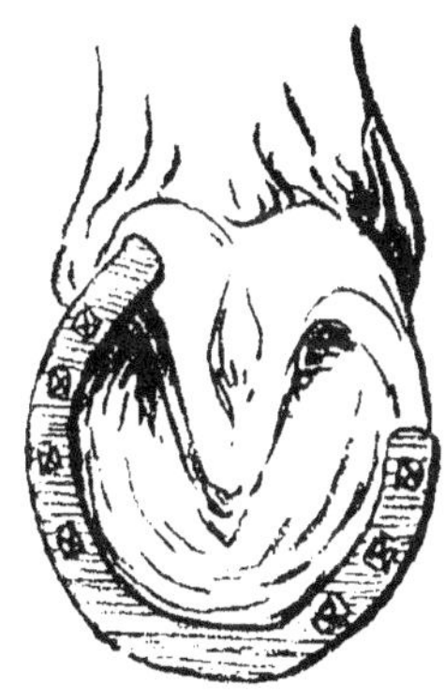
Fig. 90.
Ferrure à appliquer
en cas d'éponge.

L'hygroma ou éponge du genou (Fig. 91) apparaît chez les chevaux qui se « lèvent en vache » ou à la suite d'une meurtrissure interne, consécutive à des chutes successives ou à des coups répétés contre la mangeoire ; la peau n'étant pas entamée, il y a hémorragie interne et formation d'un caillot qui sera l'origine d'un kyste dont le développement ira en s'accentuant.

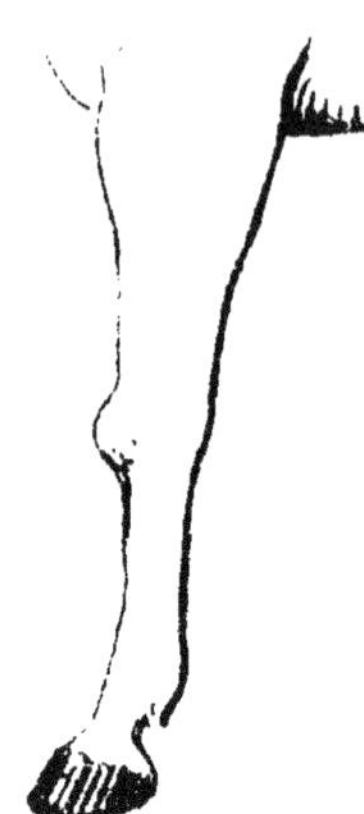
Fig. 91.
Hygroma.

Le capelet ou éponge du jarret (Fig. 92) se rencontre surtout chez les chevaux qui ont l'habitude de ruer à la voiture ou à l'écurie. Pour en prévenir le développement, utiliser des courroies de sûreté et placer les animaux dans des stalles de telle façon qu'ils ne puissent frapper contre des corps durs. Le capelet peut aussi apparaître à la suite d'un couchage défectueux sur un sol rugueux ou mal pavé, garni d'une litière insuffisante.

Toutes ces tumeurs sont peu dangereuses mais très disgracieuses.

Traitement. — Assurer aux animaux une litière abondante et intervenir dès les premiers symptômes d'inflammation. Supprimer immédiatement la cause et, s'il est nécessaire, adapter sur la région malade, pour la soustraire à l'irritation, des protecteurs en cuir. Administrer un purgatif doux à l'huile de ricin, 300 à 500 grammes, selon la grosseur de l'animal; on détermine ainsi un rafraîchissement du sang favorable à la guérison, car l'état général de l'individu n'est pas étranger au développement de ces tares.

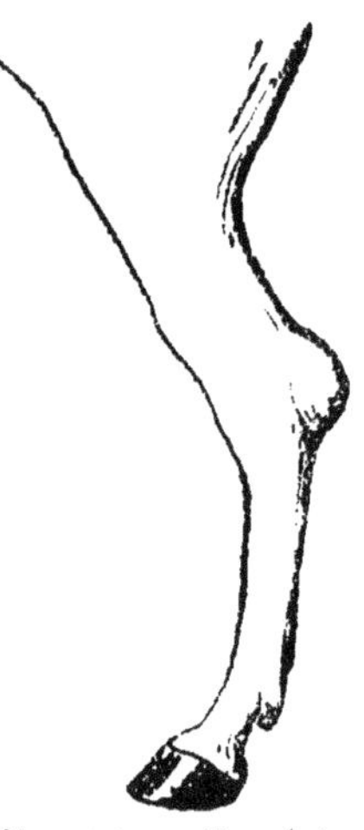
Fig. 92. — Capelet.

Le capelet est traité par des affusions prolongées d'eau salée chaude. Éviter avec soin l'emploi de vésicatoires et appliquer en frictions légères le liniment N° 27, matin et soir, pendant deux ou trois semaines.

```
Nº 27 : Teinture d'arnica............      90 gr.
        Ammoniaque liquide.........      90
        Teinture d'opium..........      60
        Eau........................      pour faire un litre
```

En cas de développement exagéré de la tumeur, en faire
pratiquer la ponction par le vétérinaire.

L'hygroma peut recevoir un traitement identique, mais
on aura soin de mettre l'animal au repos. On utilise aussi,
avec succès, une pâte constituée par 5 grammes d'alun
pulvérisé et 500 grammes de Blanc d'Espagne délayés dans
du vinaigre.

S'il s'agit d'une *éponge* en voie d'apparition, faire des
affusions d'eau salée chaude et des massages ; essuyer et
appliquer l'onguent Nº 2 ou la pommade Nº 5 ; puis graisser
et répéter les applications dès que l'état de la peau le permet. On hâtera la guérison en administrant à l'intérieur,
la poudre diurétique et expectorante Nº 28, à raison de
une dose matin et soir.

```
Nº 28 : pour 10   Résine en poudre............      50 gr.
        doses :   Azotate de potasse..........      50 —
```

Si la tumeur est de formation récente, en pratiquer la
ponction en l'incisant au moyen d'un canif. Faire ensuite,
deux fois par jour, des injections à l'eau salée chaude, puis
à la solution iodurée Nº 29.

```
Nº 29 : Iode.......................      10 gr.
        Iodure de potassium........      10 —
        Eau.......................       1 litre.
```

Lorsque la plaie est presque sèche, la badigeonner à la
teinture d'iode en alternant avec des graissages jusqu'à
complète guérison.

En cas d'éponge indurée et fibreuse, faire pratiquer l'ablation par un vétérinaire.

Pendant toute la durée du traitement, empêcher l'animal de se gratter.

EFFORT DE TENDON OU NERF-FERRURE

L'effort de tendon intéresse la partie postérieure du canon ; il est très fréquent aux membres antérieurs. Il est dû à une distension violente, à des tiraillements ou à une rupture des fibres qui constituent les tendons. Il est très commun chez les chevaux de course.

Causes. — Les allures rapides, les efforts violents, les écarts, les glissades, les faux pas et les blessures à la partie postérieure du canon, sont les causes les plus fréquentes. Il en est de même du galop sur un sol raboteux et bosselé, lorsque l'animal s'appuie en pince sur une aspérité ou sur le bord d'un trou ; le talon n'étant pas supporté, il peut y avoir tiraillement ou rupture de l'un des quatre tendons qui existent à l'arrière du canon. Le mal est d'autant plus grand qu'il intéresse un tendon situé plus près de l'os.

Symptômes. — Lorsqu'il y a simple tiraillement l'animal est dit *chauffé* ; la région est douloureuse, chaude et enflammée, puis de l'empâtement et une boiterie légère se manifestent.

S'il y a rupture l'animal est dit *claqué*. Une boiterie intense apparaît et l'aspect du canon est modifié. A l'état normal, il présente une ligne arrière absolument droite et deux rainures latérales ; lorsque le pied est levé on distingue très bien, sous le doigt, chaque tendon détaché de son voisin. Il n'en est plus de même en cas de nerf-ferrure ; les lignes sont sinueuses et les tendons, agglomérés, forment une masse unique (Fig. 93).

Pour soulager les tendons meurtris l'animal se tient

« droit sur ses boulets » et il faut intervenir immédiatement pour éviter que la nerf-ferrure ne passe à l'état chronique.

Dans les cas très graves, il arrive que le ligament interne est complètement rompu : le boulet et le sabot n'étant plus soutenus pendent lamentablement. On est alors obligé de détruire l'animal à moins qu'il ne puisse être utilisé à la reproduction.

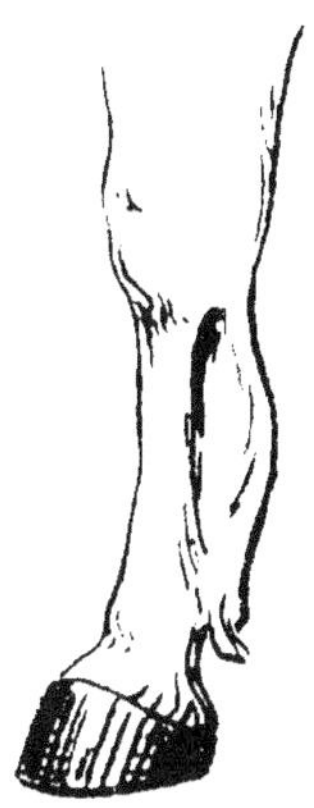

Fig. 95
Nerf-ferrure.

Traitement. — Mettre un fer à crampons de 2 à 3 cm. de hauteur. Faire des affusions fréquentes d'eau chaude, jusqu'à disparition de l'inflammation. Entourer le canon avec des bandes de flanelle ; puis, 3 fois par jour, doucher au moyen de la lotion astringente N° 30.

    N° 30 : Vinaigre...................... 1 2 litre
             Sel de cuisine............... 1 poignée
             Eau............................ 1 2 litre.

Lorsque la douleur a presque complètement disparu, faire chaque matin une affusion d'eau chaude suivie d'une friction au liniment N° 31 et du bandage habituel.

    N° 31 : Teinture d'arnica .... 60 gr.
             Teinture d'opium.............. 60
             Essence de térébenthine....... 60
             Alcool à 90................... 60
             Ammoniaque liquide............ 60
             Eau.................... pour faire 1 litre.

Dès que le liniment a irrité la peau, en suspendre l'application et graisser avec du saindoux. Maintenir l'animal au repos et suivre le traitement pendant quatre semaines environ, puis, en cas d'amélioration, le mettre au vert ;

sinon couper les poils et faire des applications répétées d'onguent N° 2.

Lorsque la guérison ne survient pas après ce traitement, avoir recours aux pointes de feu. Ces dernières sont presque toujours indispensables, chaque fois que le ligament interne est claqué.

Après guérison, réduire la grosseur par des ablutions d'eau froide, des massages et des bandages. Supprimer le fer à crampons dès qu'il n'est plus nécessaire.

ENTORSES ou EFFORTS

Les entorses sont dues à un effort, à une chute, à une glissade, à un coup, etc., qui déterminent une distension violente des muscles ou des tendons. Elles sont particulièrement fréquentes au boulet, au genou, au jarret, au grasset et à la hanche. Elles sont toujours accompagnées d'une boiterie et l'examen attentif permet de déterminer dans chaque cas le siège de la lésion, la région devenant chaude et douloureuse.

Traitement. — Les entorses légères disparaissent facilement par des douches froides et répétées, suivies d'applications d'eau-de-vie camphrée. Dans les cas graves, mettre au repos absolu et, au besoin suspendre les chevaux au moyen d'un système de sangles (voir fig. 98). Pratiquer l'irrigation continue (fig. 9) ou donner des bains locaux et prolongés ; faire suivre d'un pansement humide à la lotion N° 24. Lorsque la douleur a diminué, appliquer la lotion astringente N° 30 qui, en général, assure la guérison. Sinon, faire des applications du liniment N° 31 comme il a été dit pour la nerf-ferrure. Dans le cas d'effort du grasset, soulager la rotule au moyen d'un fer à crampons très élevés.

BOULETURE

La bouleture est caractérisée par une déviation du boulet (Fig. 94) : elle apparaît chaque fois que l'animal souffre dans les membres. Les maladies du sabot, la nerf-ferrure, les suros, les molettes et même les boiteries de l'épaule peuvent la pro-voquer. Le boulet occupe alors une position anormale, il est porté en avant ; mais il est très rare qu'il soit la cause du mal. S'en assurer en constatant qu'il n'est ni chaud, ni douloureux.

Traitement. — Dans les cas, peu fréquents, où le boulet est à incri-miner, le traiter par des affusions d'eau chaude pour enlever l'inflam-mation ; faire prendre ensuite des bains froids prolongés, suivis de fric-tions à l'eau-de-vie camphrée ; si

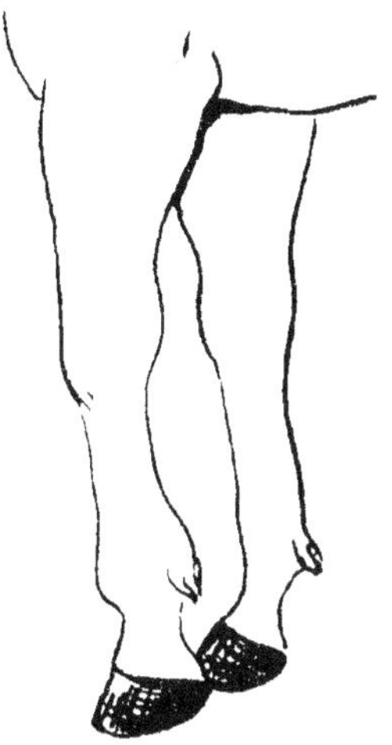

Fig. 94. — Bouleture.

l'enflure persiste, frictionner légèrement à l'onguent N° 2.

Dans les autres cas, déterminer la cause de la boule-ture, car il faut agir sur la lésion primitive ; si elle est guérissable, la bouleture disparaîtra également. Il peut arriver que les tendons se soient tellement raccourcis, que le pied ne puisse reprendre sa position normale, sans une intervention chirurgicale. L'opération consiste à sectionner partiellement les tendons et nécessite l'intervention d'un spécialiste.

CHEVAL ARQUÉ

Un cheval devient arqué à la suite de surmenage et de fatigues excessives. Un effort de tendon négligé, des suros,

des genoux faibles, des tendons peu développés, sont autant
de causes susceptibles de provoquer cette défectuosité
(Fig. 95).

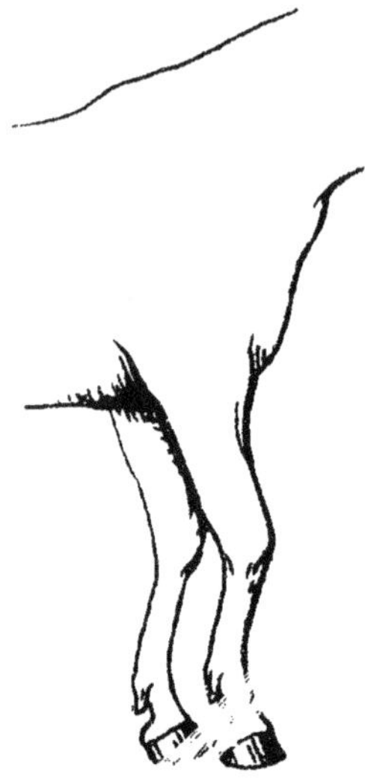

Fig. 95. — Cheval arqué.

Traitement. — Lorsque l'animal
est jeune et l'affection récente, il est
possible d'améliorer son état. Faire
des affusions d'eau fraîche, 3 fois
par jour pour enlever l'inflammation ;
couper les poils à l'arrière du canon
et appliquer l'onguent N° 2, en ayant
soin d'attacher l'animal suffisamment
haut pour éviter qu'il ne se gratte.
Relever fréquemment les fers et bien
parer le pied. Mettre l'animal au vert
pendant un mois environ et, s'il est
nécessaire, faire une nouvelle application d'onguent.

ÉCART D'ÉPAULE

Les écarts d'épaule sont particulièrement fréquents chez
les jeunes chevaux.

Ils se produisent à la suite de coups, de glissade ou de
chute. Les chevaux utilisés dans les gares, ou dans les
forêts au débardage du bois, y sont exposés lorsque le pied
vient à se prendre dans les rails ou dans les racines d'arbres.

Symptômes. — L'écart d'épaule est caractérisé par une
dilacération des nerfs, des ligaments et des tendons qui
entourent la pointe de l'épaule. La boiterie qui en résulte
est typique : le pas est raccourci, le pied se déplace en
fauchant et rase le sol ; le genou ne remplit plus sa fonc-

tion ; l'épaule est portée en avant et entraîne le membre. La tête suit le mouvement, elle s'abaisse au départ et se relève brusquement au moment de la foulée. L'animal est incapable de lever la jambe au-dessus d'un obstacle.

La région meurtrie est gonflée, chaude et douloureuse.

Dans les cas graves, ou lorsqu'il est négligé, l'écart d'épaule peut entraîner *l'atrophie* des muscles. Il se produit alors des cavités énormes de chaque côté de l'acromion. (Voir Pl. V.)

Très souvent, on attribue à un écart d'épaule des boiteries dont il est difficile de trouver la véritable origine. Or, lorsqu'un cheval qui boite lève bien la patte, on peut être assuré que la boiterie ne provient pas de l'épaule.

Traitement. — Faire pendant une demi-heure, 3 fois par jour, des affusions d'eau chaude pour favoriser la disparition de l'inflammation et de la douleur. Ne pas utiliser l'eau froide, sauf dans les cas peu graves. Ajouter, par seau, une poignée de sel de cuisine. Essuyer et frictionner, matin et soir, au moyen du liniment N° 31. Mettre l'animal au repos absolu.

Généralement, la guérison survient au bout de 15 jours à un mois. Sinon, appliquer l'onguent N° 2. Avoir soin de bien faire les frictions autour du joint, à *la pointe de l'épaule, et non sur l'acromion et le garrot*. Répéter les applications d'onguent lorsque la peau le permet, et laisser l'animal au repos jusqu'à la guérison.

RUPTURE ET ATROPHIE DES MUSCLES

L'atrophie est fréquente aux épaules, aux hanches, à la croupe et aux cuisses. Elle est produite par la rupture partielle des muscles, sous l'action d'un effort puissant ou de chocs violents. Elle se manifeste aussi à la suite de meurrissures profondes et chaque fois qu'une région ne travaille plus normalement ; c'est ce qui arrive pour la croupe, lorsque l'animal, atteint d'éparvin grave ou d'arthrite, maintient la jambe constamment levée.

Symptômes. — La région est chaude, douloureuse et enflée. L'animal se meut péniblement ou ne peut se mouvoir, malgré ses efforts et sa bonne volonté.

Lorsque l'enflure a disparu, on remarque un affaissement dans la partie atteinte : c'est le début de l'atrophie musculaire qui ira en progressant si l'on n'intervient pas énergiquement.

Traitement. — Pendant la période d'inflammation, faire des affusions d'eau chaude aussi fréquemment que possible et appliquer, 3 fois par jour, la lotion N° 32.

> N° 32 : Teinture d'arnica.................... 60 gr.
> Teinture d'opium................. 60
> Eau.............. pour faire 1 litre.

Durant la deuxième phase de la maladie, c'est-à-dire lorsque l'affaissement s'est produit, faire des frictions à l'huile cantharidée N° 33 ou à l'onguent N° 2, jusqu'à l'apparition de croûtes.

> N° 33 : Poudre de Cantharides............ 60 gr.
> Huile à manger................. 1 litre.

Graisser, puis, après guérison de la peau, en recommencer les applications. Continuer le traitement le temps nécessaire, tout en faisant prendre à l'animal un exercice léger.

Certains vétérinaires triomphent par les sétons, d'atrophies rebelles à tout traitement : les sétons, en effet, provoquent une inflammation dans la région où ils sont posés ; d'où circulation plus intense, nutrition abondante et régénération des tissus. Bien que les sétons ne soient plus guère admis dans la médecine actuelle, il ne faudra pas, dans certains cas, hésiter à les appliquer.

INFLAMMATION DES OS

Lorsque des poulains ou des chevaux trop jeunes sont soumis à un entraînement prématuré ou excessif, il se produit une inflammation des os du canon; la gaine qui les recouvre, ou périoste, se soulève et communique à la peau un aspect particulier.

La maladie apparaît aussi lorsque les charretiers ont la mauvaise habitude de donner des coups de pied sur les canons de l'animal, pour le faire se déplacer, ou lorsque des massages trop rudes sont effectués sur le canon.

Symptômes. — Les poulains atteints de cette maladie marchent avec difficulté et raideur. Les canons sont chauds, douloureux et sensibles. Il y a souvent boiterie et l'inflammation peut gagner les boulets et les genoux.

Au début, les symptômes sont toujours vagues puis, la production osseuse se précise: d'abord spongieuse, elle durcit et ne laisse plus aucun doute sur la nature du mal.

Traitement. — Déferrer l'animal et le mettre au repos absolu. Faire des affusions d'eau chaude 3 fois par jour, pendant une demi-heure, suivies de la lotion Nº 24 et appliquer un pansement humide.

Dès que l'inflammation a diminué, tout en continuant les affusions, substituer à la lotion Nº 24, la lotion Nº 32. Continuer le traitement jusqu'à ce que la douleur ait disparu et, s'il est nécessaire, faire quelques applications de la pommade Nº 5.

Dans les cas graves, le traitement exige souvent plusieurs mois et il peut arriver que les productions osseuses gagnent les articulations voisines. Appliquer alors quelques pointes de feu.

DÉSARTICULATION. — DÉBOITEMENT

Pour qu'il y ait déboitement, il faut que les ligaments des joints soient rompus ou délivrés de leurs points d'attache. Cet accident étant souvent aussi grave qu'une fracture, l'abatage de l'animal s'impose dans la plupart des cas. On ne peut songer, en effet, à l'application d'un traitement long, onéreux et aléatoire, qu'à des juments ou des étalons de prix pouvant être utilisés à la reproduction. Se servir alors d'appareils spéciaux, adaptés à chaque cas. Calmer la fièvre au moyen de la potion N° 15, et faire 3 fois par jour, des affusions d'eau chaude suivies d'applications à la lotion N° 34.

N° 34 : Teinture d'arnica. . . . . . 60 gr.
Laudanum. . . . . 60 —
Eau. . . . . pour faire 1 litre.

Mettre ensuite un bandage moyennement serré et continuer le traitement jusqu'à disparition de l'inflammation. Faire alors quelques applications d'onguent N° 2.

ANIMAL DÉROTULÉ

On dit fréquemment qu'un animal est *dérotulé*, lorsqu'il souffre dans la région de la rotule ; cette expression doit être réservée au cas où, l'articulation étant disloquée, la rotule sort de son emplacement. Une proéminence des os de l'articulation empêchant la rotule de glisser intérieurement, celle-ci se déplace donc extérieurement. Cette remarque a son importance lorsqu'il s'agit de la remettre en place.

L'accident se produit surtout à la suite d'une glissade ; la détente brusque qui en résulte, fait sortir la rotule de son emplacement ; le cheval reste appuyé en pince, le membre comme rivé au sol; il est impuissant à le ramener et ne peut avancer. Il faut intervenir pour le tirer de sa fâcheuse position

Traitement. — Agir très rapidement pour remettre la rotule en place; ne pas attendre que l'inflammation se propage et que les tissus soient tuméfiés. Attacher une corde solide au pâturon, de façon à ce qu'un aide, placé à 80 cm. de l'épaule de l'animal et par côté, puisse tirer énergiquement en avant et un peu en dehors. Un autre aide tient le cheval et l'opérateur pousse l'os d'arrière en avant, du côté du flanc. En combinant les actions, la rotule glisse dans son emplacement avec un petit bruit sec.

Ensuite, mettre un fer à crampons très élevés de 4 centimètres au moins et doucher la rotule aussi fréquemment que possible avec la lotion N° 24. Lorsque l'inflammation qui suit l'accident a disparu, faire quelques frictions à l'onguent N° 2.

Laisser l'animal au repos. Un mois de soins suffit généralement à assurer la guérison; sinon, faire des massages fréquents et répéter l'application d'onguent N° 2. Après complet rétablissement, remplacer le fer à crampons par un fer ordinaire.

ANIMAL DÉHANCHÉ

Les hanches, en raison de leur situation, sont exposées à de nombreux chocs. Lorsqu'un animal passe dans des ouvertures trop étroites, la hanche est fréquemment atteinte et c'est souvent elle qui, en cas de chute, porte la première. L'extrémité de la hanche peut être fêlée ou brisée et, s'il y a dislocation, l'animal est dit déhanché.

Dans les cas peu graves, la lésion se manifeste par une boiterie qu'il est difficile de caractériser. Toutefois, le pas est raccourci et la jambe se déplace d'une seule pièce, boitement et en fauchant légèrement.

L'animal peut avancer sans trop de peine, mais il lui est très difficile de reculer. En cas de fracture, la boiterie est intense, la région est enflée, chaude, très douloureuse et plus ou moins affaissée.

Traitement. — Placer l'animal en liberté dans une boxe spacieuse; faire des affusions d'eau chaude de 4 à 6 fois par jour et doucher à la lotion N° 32. Après diminution de l'enflure, appliquer le liniment N° 27, matin et soir, tout en faisant des affusions à l'eau vinaigrée chaude, jusqu'à guérison. Laisser l'animal au repos absolu pendant 2 ou 3 mois et terminer par des frictions légères à l'onguent N° 2.

Même après la guérison, il persiste presque toujours une déformation de la hanche et, pendant la marche, on observe un fléchissement marqué du train postérieur.

FRACTURES

Les membres étant très exposés aux chocs violents, aux accidents, les fractures en sont relativement communes.

Elles se produisent à la suite de chutes, de coups de pied, de prises de longes. La fracture du canon postérieur peut survenir, lorsque le membre vient à être pris dans une sous-ventrière mal ajustée. Le paturon se trouve quelquefois fendu après un saut sur un sol dur.

Pour éviter les prises de longe, utiliser des moyens d'attache rationnels Fig. 96 et 97, et veiller à ce que les éponges du fer ne soient pas trop longues.

Les fractures sont dites : *simples*, lorsque l'os étant cassé, les tissus ne sont pas traversés; *composées*, lorsque l'os transperce les chairs; *complexes*, lorsque des esquilles sont disséminées dans les tissus environnants; *transversales*, lorsque la cassure a lieu suivant la plus petite largeur de l'os et *obliques* dans le cas contraire. Il arrive parfois que l'os est simplement fêlé.

Symptômes. — Une boiterie intense accompagne toujours les fractures les plus légères ; le membre est impotent. Si l'os est simplement fêlé, on découvre un endroit sensible et, en cas de fracture, une enflure considérable survient rapidement. Si la fracture n'est que soupçonnée, il suffit, pour la déceler, de manipuler la région malade

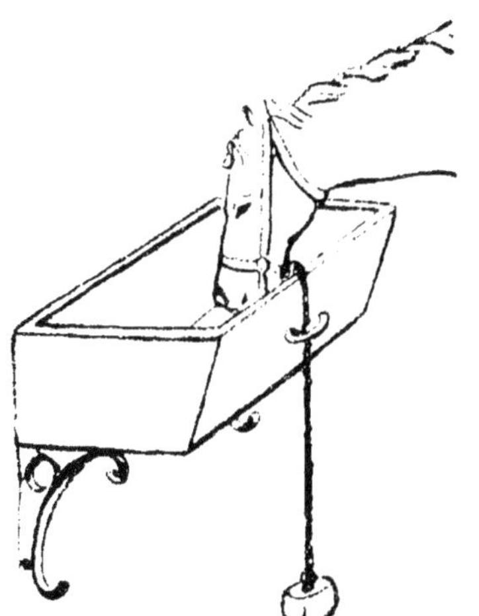

Fig. 96. — Mode d'attache rationnel.

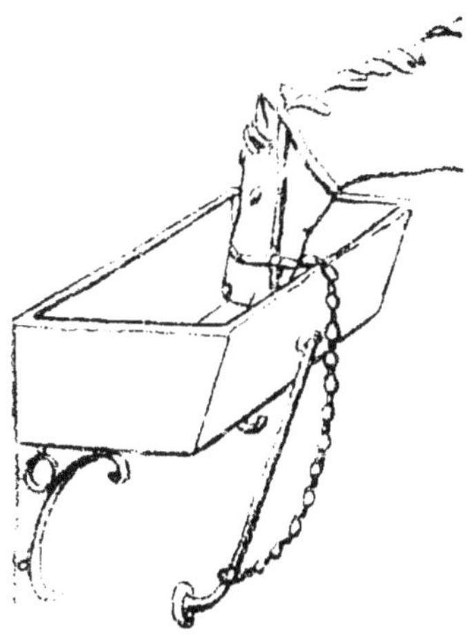

Fig. 97. — Mode d'attache rationnel.

en écoutant avec attention : on entend un grincement particulier qui ne laisse aucun doute sur la nature de la lésion. Le pouls s'accélère, une fièvre plus ou moins grande se manifeste. Si l'on n'intervient pas immédiatement, les symptômes s'exagèrent, les naseaux se dilatent, les yeux deviennent hagards, injectés et empreints d'anxiété ; l'enflure gagne les parties voisines, atteint bientôt le corps et la mort n'est plus qu'une question d'heures.

Traitement. — En cas de fracture grave, abattre l'animal ; il est en effet presque impossible de maintenir le sujet dans une immobilité absolue pendant 5 ou 6 semaines.

c'est cependant la condition essentielle pour que les deux fractures de l'os puissent se souder.

Ajoutons que si la fracture intéresse la hanche ou la cuisse, il est impossible de remettre les os à leur place, en raison de l'importance des masses musculaires qui, en se contractant, font dévier les os parfois de 10 à 15 centimètres.

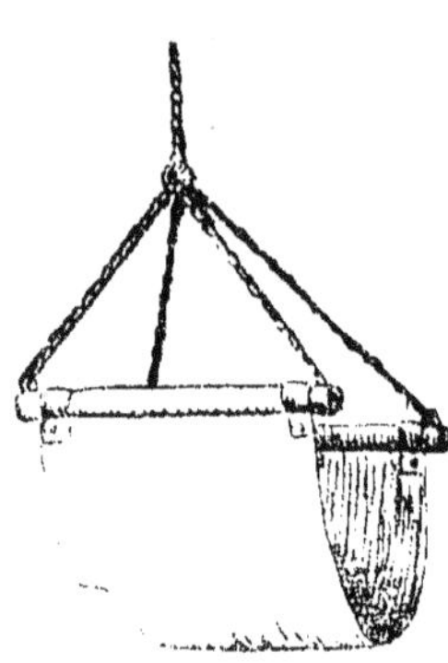

Fig. 98. — Appareil de suspension.

La fracture peut être guérie assez facilement lorsqu'il s'agit des os du pied, du pâturon et du boulet, à condition qu'il n'y ait aucun déplacement. On cite, en outre, la guérison de fractures simples du canon. Il est vrai que l'on dispose aujourd'hui de moyens de fixation puissants, capables d'immobiliser presque complètement une région déterminée; mais ce sont là opérations coûteuses que l'on ne doit tenter que sur des animaux de prix pouvant servir à la reproduction. Dans ce cas, transporter l'animal dans une box spacieuse et large; y établir un système de sangles (Fig. 98) qui permette de le soulever et de le maintenir de façon telle que les quatre membres, tout en portant sur le sol, soient soulagés de la plus grande partie du poids du corps.

Réduire la fracture en maintenant la jambe aussi droite que possible et l'entourer d'un emplâtre massif. Laisser l'animal dans cette position pendant 5 à 6 semaines; au début, il sera inquiet; mais la parole, les caresses, lui auront vite donné confiance. Si l'os a été brisé en plusieurs parties et que des esquilles se soient détachées, on devra les extraire sans tarder.

Calmer la fièvre, et, suivant son intensité, administrer toutes les 2, 4 ou 6 heures une cuillerée à bouche de la potion calmante et antifébrile N° 35.

N° 3 : Teinture d'aconit . . . . g.
Extrait fluide de belladone . . . 15
Nitrate de potasse. 60
Carbonate d'ammoniaque . . . 60
Eau. . . . . pour faire . . 1 l.

Donner à boire de l'eau fraîche en petite quantité, chaque fois que l'animal en manifeste le désir et distribuer une alimentation rafraîchissante.

BLESSURES

Les blessures sont dites *simples*, lorsqu'elles n'intéressent que l'épiderme et *compliquées*, lorsqu'elles affectent les tissus internes ; elles exigent des soins immédiats et une attente de quelques heures peut, dans bien des cas, être fatale à l'animal. Il est donc indispensable que le cultivateur puisse, le cas échéant, se substituer au chirurgien. En effet, une hémorragie demande à être arrêtée sans tarder et une suture doit être faite avant que l'inflammation ne se développe, autrement les tissus se rétractent et il devient impossible de rapprocher les deux lèvres de la plaie.

Au cas où la blessure est simple, on pratique immédiatement la suture (voir p. 97), après avoir lavé abondamment au moyen de la lotion N° 7 ; faite dès le début, la suture réussit presque toujours, alors qu'elle est très aléatoire lorsque les tissus sont enflés et que la suppuration a commencé. L'opération terminée, doucher à la lotion crésylée N° 7 ; mettre un bandage suffisamment serré pour qu'il tienne bien en place et ne plus intervenir jusqu'à ce que la suppuration commence : alors, laver à l'eau chaude et au savon, doucher à l'eau crésylée et mettre un nouveau bandage. Dès que la plaie se cicatrise, utiliser la lotion N° 8.

S'il est impossible de pratiquer la suture, appliquer des pansements humides à la lotion N° 7 jusqu'à ce que la plaie se comble, puis doucher à la lotion N° 8.

Dans le cas de blessures compliquées, il faut, avant tout, arrêter l'hémorragie ; lorsqu'elle est peu considérable, il suffit ordinairement de panser la plaie au moyen d'un tampon d'ouate ou d'une éponge imbibée de la solution N° 36.

N° 36 : Perchlorure de fer liquide...... 100 gr.
         Eau ....   1 litre.

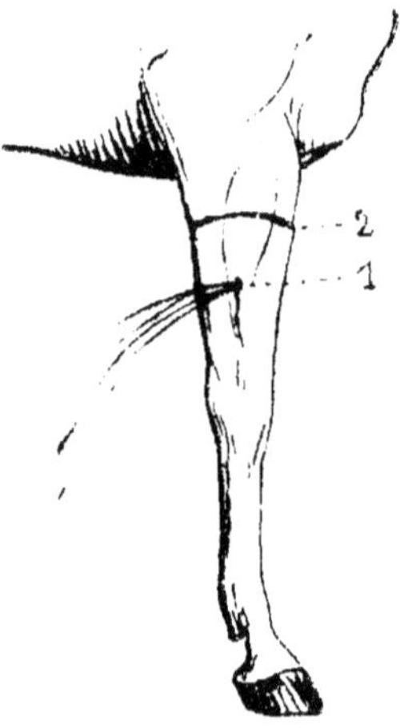

Fig. 99. — Hémorragie artérielle 1 et emplacement de la ligature 2.

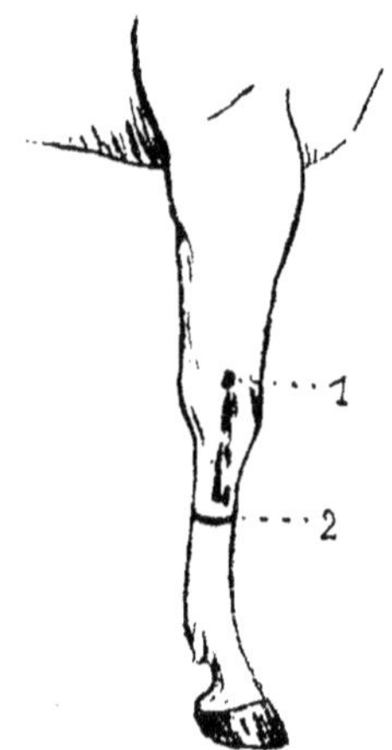

Fig. 100. — Hémorragie veineuse 1) et emplacement de la ligature (2).

Dans les blessures graves, lorsque l'hémorragie est intense, il faut agir différemment selon qu'elle est artérielle ou veineuse ; dans le premier cas, le sang rouge vermeil jaillit avec force et par à-coups (Fig. 99 ; dans le second cas il est rouge foncé, s'écoule uniformément et bave le long de la plaie (Fig. 100).

Si les vaisseaux sont mis à nu, l'artère se reconnaît à sa coloration rouge et à sa consistance élastique ; la veine, au contraire, est molle et de coloration bleutée.

Appliquer un pansement compressif avant la plaie, c'est-à-dire entre la plaie et le cœur, si l'hémorragie est artérielle et après la plaie, si l'hémorragie est veineuse. On détermine, par la pression digitale, la position exacte du pansement compressif.

Lorsque la position de la blessure est telle que l'on ne puisse apposer un bandage, il faut saisir les vaisseaux sanguins et les ligaturer au moyen de soie.

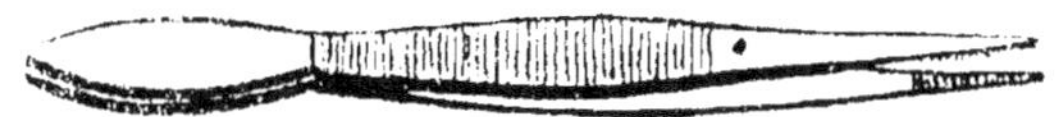

Fig. 101. — Pince chirurgicale.

À cet effet, pendant qu'un aide fait la ligature, les artères ou les veines sont maintenues avec une pince chirurgicale (Fig. 101) ou, au besoin, avec une pince ordinaire suffisamment fine.

Dans certains cas, lorsque les os sont meurtris, ils peuvent s'ulcérer ou se carier : pratiquer alors des touches au moyen d'un pinceau ou d'un tampon d'ouate imbibés de la lotion acide N° 37.

N° 37 : Acide chlorhydrique . . . . 5 gr.
        Eau . . . . 1 litre.

Puis traiter les plaies comme il a été dit plus haut.

Si les tendons sont coupés, l'accident est excessivement

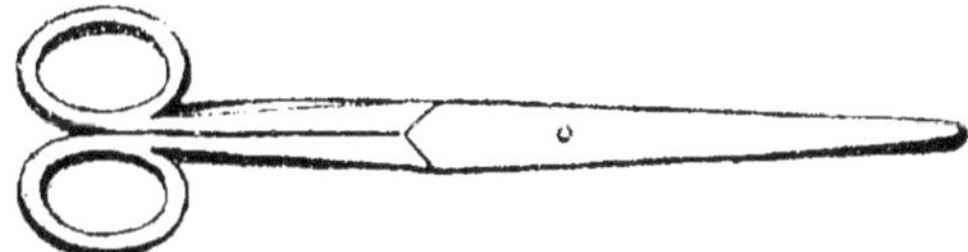

Fig. 102. — Ciseaux de vétérinaire.

grave. Placer l'animal dans un système de sangles (voir Fig. 98) et l'y maintenir jusqu'à complète guérison. Couper avec une paire de ciseaux spéciaux (Fig. 102) les parties déchiquetées et maintenir la jambe dans sa position normale pour que les chairs puissent se souder. Lorsque la blessure est à la jambe, mettre un fer à crampons très élevés pour soulager les tendons et, si après guérison, il se manifeste une certaine faiblesse dans la région, appliquer le liniment N° 31 à plusieurs reprises.

En cas de blessure profonde, faire une injection antitétanique et utiliser, comme antiseptique, de l'eau oxygénée diluée au cinquième.

GENOUX COURONNÉS

Les genoux couronnés entraînent toujours une dépréciation très grande de l'animal. Du degré d'intensité dépend la gravité du mal.

1er degré. — Les genoux sont simplement meurtris et légèrement écorchés : le poil est comme rasé, mais la racine n'étant pas détruite, il repousse ; l'accident est peu grave et la guérison assurée dans les 15 jours, les 3 semaines tout au plus.

Faire quelques lavages suivis d'applications de pommade camphrée N° 14 ou de vaseline boriquée N° 38.

```
N° 38 : Acide borique pulvérisé.......    20 gr.
        Vaseline pure ...............    100  —
```

Pratiquer quelques touches à la teinture d'iode pour hâter la chute des croûtes.

2e degré. — La peau des genoux est entamée dans son épaisseur et les chairs sont plus ou moins déchiquetées. La cicatrisation se fait avec un épaississement des tissus et les poils, s'ils repoussent, seront de couleur différente.

Dans les cas ordinaires, enlever avec soin les matières

étrangères qui sont dans la plaie, au moyen de lavages à l'eau boriquée tiède N° 39.

N° 39 : Acide borique . . . . 10 gr.
Eau bouillie . . . . 1 litre.

Appliquer, pendant quelques jours, des compresses à la lotion N° 7, puis faire des pansements à la vaseline iodoformée N° 40.

N° 40 : Iodoforme . . . . 5 gr.
Vaseline pure . . . . 100 —

Pour éviter la suppuration, pratiquer les lavages et renouveler les pansements tous les 2 jours.

Dans les cas graves, le traitement est plus délicat.

L'animal étant à l'écurie, *laver la plaie avec le plus grand soin*. Éviter avant tout un lavage violent et détersif : les membranes articulaires sont, en effet, extrêmement minces et si elles ont échappé à l'accident, il ne faut pas les détruire par maladresse et provoquer ainsi des complications toujours dangereuses. Doucher le genou en faisant glisser l'eau sur la jambe à 10 ou 15 centimètres au-dessus de la blessure ; éviter soigneusement de se servir d'une pompe à jet ou d'une seringue. Dans certains cas, lorsque la plaie forme poche, on devra inciser la peau pour assurer un nettoyage parfait et éviter l'accumulation du pus. Couper les tissus déchiquetés et appliquer un pansement humide à la lotion N° 7.

En cas d'inflammation, mettre un cataplasme antiseptique ; recourir aux lavages et aux pansements humides, dès que l'inflammation a disparu. Il faut éviter, avant tout, une suppuration trop grande en lavant la plaie et en renouvelant les pansements fréquemment, jusqu'à ce que les chairs repoussent. On pourra alterner les lavages à l'eau crésylée avec des lavages à l'eau oxygénée diluée au cin-

quième et additionnée d'une pincée de bicarbonate de soude,
pour lui enlever son acidité.

Dès que la plaie se referme, cesser les pansements
humides et appliquer la poudre N° 17 ou mieux, la poudre
cicatrisante et antiseptique N° 41.

> N° 41 : Tanin en poudre.................... 20 gr.
> Acide borique pulvérisé.......... 25
> Iodoforme....................... 15

Pour protéger la plaie, mettre, pendant plusieurs jours,
des bandages en toile, puis les remplacer par une jambe de
culotte que l'on attachera au-dessus du genou. Éviter soigneusement de laisser l'animal se gratter.

La cicatrisation complète demande au moins de 4 à
6 semaines : elle se produit avec un épaississement notable
des chairs qui gêne beaucoup l'animal dans ses mouvements
et l'expose à buter.

Lorsque la blessure atteint une certaine profondeur, il
est bon d'immobiliser l'articulation du genou au moyen
d'éclisses attachées au canon et à l'avant-bras ; avoir soin
de les garnir de coussinets en crin, pour éviter que les
chairs ne soient entamées aux points d'attache.

3° degré. — La plaie peut atteindre la largeur de la
main et l'articulation elle-même est intéressée. On peut
apercevoir les os du genou et remarquer l'épanchement
d'un liquide huileux, jaunâtre et se coagulant à l'air : la
synovie. Le cas est très grave et la guérison très aléatoire.
Lorsque l'animal a peu de valeur, il est sage de le livrer à
la boucherie. Immobiliser l'articulation aussi complétement
que possible au moyen d'éclisses et donner les premiers
soins en s'inspirant des indications données précédemment.

Après avoir lavé la blessure à l'eau tiède, y introduire
2 fois par jour, la pâte antiseptique N° 42 et faire suivre
d'un cataplasme calmant.

> N° 42 : Glycérine . . . .   10 gr.
> Acide phénique.   4
> Farine en quantité suffisante
> pour obtenir une pâte ferme.

Continuer le traitement jusqu'à ce que la suppuration ait disparu. Cesser alors l'application de la pâte et mettre des cataplasmes antiseptiques.

En cas de fièvre, administrer la potion N° 13.

Éviter, toujours, avec le plus grand soin, les lavages détersifs et, dès que la plaie se remplit, traiter la blessure comme il a été dit pour les lésions du 2e degré. Administrer intérieurement la poudre tonique N° 43.

> N° 43 : Sulfate de fer pur. . . . .   25 gr.
> Poudre d'écorce de quinquina. .   50

Mélanger et diviser en 10 parties égales ; en donner une dose matin et soir dans la nourriture.

Laisser l'animal au repos aussi longtemps que les chairs ne sont pas complètement soudées ; c'est une grave erreur de croire qu'il est indispensable de promener un cheval couronné, sous prétexte d'empêcher l'ankylose de l'articulation.

ARTHRITES

Les arthrites sont une inflammation des articulations ; elles affectent particulièrement le genou et le jarret et provoquent toujours une boiterie intense. Suivant l'origine de l'inflammation, on en distingue plusieurs sortes.

Les arthrites traumatiques se produisent à la suite de plaie pénétrante, de piqûres profondes, d'entorses, de coups, etc. La bourse synoviale peut être percée, il en résulte alors un épanchement de synovie. Dans ce cas, appliquer le traitement prescrit pour les genoux couronnés au 3e degré. Lorsque l'arthrite est la conséquence d'un coup de fourche ou de dent de herse, il se produit un engorgement rapide et la plaie devient suppurante ; agir alors très rapidement. Faire des lavages abondants à l'eau bouillie tiède, injecter un peu de glycérine au sublimé Nº 44 et mettre un pansement humide.

N° 44 : Glycérine. 1 litre
Sublimé corrosif. . . . . 1 gr.

La glycérine pénétrant dans tous les replis de l'articulation, entrave la suppuration. Appliquer ce traitement, d'abord 2 fois par jour, puis une seule fois.

Dans le cas où la plaie a très mauvais aspect, faire quelques injections avec de la glycérine contenant 2 grammes de sublimé par litre.

Les arthrites closes se produisent souvent sans cause apparente : on peut cependant être assuré qu'il y a eu contusion interne ou effort violent. Une enflure générale de l'articulation se manifeste, la synovie est sécrétée en abondance, la région devient chaude, douloureuse et très sensible à la pression ; la boiterie est accusée. Le plus souvent il y a *suppuration* et formation d'une fistule. Laisser l'animal au repos absolu et doucher à l'eau tiède aussi fréquemment que possible. Appliquer des pansements humides au sublimé corrosif à 1 gramme par litre d'eau et faire prendre des bains locaux.

Lorsque le mieux se manifeste, doucher à la lotion Nº 30 pour faire disparaître l'enflure et ramener l'articulation à son état normal.

S'il y a *suppuration*, appliquer, jusqu'à disparition de l'inflammation, des cataplasmes antiseptiques ; puis, faire des lavages à la liqueur de Van Swieten Nº 45.

N° 45 : Sublimé corrosif. . . . . 1 gr.
Eau distillée. 1 litre.

Si la plaie reste stationnaire, faire suivre les lavages d'une injection non détersive à la solution iodurée N° 29.

Les arthrites rhumatismales, assez rares, sont excessivement douloureuses. Éviter les douchages à l'eau froide, lesquels exagèrent la douleur. Faire des pansements chauds et administrer à l'intérieur, jusqu'à amélioration sensible, du salicylate de soude à la dose de 15 à 30 grammes dans les boissons ou en breuvage sucré, une semaine sur deux.

Des frictions à l'essence de térébenthine et des applications d'huile cantharidée N° 33, hâtent la guérison et la disparition de la douleur.

Pour les chevaux de luxe, faire des frictions au salicylate de méthyle, médicament utilisé en médecine humaine.

Pendant toute la durée du traitement, l'articulation sera maintenue chaudement par des bandages ouatés.

Arthrite des jeunes animaux. — Les poulains sont rarement atteints d'arthrite. Cependant, il arrive que peu après la naissance, des articulations se gonflent brusquement.

Ces arthrites, qui deviennent purulentes, sont presque toujours fatales; elles seraient dues à une infection ayant pour origine la plaie ombilicale; il importe donc de donner à l'ombilic les soins nécessaires (voir p. 395).

Les arthrites sont des affections très graves; pour les soigner, on doit recourir au vétérinaire, car un traitement non approprié est susceptible d'aggraver la lésion et de ruiner l'articulation. Les traitements sont du reste parfois impuissants à provoquer la guérison ; d'autres fois, l'arthrite disparaît brusquement, après avoir immobilisé l'animal pendant des mois.

CRAMPES

Les crampes affectent surtout les muscles de la cuisse; elles peuvent être le résultat, soit de l'accrochement de la rotule à la tête du fémur, soit de contractions excessives des nerfs et du groupe musculaire qu'ils desservent; elles sont alors d'origine nerveuse. Elles se produisent lorsque l'animal sort de l'écurie et peuvent se répéter à chaque démarrage. La jambe atteinte reste raide, le pied traîne en pince, puis brusquement la flexion survient et l'animal marche normalement. Elles apparaissent surtout chez les animaux jeunes et disparaissent avec l'âge et aussi avec une alimentation abondante en grains et riche en matières minérales, si toutefois elles ne sont pas dues à un défaut de conformation.

Les crampes d'origine nerveuse se manifestent surtout après un travail excessif, lorsque les animaux sont exténués, par exemple chez les chevaux que l'on oblige à nager pendant un temps prolongé. Elles peuvent survenir brusquement, en plein travail; l'animal est mis alors dans l'impossibilité de se mouvoir, ou peut tout au plus se traîner sur ses membres postérieurs. La position du cheval est variable mais, en général, l'arrière-train fléchit et il arrive, en cas de crampe double, que l'animal tombe. Les crampes peuvent durer de quelques minutes à plusieurs heures.

Traitement. — Appliquer des compresses d'eau très chaudes, jusqu'à ce que les membres aient repris leur liberté; sécher par des frictions énergiques et appliquer le liniment N° 27. Si l'on ne dispose pas de liniment, faire simplement des frictions au vinaigre chaud ou à l'alcool camphré.

MALADIES DU CORPS

BLESSURES DES HARNAIS

*Blessures des épaules. — Blessures du dos. — Cors.
Mal de garrot.*

Tous les harnais sont susceptibles, surtout en été, de blesser les animaux. En effet, sous le frottement continuel, la peau mouillée par la sueur, s'amollit, s'irrite et s'écorche. Les blessures ainsi produites ne présentent, en général, aucune gravité si on les soigne en temps voulu.

Dans d'autres cas, au contraire, avec des harnais trop grands ou mal rembourrés, il y a formation de tumeurs plus ou moins volumineuses. Tantôt elles sont molles, fluctuantes et on les soigne alors comme des abcès (voir p. 205), tantôt dures et superficielles, elles constituent les cors ou durillons.

Le *cor* est formé par plusieurs couches d'épiderme superposées; il provoque la douleur par la compression qu'il exerce sur les tissus internes; il est très fréquent à la pointe des épaules.

Quant au garrot, il est souvent le siège de blessures occasionnées par des harnais mal ajustés; les blessures, d'abord superficielles, peuvent s'envenimer facilement et devenir purulentes. Le pus, en raison de la disposition des vertèbres, peut s'infiltrer entre les masses musculaires pour y former une fistule profonde, à tendance envahissante, très difficile à guérir. Aussi ne doit-on jamais négliger les blessures qu'occasionnent les harnais, surtout au garrot.

SYSTÈME MUSCULAIRE SUPERFICIEL

1. Muscles des lèvres.
2. Muscle de la mâchoire inférieure (masséter).
3. Muscle reliant la tête aux vertèbres dorsales (splénius).
4. Muscle élevant l'épaule (trapèze).
5. Muscles extenseurs et abducteurs du bras ou humérus.
6. Muscle angulaire de l'omoplate faisant mouvoir l'encolure.
7. Muscle inclinant la tête ou portant le membre antérieur en avant.
8. Muscle fléchissant la tête.
9. Muscle extenseur de l'avant-bras ou radius et cubitus.
10. Muscle extenseur antérieur du canon.
11. Muscle extenseur antérieur des phalanges.
12. Muscle extenseur oblique du canon.
13. Muscle fléchisseur externe du canon.
14. Muscle fléchisseur oblique du canon.
15. Muscle fléchisseur interne du canon.
16. Tendon du perforé ou fléchisseur superficiel des phalanges.
17. Tendon du perforant ou fléchisseur profond des phalanges.
18. Ligament suspenseur du boulet.
19. Muscle extenseur latéral des phalanges.
20. Muscles intercostaux.
21. Muscle portant le bras en arrière et en haut (grand dorsal).
22. Muscle du tronc.
23. Muscle élevant le membre postérieur.
24. Muscles extenseurs de la cuisse, abducteurs du membre postérieur (fessiers).
25. Muscles extenseurs et fléchisseurs du membre postérieur.
26. Muscle fléchisseur de la jambe (demi-tendineux).
27. Muscle adducteur du membre, extenseur de la cuisse (demi-membraneux).
28. Muscles extenseurs du pied (jumeaux).
29. Corde du jarret.
30. Muscle fléchisseur profond des phalanges ou perforant.
31. Muscle releveur de la queue.
32. Muscle inclinateur de la queue.
33. Abaisseur de la queue.

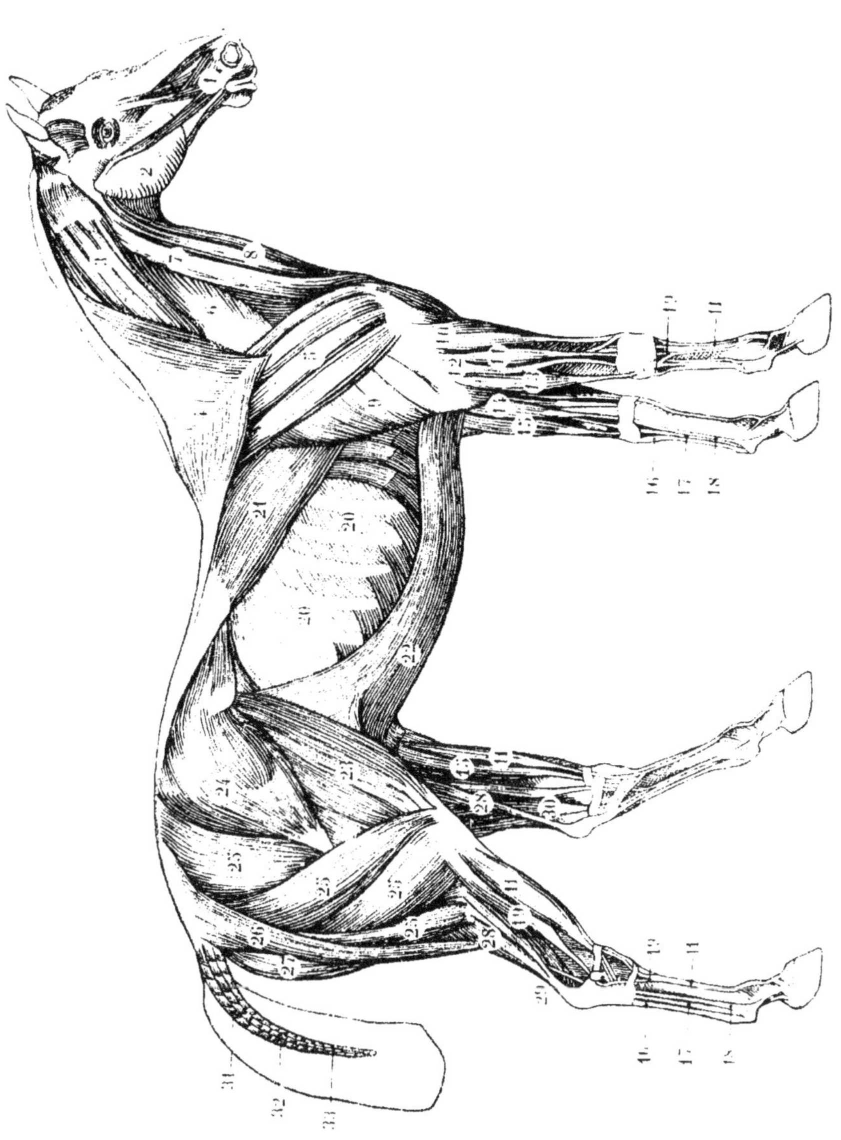

Traitement. — Dans le cas de blessures superficielles, faire des affusions d'eau salée, 3 ou 4 fois par jour; essuyer pour sécher et appliquer la lotion astringente N° 19, ou la lotion tanique N° 46.

      N° 46 : Vinaigre . . . . 25 gr.
              Tanin en poudre . . . . 12 —
              Eau . . . . pour faire 1 litre

La peau, après s'être mortifiée, reste parfois attachée à la chair en formant une sorte de croûte dure, entourée d'une couronne où les tissus sont à vif.

Il est nécessaire d'enlever cette croûte afin de permettre une guérison définitive et de prévenir toutes blessures ultérieures ou la formation d'un cor. A cet effet, appliquer des compresses d'eau chaude pour amollir les tissus et, au besoin, s'aider d'un scalpel ou d'un canif. On obtient ainsi une plaie nette, fraîche, qu'il suffit de traiter comme il a été dit plus haut. Si la blessure a mauvais aspect, mettre des cataplasmes émollients; les excroissances de chair qui pourraient se produire seront brûlées au moyen de poudre de sulfate de cuivre.

Lorsque la peau sans être lacérée est meurtrie, doucher à l'eau chaude pendant plusieurs minutes; essuyer et frictionner légèrement à l'essence de térébenthine.

Lorsqu'il s'est formé un cor, les traitements qui consistent à l'amollir et à le gratter échouent presque toujours; il est nécessaire de l'extirper au moyen du bistouri.

Pendant le traitement des blessures, il est préférable de laisser les animaux au repos.

Dans le cas contraire, éviter que les harnais ne fassent pression sur la région meurtrie en pratiquant des fontaines.

Lorsque l'animal est blessé au garrot, entretenir la plaie dans le plus grand état de propreté, afin d'éviter la suppuration et toutes les complications qui pourraient en résulter. Remplacer, pendant quelques jours, le collier par une bricole ou l'évider de façon qu'il ne porte pas sur la meurtrissure.

Faire des lavages à l'eau boriquée N° 39 ou à l'eau salée qui hâte la cicatrisation. Trois fois par jour, saupoudrer d'acide borique mélangé à du tanin, en parties égales. Ne remettre le collier qu'après disparition de la douleur et cicatrisation complète.

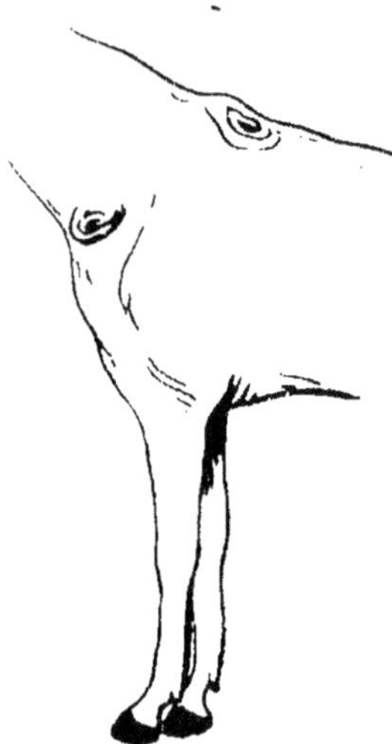

Fig. 103. — Mal de garrot et abcès de l'épaule.

Si l'on néglige ces soins élémentaires, la blessure s'envenime, les chevaux refusent de se laisser garnir et deviennent même dangereux : le *mal de garrot* apparaît Fig. 103. Il se manifeste par une grosseur de dimensions variables d'où le pus s'écoule. Dans les cas graves, la fistule a de nombreuses ramifications : ses parois sont épaisses, dures et de coloration blanchâtre ; le pus est crémeux ; il devient fluide, grisâtre et d'odeur fétide lorsque les os sont atteints.

Dans les cas ordinaires, faire des lavages fréquents à la lotion N° 10 pendant une semaine environ ; puis à la solution N° 7 en alternant avec la précédente.

Lorsque la plaie commence à se fermer, faire quelques touches à la teinture d'iode et laver au moyen de la lotion N° 8 jusqu'à cicatrisation.

Dans les cas graves, recourir au vétérinaire. Il faut ouvrir la fistule pour donner libre écoulement au pus et appliquer des cataplasmes antiseptiques (Fig. 104. Il en est de même lorsque le mal de garrot est compliqué de carie des os sous-jacents : il faut avant d'appliquer le traitement précédent enlever les parties cariées ou les cautériser au moyen de la solution N° 37.

En cas de fistule profonde, il sera bon de faire suivre les lavages d'injections de glycérine au sublimé N° 44.

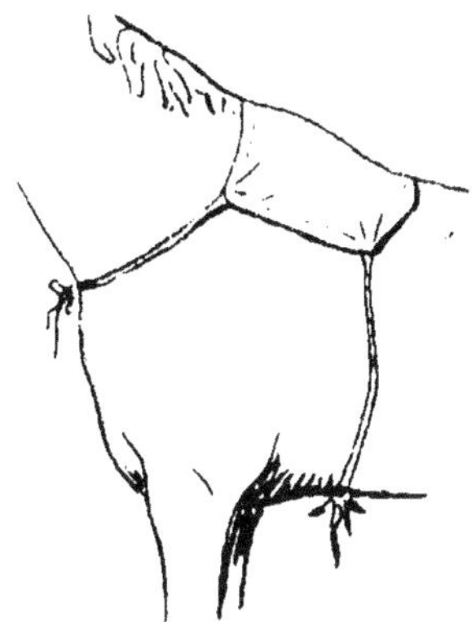
Fig. 40. — Bandage du garrot.

Après cicatrisation des blessures de harnais, s'il persiste un épaississement, il peut être l'origine de nouvelles blessures ou de durillons, il faut absolument le faire disparaître : pratiquer des affusions répétées d'eau chaude suivies d'applications du liniment N° 31 jusqu'à légère vésication, puis graisser au saindoux. Répéter le traitement jusqu'à disparition de l'induration.

Pour éviter les blessures, il est indispensable d'entretenir les harnais dans le plus grand état de propreté et de les faire rembourrer périodiquement.

ABCÈS

Les abcès sont constitués par des amas de pus sous la peau.

Ils peuvent apparaître sur tout le corps, mais on les trouve principalement sur les épaules, dans la région du garrot, dans l'auge et sur les côtes.

Ils sont la conséquence, soit d'un sang vicié, soit de frottements répétés ou de l'introduction d'un corps étranger dans les chairs.

Lorsqu'ils sont dus à un mauvais sang la quantité de pus produite peut être considérable et leur durée se prolonger pendant plusieurs semaines ; s'ils sont accidentels ils guérissent en général rapidement.

Les abcès sont parfois des signes précurseurs de la fièvre typhoïde.

De grosseur très variable, ils sont, selon leur position, plus ou moins douloureux. On distingue les abcès chauds et les abcès froids.

Symptômes. — Les *abcès ordinaires* ou *chauds* sont caractérisés par l'apparition d'une tumeur chaude et douloureuse : d'abord dure, elle se ramollit ensuite, progressivement, jusqu'au moment où la suppuration commence.

Les *abcès froids* apparaissent lentement, sans chaleur ni douleur : ils deviennent souvent énormes et peuvent provoquer de graves désordres ; ils siègent très fréquemment à la pointe de l'épaule (voir Fig. 103) et, dans ce cas, les cultivateurs les désignent fréquemment sous le nom de *poireaux*.

Traitement. — Hâter la maturation des *abcès chauds* par des cataplasmes antiseptiques ou, si la position des tumeurs n'en permet pas l'application, mettre de la pommade camphrée N° 14 ou de la pommade phéniquée N° 47.

    N° 47 : Acide phénique...................... 10 gr.
            Vaseline............................ 250 —

A l'intérieur, administrer le purgatif à l'aloès N° 18 ; lorsque la purge a produit son effet, donner la poudre tonique et diurétique N° 48 à raison d'une cuillerée à bouche matin et soir, dans la nourriture, pendant une semaine.

    N° 48 : Sulfate de fer...................... 15 gr.
            Nitrate de potasse................... 30 —
            Graines de fenu-grec................. 7 —
            Farine de lin....................... 60 —

Lorsque l'abcès est mûr, il crève sous la pression du doigt. Au besoin, faciliter l'écoulement du pus par une incision (voir p. 102). Bien purger l'abcès et faire, 2 fois par jour, des lavages à l'eau chaude, puis à l'eau crésylée N° 7, qu'il est bon d'alterner avec la formule N° 45. Dès que la plaie se referme, doucher à la lotion N° 8.

Dans le cas d'*abcès froids*, les faire avorter, si possible, dès leurs premières manifestations, par des frictions vésicantes à l'onguent vésicatoire N° 49.

    N° 49 : Poix noire.............................   200 gr.
            Résine...............................   200 —
            Cire jaune...........................   150
            Huile à manger.......................   600 —
            Poudre de cantharides................   300 —
            Poudre fine d'euphorbe...............   100 —

ou à l'onguent mercuriel N° 50, encore plus actif.

    N° 50 : Onguent vésicatoire N° 49...   250 gr.
            Mercure..............................   250 —

A défaut de ces préparations, utiliser l'onguent N° 2. Favoriser l'avortement des tumeurs en administrant, à l'intérieur, de l'iodure de potassium à la dose de 4 à 6 grammes par jour, dans les boissons, ou mieux en donnant matin et soir, dans un peu de son, deux cuillerées à bouche d'une solution d'iodure de potassium à 110 grammes par litre ; suivre ce traitement pendant 15 jours. Si l'abcès se précise, appliquer des cataplasmes et traiter comme précédemment.

Dans le cas de tumeurs volumineuses, qui nécessitent une véritable ponction, l'intervention du vétérinaire est indispensable.

Il en est de même pour les abcès chauds qui sont profonds ou qui menacent les articulations ; il est souvent urgent de les ponctionner avant maturité.

Faire suivre la ponction d'injections iodurées N° 29 et de quelques touches légères à la teinture d'iode.

Pour éviter qu'une cicatrisation trop rapide ne provoque la récidive, appliquer des pansements humides.

Observer la plus grande propreté, l'accès de corps étrangers pouvant causer une nouvelle inflammation.

TOUR DE REINS

Le *tour de reins* ou *effort de reins* se produit chez les animaux qui ont été surchargés : il est également dû à une glissade ou à une chute. Il est caractérisé par une dilacération des ligaments intervertébraux et des muscles de la région lombaire.

Symptômes. — Au début, les reins sont douloureux et chauds ; le train postérieur est raide, l'animal éprouve de la difficulté à reculer et à tourner. S'il peut se déplacer facilement d'un côté, c'est que la lésion réside du côté opposé. On s'assure de l'effort de reins en pinçant la colonne vertébrale ou en y exerçant une forte pression : l'animal manifeste une sensibilité exagérée. Si l'effort de reins se complique d'un effort des psoas, muscles qui vont de la région lombaire à la cuisse, le train postérieur est momentanément paralysé.

Traitement. — Les tours de reins devenant très rapidement chroniques, il faut intervenir immédiatement. Laisser l'animal au repos absolu. Tondre les poils de la région où se manifeste la sensibilité.

Doucher à l'eau chaude pour enlever l'inflammation et, au besoin, placer sur les reins des sacs contenant du son ébouillanté, puis égoutté. Appliquer ensuite des sinapismes et opérer des frictions énergiques à l'essence de térébenthine jusqu'à disparition de la douleur. Si ce traitement est insuffisant, essayer l'onguent N° 2.

En cas d'effort des psoas, supporter l'animal par des sangles et appliquer le traitement précédent.

RUPTURE DES REINS

La rupture des reins se produit assez fréquemment dans les chantiers de construction et dans les pays montagneux, à l'époque des avalanches, lorsque de lourds matériaux tombent sur la région des reins.

Il arrive que, seules, les apophyses des vertèbres soient brisées ; extérieurement, la rupture se manifeste par une dépression ; à la palpation, on entend un bruit particulier dû au frottement des surfaces osseuses les unes contre les autres. Si le rein est complètement brisé, c'est-à-dire s'il y a rupture de la colonne vertébrale, le train de derrière est paralysé et l'animal n'éprouve plus aucune sensibilité dans toute la région postérieure à la fracture. Pour ne pas confondre la rupture des reins avec l'effort des psoas qui se caractérise également par une paralysie du train postérieur, il suffit de piquer, avec une épingle, la base de la queue ; si l'animal ne réagit pas, il y a rupture.

Traitement. — Lorsque, seules, les apophyses des vertèbres sont brisées, l'animal peut guérir. Le placer dans un appareil à sangles (voir Fig. 98) et appliquer des compresses d'eau froide sur la fracture, tout en faisant, de temps en temps, des lotions à l'alcool camphré N° 51.

<pre>
      N° 51 : Camphré.............. 130 gr.
              Alcool à 90° .... 1 litre.
</pre>

Dès que l'inflammation a disparu, opérer seulement quelques lotions à l'alcool camphré. Avec le temps, l'animal se remettra.

Dans le cas où des esquilles osseuses seraient dans les chairs, inciser la peau pour les extraire ou laisser se former un abcès qui, à maturité, les expulsera. Lorsque le rein est complètement brisé, abattre l'animal.

COTES ENFONCÉES. FRACTURES DES COTES

Les côtes peuvent être enfoncées ou brisées à la suite de chutes, de collisions, de coups de pied, etc. Comme conséquence, il arrive qu'elles percent la membrane séreuse qui enveloppe les poumons ou les poumons eux-mêmes, déterminant ainsi une affection excessivement grave.

Symptômes. — Dans le cas où les côtes sont simplement enfoncées, la cage thoracique n'est pas déformée, mais la respiration est courte, rapide et le souffle est froid ; l'animal s'efforce à ne pas faire travailler les côtes et celles-ci restent presque inactives ; il se tient constamment debout et se refuse à se déplacer.

Lorsqu'il y a rupture, la cage thoracique est déformée et si l'extrémité libre, en pénétrant à l'intérieur, y a déterminé une hémorragie, il se produit un saignement de nez.

Selon l'intensité de la lésion, il y a plus ou moins de fièvre et perte de l'appétit.

Traitement. — Placer l'animal dans une boxe spacieuse et le laisser au repos absolu ; entourer la région enfoncée avec des bandages maintenus par des sangles en serrant suffisamment pour immobiliser les côtes le plus possible, pendant la respiration.

En cas de fracture, retirer rapidement les esquilles osseuses et appliquer le traitement précédent.

Calmer la fièvre au moyen de la potion N° 52 à raison d'une cuillerée à bouche toutes les 2, 4 ou 6 heures, suivant l'intensité de la fièvre.

> N° 52 : Teinture de racine d'aconit.....   3 gr.
> Extrait aqueux de belladone....   6 —
> Eau............................   150

Nourrir très légèrement avec du son et des farineux et ne pas faire travailler l'animal avant complète guérison.

CHEVAL DÉNUQUÉ

Dans le langage courant, un cheval est dit *dénuqué*, lorsqu'il a une fracture des vertèbres de la région cervicale. Cet accident arrive fréquemment aux chevaux de courses qui, au saut d'un obstacle, butent des membres antérieurs et capotent sur la tête.

En cas de fracture, l'animal est dans l'impossibilité de se relever ; la sensibilité du train postérieur ayant disparu, le cheval ne réagit plus lorsqu'on le pique à la base de la queue avec une épingle ou la pointe d'un canif. Cependant, par suite de contractions nerveuses, le malade peut mouvoir ses membres postérieurs ; il ne faut pas en conclure qu'il n'y a pas fracture et qu'il peut être sauvé : il faut le conduire *immédiatement à l'abattoir*. Une enflure apparaît rapidement dans la région brisée, une forte fièvre survient et, au bout de 12 ou 24 heures, l'état fiévreux s'étant généralisé, la viande est impropre à la consommation.

Un cheval dénuqué peut vivre parfois jusqu'à 8 et 10 jours ; relevé, il est des cas où il peut se tenir debout ; mais toute intervention est inutile, il faut sacrifier l'animal.

FRACTURE DE LA QUEUE

Queue brisée.

La queue peut se briser sous l'action d'un choc violent et lorsque le cheval, en se cabrant, se renverse en arrière.

L'endroit de la fracture est presque toujours situé à la naissance même de la queue, c'est-à-dire après le sacrum vers les premières vertèbres de la queue ou vertèbres coccygiennes (voir pl. IV).

Après la fracture, la croupe s'affaisse à l'arrière et l'extrémité du sacrum, n'étant plus maintenue, s'abaisse.

comprime les organes internes et réduit le passage du bassin ; il s'ensuit qu'une jument dont la queue a été brisée, ne doit pas être soumise à la reproduction.

Cette considération mise à part, la queue brisée ne constitue pas une affection grave, mais un défaut très désagréable à la vue.

MÉLANOSE

La mélanose se manifeste ordinairement à l'extérieur, par l'apparition de tumeurs noires autour de l'anus ; c'est généralement l'indice qu'il existe d'autres tumeurs dans l'organisme.

Cette maladie semble n'affecter que les chevaux blancs et la présence de crins frisés et crépus en serait un présage. La mélanose étant à tendance héréditaire, on ne devra pas utiliser, pour la reproduction, les animaux qui en sont atteints.

Traitement. — Dès que les tumeurs apparaissent, on peut parfois les faire avorter : à cet effet, administrer le purgatif N° 18, faire, en outre, des applications d'une pommade composée de 40 grammes de vaseline et de 5 grammes d'extrait mou de marron d'Inde.

Lorsque les tumeurs ont fait leur apparition, en pratiquer l'ablation : opérer des lavages à la lotion N° 7 ou à l'eau oxygénée diluée au dixième. Administrer à l'intérieur la potion N° 53 à raison d'une cuillerée à bouche matin et soir, dans une mâche de son, pendant 3 semaines ; arrêter 15 jours et recommencer.

> N° 53 : Iodure de potassium...... 110 gr.
> Eau................... 1 litre.

Quand les tumeurs percent d'elles-mêmes, faire des lavages au moyen d'une solution de borate de soude à 40 grammes par litre.

HERNIE

Sous le nom de *hernie*, on désigne ordinairement une grosseur produite par le déplacement d'une portion d'intestin qui, abandonnant sa position normale, fait saillie sous la peau.

Les hernies apparaissent surtout à la suite d'efforts violents ou de blessures de la paroi abdominale.

Souvent peu dangereuses, si l'on intervient dès leur apparition, elles peuvent, à défaut de soins immédiats, être suivies de complications mortelles. C'est ainsi qu'elles deviennent irréductibles par suite d'une augmentation de volume résultant de l'inflammation des organes, ou de l'accumulation des matières alimentaires dans l'anse formée par l'intestin. On doit éviter ces complications par l'application immédiate d'un bandage compressif qui soutient la hernie jusqu'à l'arrivée du vétérinaire.

Les hernies ont reçu des noms différents suivant leur localisation : les plus communes sont dites inguinales, ventrales et ombilicales.

Hernie étranglée ou hernie inguinale aiguë. — Très fréquente chez les chevaux entiers, elle est provoquée par la pénétration d'une portion d'intestin dans la cavité qui loge le testicule. L'intestin étant serré à son passage dans la bourse, la circulation s'arrête ; il s'enflamme rapidement et la gangrène survient si l'on n'intervient pas.

Cette hernie se manifeste, dès le début, par des coliques légères qui se précisent rapidement. L'animal se roule et quelquefois il s'assied sur les membres postérieurs : il y a lieu d'explorer immédiatement les testicules. Généralement la hernie étranglée n'apparaît que d'un seul côté : le testicule est alors immobile et le cordon est en partie masqué par l'intestin.

Aussitôt après cette constatation, essayer de remettre

l'intestin en place par des pressions digitales exercées doucement sur la peau ; au besoin, aider à l'opération en introduisant la main dans le rectum. Mais, si la réduction est impossible, il faut inciser l'entrée des bourses pour replacer l'intestin ; cette opération demande à être faite très rapidement, car si les tissus sont déjà mortifiés, l'animal est perdu. A cet effet, il est nécessaire de coucher l'animal et de l'immobiliser comme s'il s'agissait d'une castration. Cette opération est évidemment du ressort du vétérinaire. Après réduction de la hernie, appliquer des bandages appropriés passant entre les fesses et de chaque côté des hanches, pour éviter une nouvelle descente de l'intestin ; placer l'animal de telle façon que le train postérieur soit très élevé ; on modifie ainsi la position des intestins et on réduit les risques d'un nouvel accident. L'animal recevra une nourriture riche, mais aussi peu volumineuse que possible. Il est prudent, après une première hernie inguinale, de faire castrer l'animal.

Hernies ventrales. — Les hernies ventrales prennent naissance principalement à la suite de coups, de chutes ou d'efforts violents qui ont dilacéré les muscles de la paroi abdominale. Les intestins venant refouler la peau déterminent une grosseur fluctuante, molle, qui disparaît sous la pression et réapparaît dès qu'on enlève la main. Il faut, dès que la grosseur se manifeste, la *réduire* en remettant l'intestin à sa place et appliquer un pansement compressif qui s'opposera au retour immédiat de la hernie. On a ainsi paré au plus pressé, en attendant l'arrivée du vétérinaire.

Dans les cas peu graves, on peut essayer l'application des bandages à la poix. A cet effet, faire fondre de la poix noire à une température douce ; y tremper des bandes de toile que l'on applique ensuite à l'emplacement de la hernie, préalablement réduite. Par refroidissement, les bandes adhèrent à la peau et maintiennent les tissus. En en mettant plusieurs couches, on constitue un véritable bouclier qui s'oppose au retour de la hernie; le pansement sera laissé aussi longtemps que possible, au moins 6 semaines; les tissus internes ont ainsi le temps de se cicatriser et la hernie peut très bien ne plus survenir. Ce traitement a l'avantage de supprimer les bandages circulaires qui, par la compression continuelle qu'ils exercent, affaiblissent les tissus sous-jacents. L'enlèvement de la poix se fait au moyen d'essence de térébenthine. Ensuite, doucher fréquemment la région à l'eau froide et la fortifier par des massages répétés.

Dans les cas graves, les opérations chirurgicales sont parfois nécessaires; elles sont souvent couronnées de succès, mais, en raison des complications qui peuvent surgir, elles sont toujours aléatoires.

Hernie ombilicale. — La hernie ombilicale se manifeste très fréquemment chez les jeunes. Elle est due à ce que la paroi abdominale, insuffisamment close et poussée par l'intestin, « bombe comme un ballon ». Elle est congénitale ou apparaît dans la quinzaine qui suit la naissance.

Dès son apparition, appliquer sur le nombril une large sangle, jusqu'à ce que les tissus aient pris suffisamment de force, c'est-à-dire pendant plusieurs semaines. On peut, en maintenant le poulain couché, faire des affusions d'eau froide et des massages en vue de fortifier les tissus. Dans le même but, procéder à quelques frictions très légères à l'onguent N° 2 et terminer le traitement par un bandage à la poix (voir hernie ventrale).

Si la hernie persiste sans gêner l'animal, ne pas s'en occuper; mais, si le poulain souffre, le faire examiner par le vétérinaire ou appliquer le traitement suivant : couper les poils et faire des touches au moyen d'acide azotique sur la hernie elle-même; il en résulte de l'œdème qui diminue peu à peu; puis la surface cautérisée se croûte et se parchemine ; comme conséquence, les tissus se rétractent ; intérieurement, une organisation fibreuse s'établit et s'oppose complètement à la descente de l'intestin. Utiliser l'acide azotique avec une grande prudence, afin d'éviter les brûlures profondes.

Pendant le traitement des hernies, éviter la constipation en soumettant l'animal à un régime rafraîchissant.

GOITRE

Le goitre est une hypertrophie de la glande thyroïde située en dessous et en avant du cou, de chaque côté de la

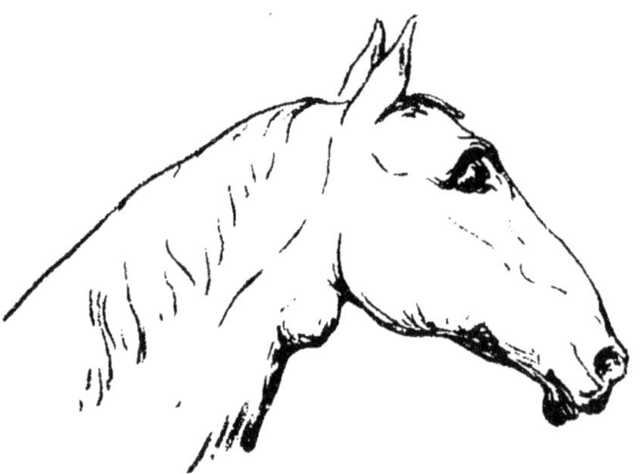

Fig. 105. — Goitre.

trachée-artère (Fig. 105). Cette glande qui, normalement, est très réduite, peut alors atteindre la grosseur d'une tête d'enfant.

Le goitre modifie la forme du cou et peut exercer sur les organes qu'il enserre, une pression telle que des crises d'étouffement sont à craindre.

On est peu fixé sur la cause de cette maladie qui paraît être héréditaire. On a simplement constaté que les tissus de la glande se désagrègent et deviennent mous.

Traitement. — Le traitement est rarement curatif.

Chaque jour, faire des lavages à l'eau chaude et au savon; essuyer et frictionner à la pommade iodurée N° 54.

> N° 54 : Iodure de potassium . . . . 20 gr.
> Saindoux 150

En utiliser à chaque fois la grosseur d'une noisette. Continuer le traitement pendant 3 ou 4 semaines tout en faisant travailler l'animal.

L'opération du goitre est toujours très dangereuse; il est préférable de ne pas la tenter.

RHUMATISMES

Les rhumatismes consistent en une affection articulaire ou musculaire ordinairement très douloureuse et fréquemment accompagnée de fièvre.

On suppose qu'ils sont dus à l'accumulation d'acides dans le sang. Ils peuvent survenir brusquement sous des irritations diverses : refroidissements, dérangements de l'intestin ou de l'estomac. On tend aussi à croire qu'ils sont d'origine microbienne.

Les rhumatismes articulaires se manifestent par une courbature souvent générale et un état fébrile plus ou moins prononcé. La boiterie survient fréquemment mais elle est irrégulière, intermittente et passe d'un membre à l'autre. Les articulations sont généralement enflées, chaudes et douloureuses.

Tenir l'animal chaudement, éviter les courants d'air avec le plus grand soin. Dans les cas peu graves, administrer intérieurement la poudre N° 55.

> N° 55 : Nitrate de potasse . . . . 30 gr.
> Graines de colchique . . . . 20 —
> Graines de fenugrec . . . . . 5 —

Broyer, mélanger, diviser en 10 parties égales et en donner une, matin et soir, dans la nourriture.

Faire des affusions d'eau chaude trois fois par jour ; bien essuyer, appliquer le liniment N° 27 et bander chaudement avec de la flanelle. Lorsque la crise est passée, donner un peu d'exercice.

La maladie est sujette à récidive.

Dans les cas graves, administrer en deux fois, dès le premier jour, pour diminuer la douleur, 15 grammes d'aspirine, incorporés à 50 grammes de gros miel. Puis, faire prendre en breuvage, dans une infusion sucrée de feuilles de frêne, 10 à 20 grammes de salicylate de soude par jour, suivant l'intensité des rhumatismes. Appliquer, sur les articulations, une pommade composée de 200 grammes de saindoux et de 50 grammes de salicylate de méthyle ; recouvrir de ouate non hydrophile et d'une toile cirée mince pour conserver la chaleur. Après la crise, administrer chaque jour, pendant une à deux semaines, 5 grammes d'iodure de potassium en breuvage dans l'eau sucrée, pour assurer la guérison.

Les rhumatismes musculaires, ainsi que leur nom l'indique, intéressent les muscles. Ils siègent surtout à l'encolure (torticolis), dans la région lombaire (lumbago), aux membres postérieurs, etc.

On leur appliquera le traitement que nous indiquons pour le torticolis.

Torticolis.— Le torticolis est provoqué par une crampe persistante des muscles du cou. Il est de nature rhumatismale. Le couchage sur un sol humide et froid y prédispose et les chevaux qui vivent au pâturage sont très exposés à le contracter.

On remarque parfois une enflure des muscles ; ceux-ci sont durs et sensibles. L'animal se meut lentement, avec raideur et ne peut baisser la tête. L'encolure est portée d'un côté et forme à l'opposé une convexité plus ou moins marquée. L'attitude de l'animal est gênée ; toutes les régions du corps paraissent endolories et, s'il est au pâturage, il ne peut manger.

Maintenir l'animal dans un endroit sec et chaud. Appliquer des compresses d'eau très chaude sur l'encolure et l'entourer de couvertures de laine.

Pour hâter la guérison et éviter le retour de l'affection, administrer à l'intérieur la poudre N° 55. Au besoin, faire des frictions à l'essence de térébenthine ou à un liniment composé de 400 grammes d'huile à manger et de 100 grammes d'ammoniaque liquide.

VERRUES

Les verrues sont de petites excroissances de la peau généralement enracinées dans l'épaisseur du derme. Elles peuvent apparaître dans toutes les régions du corps ; cependant elles siègent principalement à la tête, à l'extrémité des naseaux, autour de la bouche et des yeux. Les verrues sont surtout fréquentes chez les jeunes chevaux, mais elles ne les incommodent pas ; elles sont contagieuses lorsque l'animal a un tempérament qui le prédispose à les contracter.

Les verrues récentes sont molles, mobiles et saignent facilement ; anciennes, elles sont rugueuses, dures et à surface fendillée.

Traitement. — Les verrues sont plates ou pédonculées. Dans ce dernier cas il suffit, lorsqu'elles sont petites, de les couper avec des ciseaux et, lorsqu'elles sont grosses, de les ligaturer à la base avec un fil de soie ; leur chute n'est plus alors qu'une question de jours. Si, en les coupant, elles saignent, cautériser les plaies à la pierre infernale (nitrate d'argent) ou au fer rouge.

Lorsque les verrues sont plates, il est difficile de les couper ; aussi est-il préférable de les brûler à l'acide azotique, chaque matin, jusqu'à ce qu'elles aient disparu ; puis graisser, tous les jours, avec du saindoux jusqu'à ce que la peau reprenne son aspect normal.

Les verrues récidivent facilement et risquent de se multiplier, si l'on ne prend pas les soins de propreté nécessaires. Il est bon, pour en prévenir le retour, d'administrer chaque matin pendant quatre jours, 20 grammes de magnésie calcinée que l'on mélange à la nourriture ; s'arrêter quatre jours et recommencer.

DÉMANGEAISONS DE LA PEAU

Les démangeaisons de la peau indiquent un mauvais état de santé. Elles sont souvent consécutives à des troubles circulatoires, à l'ingestion d'aliments défectueux. L'animal se gratte continuellement, se frotte, se mord et parfois s'écorche ; dans certains cas, les démangeaisons sont tellement vives, qu'il ne « tient pas en place », il est énervé, ses yeux sont hagards, il est comme fou.

Traitement. — Entretenir l'animal dans un grand état de propreté ; laver à l'eau chaude et au savon les régions où les démangeaisons sont particulièrement vives ; puis graisser à la vaseline. On peut aussi utiliser une lotion contenant par litre d'eau 10 grammes de crésyl et 100 grammes de glycérine. À l'intérieur, donner le purgatif à l'aloès N° 18 ; lorsque la purge a produit son effet, administrer matin et soir, dans la nourriture, une cuillerée à bouche de la poudre laxative et diurétique N° 56.

N° 56 : Sulfate de magnésie......... 125 gr.
         Nitrate de potasse...........   60 —
         Farine de lin................ 125

Le changement de régime et une alimentation verte font généralement disparaître les démangeaisons.

DÉMANGEAISONS DE LA QUEUE

Les démangeaisons de la queue sont généralement dues à de la malpropreté et quelquefois à la présence de vers dans le rectum (voir p. 283). L'animal se gratte continuellement si bien que les poils peuvent tomber et laisser une queue complètement dénudée ou *queue de rat*.

Laver la queue à l'eau chaude et au savon une fois par jour et terminer par des lotions d'eau fortement salée ; si celle-ci est insuffisante, utiliser, trois fois par jour, la lotion astringente N° 19.

DÉMANGEAISONS DUES A DES PARASITES

POUX

Tous les animaux ont à souffrir des piqûres de poux, petits insectes qui se fixent de préférence dans les régions garnies de crins et principalement sur les individus souffreteux, anémiques et mal soignés. En examinant attentivement l'animal, on peut les voir par milliers sur la peau ou sur les crins. Les démangeaisons qu'ils provoquent obligent le cheval à se gratter continuellement. La peau s'irrite, les poils tombent et des plaies peuvent survenir. On empêchera le développement des poux par des soins de propreté, un pansage régulier et la désinfection périodique des écuries.

Il est bon de rappeler que les poux des volailles se fixent volontiers sur les grands animaux : éviter, en conséquence, de laisser celles-ci coucher dans les écuries.

Traitement. — Autant que possible, isoler l'animal et, s'il a de longs poils, le tondre partiellement ou entièrement, suivant les besoins.

Faire des lotions avec du jus de tabac, selon la formule N° 57.

N° 57 : Jus de tabac riche.......... 10 gr.
Savon noir............ ... 100 —
Eau................... 3 litres.

A défaut de jus de tabac, employer une solution de crésyl à 20 grammes par litre d'eau. Éviter de frotter tout le corps en une seule opération ; le faire en deux fois et à deux jours d'intervalle. Le traitement ne détruisant pas les lentes, le répéter 12 à 15 jours plus tard, de façon à tuer les parasites qui auraient pu éclore.

Enfin, nettoyer les écuries et blanchir murs et boiseries au lait de chaux.

TIQUES

Les tiques ou *ixodes*, encore appelés *poux de bois* dans certaines régions, se fixent quelquefois sur le cheval et de préférence sur la queue et dans la crinière. Ils sont particulièrement abondants à l'automne sur les herbes sèches et les arbrisseaux ; là, ils attendent le passage d'un animal pour s'y accrocher. Lorsqu'ils sont fixés, ils sucent le sang, gonflent et tombent dès qu'ils ont atteint une certaine grosseur.

Éviter d'arracher les tiques : le rostre pourrait rester dans les chairs et déterminer de la suppuration. Pour les détruire et les faire tomber, mettre sur chaque parasite une goutte de pétrole, de benzine ou d'essence de térébenthine.

MOUCHES. TAONS

Les mouches, et particulièrement les taons, incommodent les animaux surtout par les temps d'orage ; il arrive même que, rendus furieux par les piqûres répétées, les chevaux s'emportent et causent des accidents très graves.

Indépendamment des souffrances qu'ils endurent, ils sont exposés à contracter des maladies contagieuses, telles que le charbon, la morve, etc.

A l'écurie, pour préserver les animaux, maintenir une demi-obscurité pendant la période où ces insectes abondent ; mettre des couvertures légères ou des émouchettes et accrocher au plafond des guirlandes et des rideaux de paille où les insectes peuvent se retirer.

Aux champs, imprégner les poils des animaux de certains liquides dont l'odeur est susceptible d'éloigner les mouches et les taons. On fera de préférence quelques touches à l'huile de cade sur les endroits le plus fréquemment attaqués. A défaut de cette huile, utiliser une infusion très forte de feuilles de noyer et en laver entièrement les chevaux à leur sortie de l'écurie.

Ces applications ne sont vraiment efficaces que si l'on a la précaution de les renouveler toutes les deux heures.

GALE

La gale est causée par de très petits insectes et peut, chez le cheval, se manifester de différentes façons : tantôt elle est générale et très contagieuse, c'est la gale du corps ; tantôt elle est locale, c'est la gale de la crinière, de la queue et des pattes. Les animaux malingres, chétifs, maigres, sont plus sujets que d'autres à contracter cette affection.

La gale se manifeste par des démangeaisons très vives ; l'animal se frotte après les objets qui se trouvent à sa portée ; il abandonne sur ceux-ci des acariens qui, pouvant vivre longtemps dans ces conditions, propagent la maladie lorsqu'ils trouvent l'occasion de se fixer sur un autre animal.

Le cheval, en se frottant, s'écorche, la peau devient rugueuse, se couvre de croûtes, prend un aspect eczémateux et les poils tombent. Si on le gratte, il manifeste une grande satisfaction et recherche la main qui l'a momentanément soulagé.

La gale du corps débute sur la tête et l'encolure, puis envahit rapidement toutes les parties de l'individu. La gale des pattes apparait surtout en hiver et débute au pâturon des membres postérieurs; comme la gale de la crinière et de la queue, elle ne s'étend que très lentement.

Traitement. — Dès que la gale a été reconnue, isoler les animaux qui en sont atteints et désinfecter leur boxe; procéder à une tonte partielle ou totale, selon les besoins. Laver ensuite les parties atteintes, à l'eau chaude et au savon noir, pendant une heure ou deux, pour bien amollir les croûtes; essuyer et appliquer la pommade d'Helmerich N° 58.

N° 58 : Carbonate de potasse...   50 gr.
Fleur de soufre..........   100 —
Saindoux.............   400 —

Tenir l'animal dans une boxe chaude, éviter qu'il ne se refroidisse et répéter le traitement s'il y a lieu. Prendre les soins de propreté nécessaires car la gale peut se communiquer à l'homme.

En cas de gale généralisée, traiter chaque jour, une partie du corps seulement, afin d'éviter une trop grande irritation.

Lorsque l'animal est guéri on le lave entièrement à l'eau tiède et au savon.

TEIGNE. DARTRES TONSURANTES

La teigne n'est pas, comme la gale, causée par un insecte, mais par un champignon microscopique. Les taches de teigne sont circulaires et la peau semble rasée ; c'est ce qui leur fait donner le nom de tonsures.

Les plaques peuvent apparaître sur tout le corps, mais elles siègent de préférence à l'encolure et à la croupe. La maladie se développe surtout chez les jeunes chevaux, affaiblis, fatigués et mal nourris.

La teigne ne provoquant pas de grandes démangeaisons, n'incommode pas beaucoup l'animal. Elle est contagieuse.

Traitement. — Isoler les malades et leur affecter des objets de pansage et des harnais à eux spéciaux ; car la maladie exige des mois pour se guérir.

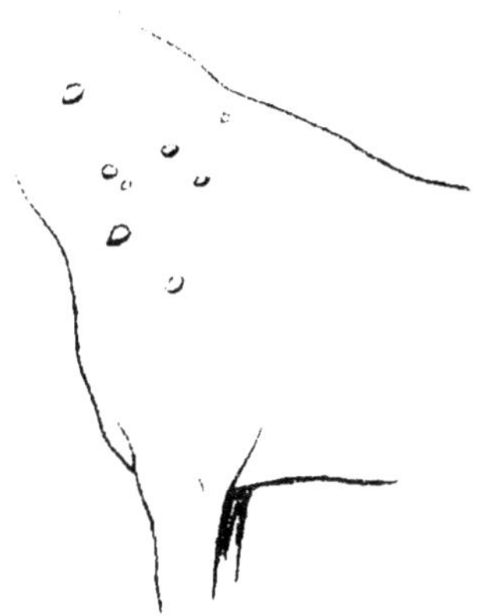

Fig. 106. — Taches de teigne.

Commencer par bien laver les parties malades, à l'eau chaude et au savon noir, pour les amollir ; essuyer et faire des touches à la teinture d'iode que l'on peut faire alterner avec des touches au crésyl. S'arrêter dès que la peau est irritée. Administrer, à l'intérieur, la poudre tonique N° 43 en alternant avec de l'iodure de potassium donné en breuvage à la dose de 10 grammes par jour, tous les 3 jours et pendant 2 semaines environ ; s'arrêter 8 jours et recommencer à nouveau.

Si ce traitement ne réussit pas, essayer des touches au perchlorure de fer, ou des badigeonnages avec une solution de sulfate de fer à 100 grammes par litre d'eau ; suivre le traitement pendant 8 jours, puis s'arrêter pour juger de l'état des taches et voir si le poil repousse. Au besoin, recommencer à nouveau.

Un autre remède souvent efficace consiste à toucher chaque jour, jusqu'à guérison, les taches de teignes avec une solution de sublimé corrosif à 5 grammes par litre, faite en ajoutant du sel marin pour en permettre la dissolution.

Tous ces traitements devront être appliqués sur les taches épilées et sur celles qui font légèrement saillie; c'est, en effet, un indice que les poils vont tomber incessamment.

Les personnes qui soignent les animaux atteints de teigne doivent prendre les plus grands soins de propreté, pour éviter la contagion.

Dans le même but, il est recommandé de brûler les croûtes qui se détachent des parties atteintes.

ÉRUPTION, ÉCHAUBOULURE

Des éruptions, sous forme de petits boutons, apparaissent fréquemment chez les chevaux, au moment où l'on donne les foins nouveaux (rhume des foins); les animaux sanguins plus que les autres sont sujets à cette affection.

L'éruption, brusque et rapide, envahit particulièrement l'encolure et le poitrail; la surface de la peau, hérissée, présente un aspect tout spécial.

Parfois, les boutons disparaissent en quelques jours et sont accompagnés ou non de démangeaisons; dans d'autres cas, ils persistent; il y a formation de petites croûtes, mais l'animal n'en semble pas incommodé.

Traitement. — Dès que l'on s'est aperçu de l'éruption, purger l'animal selon la formule N° 18 et le nourrir au moyen de mâches, de son et de paille, pendant quelques jours, pour le rafraîchir. Après que le purgatif a produit son effet, donner matin et soir dans la nourriture, une cuillerée à bouche de la poudre N° 59.

<pre>
N° 59 : Nitrate de potasse........ 60 gr.
        Résine...................   60 —
        Farine de lin............   60 —
</pre>

Aussi longtemps que persisteront les boutons, éviter de se servir de l'étrille, on pourrait les écorcher et provoquer des complications.

L'échauboulure étant souvent l'indice d'un sang trop riche, il y aura peut-être lieu de diminuer la ration et de donner en abondance du vert ou des racines.

ECZÉMAS

Les eczémas sont caractérisés par des démangeaisons et de la suppuration; ils sont souvent accompagnés de la chute des poils. Ils siègent de préférence à l'encolure, au dos et aux hanches; quelquefois ils apparaissent sur les côtes, au poitrail et dans le voisinage des organes génitaux.

A l'origine, on remarque des pustules qui crèvent, puis surviennent des croûtes entre lesquelles suinte un pus épais. L'animal ne semble pas en souffrir et même, parfois, il ne ressent aucune démangeaison.

Les eczémas apparaissent surtout chez les animaux qui ont un mauvais sang et chez les chevaux sanguins trop fortement nourris. Ils sont aussi provoqués par l'irritation de la peau, soit à la suite d'une violente tempête, sous une abondante chute de grêle, par exemple, soit sous l'influence des alternatives de pluie et de soleil.

Traitement. — Dès les premiers symptômes, purger l'animal selon la formule N° 18, puis, après que le purgatif a produit son effet, administrer matin et soir la poudre N° 56.

Mettre des compresses d'eau chaude sur la région malade, pour amollir les croûtes et les faire tomber; laver à l'eau tiède additionnée de 50 grammes de bicarbonate de soude par litre, essuyer et appliquer de la vaseline boriquée. La guérison survient, en général, rapidement.

Dans les cas graves, purger l'animal tous les 15 jours

suivant la formule N° 18 et donner, matin et soir pendant une semaine, dans la nourriture 30 grammes de sulfate de soude. Appliquer les compresses et faire les lavages précédents suivis de lotions, tantôt au sulfate de fer, tantôt à l'alun, à raison de 40 grammes par litre d'eau. Appliquer ensuite de la vaseline contenant 10 °/₀ d'oxyde de zinc.

Dans les cas rebelles, cautériser avec une solution au nitrate d'argent à 60 grammes par litre d'eau ou essayer des touches à la glycérine iodée N° 15.

Si la suppuration est abondante, laver à l'eau et au savon 3 à 4 fois par jour. Administrer quotidiennement, dans un peu de son ou de grains concassés, 1 gramme d'arsenic blanc (acide arsénieux), une semaine sur deux.

Pour prévenir les complications, éviter que l'animal ne se gratte.

PHLEGMONS

On désigne sous le nom de phlegmon une inflammation des tissus. Les muscles des épaules et des côtes en sont fréquemment atteints. Les coups, les blessures, les contusions, l'excès de travail, un refroidissement brusque, provoquent leur apparition.

Ils sont caractérisés par un gonflement de la partie malade qui devient tendue, chaude et généralement douloureuse. Ils se compliquent assez rarement de suppuration.

Traitement. — Maintenir l'animal au chaud, éviter les courants d'air et le soumettre à un régime rafraîchissant.

Appliquer fréquemment, sur la région douloureuse, des compresses d'eau chaude suivies de pansements humides ou de pansements ouatés chauds. Pratiquer des massages légers dans le voisinage de l'enflure.

Au besoin, faire des applications répétées de cataplasmes émollients jusqu'à disparition complète de l'inflammation et badigeonner à la teinture d'iode, autour de la région malade. Généralement, les phlegmons disparaissent sans aucune complication.

En cas de suppuration, les traiter comme il est dit pour les abcès; employer les cataplasmes antiseptiques jusqu'à ce que la plaie commence à se refermer.

Parfois les phlegmons sont dus à un mauvais état général; pour en favoriser la disparition, purger selon la formule N° 18 et, après que la purge a produit son effet, donner la poudre N° 56.

COUP DE SOLEIL. SURMENAGE. COUP DE CHALEUR.

Les coups de chaleur sont fréquents dans les villes où l'atmosphère est étouffante et chez les chevaux soumis à une marche prolongée ou à un travail pénible. Sous l'influence de la chaleur, le sang s'épaissit, la dépuration devient insuffisante et l'on dit qu'il y a auto-intoxication. Indépendamment de ce phénomène, il peut se produire une action directe de la chaleur sur les centres nerveux : c'est le « coup de soleil » proprement dit; il peut déterminer de la congestion cérébrale, parfois la syncope et la mort.

Comme moyen de prévention, munir les chevaux de chapeaux spéciaux.

Symptômes. — Au début, l'animal souffre de la chaleur : il sue et ralentit son allure; puis, brusquement, la sudation s'arrête, il sèche rapidement, sa démarche devient hésitante, incertaine; la tête est basse, les naseaux se dilatent, la respiration est haletante et la langue pendante; les yeux s'injectent, le pouls s'accélère et la peau devient brûlante.

L'animal s'arrête alors et reste insensible à toute excitation. Si l'on n'intervient pas immédiatement, la respiration devient de plus en plus difficile, le pouls diminue, le corps tout entier se recouvre d'une sueur glacée, l'animal tombe et meurt.

Traitement. — Arrêter les animaux, les placer à l'ombre et enlever les harnais.

Faire des affusions d'eau fraîche sur la tête, donner à boire quelques gorgées et frictionner énergiquement les membres avec du vinaigre chaud.

Chez les animaux sanguins, pratiquer une saignée, afin d'éviter la congestion cérébrale et administrer un purgatif léger. Laisser au repos dans un endroit frais, mais à l'abri des courants d'air.

Lorsque l'indisposition est due au surmenage et que l'animal a été « poussé » jusqu'à ce qu'il tombe, lui jeter de l'eau à pleins seaux pour le rafraîchir et, si possible, appliquer de la glace sur la tête et sur la colonne vertébrale. Donner, à l'intérieur, un peu d'eau-de-vie additionnée de 10 à 15 grammes d'éther, toutes les 2 heures.

Pendant la convalescence, distribuer des aliments légers et rafraîchissants.

MALADIES DE LA TÊTE

MAL DE TAUPE

Le mal de taupe est une tumeur très grave qui siège à la nuque. Il apparaît à la suite de contusions ou de meurtrissures ; les animaux qui tirent au renard et ceux qui sont logés dans des écuries trop basses y sont particulièrement sujets.

La région de la nuque est très sensible ; dès qu'une inflammation se produit, elle gagne rapidement les tissus sous-jacents ; la bourse synoviale de l'articulation du cou avec la tête, sécrète alors en abondance la synovie qui en distend les parois et détermine une tumeur molle et fluctuante. Puis l'inflammation gagne le ligament cervical qui se nécrose très facilement ; le mal de taupe est constitué. La suppuration s'établit et il y a formation d'une fistule qui, en raison de la disposition des tissus, a une tendance envahissante.

Symptômes. — Au début la nuque, qui normalement est large et sans saillie, présente de l'enflure ; puis il apparaît une tumeur à droite ou à gauche, quelquefois de chaque côté ; la région est sensible, chaude et douloureuse ; l'animal gêné dans ses mouvements porte la tête d'une façon défectueuse. Lorsque la suppuration s'établit, il y a formation de galeries qui rappellent celles d'une taupinière ; le pus, épais et très coloré, a une odeur forte ; dans le cas de carie des os, il est fluide, de coloration grisâtre et d'odeur fétide.

Traitement. — Aussitôt que l'on a constaté une meurtrissure à la nuque, tondre les poils et procéder à des applications de teinture d'iode pour faire avorter la maladie. Si l'abcès est déjà formé, il faut provoquer sa maturation par l'application de cataplasmes émollients ; lorsqu'il perce, en favoriser l'écoulement en le débridant au bistouri ; on évitera ainsi l'accumulation du pus dans les parties inférieures ; c'est une condition indispensable à la guérison. Sinon, on se verrait peut-être dans l'obligation de faire pratiquer la section du ligament cervical en raison de la facilité avec laquelle il se nécrose. Deux fois par jour, laver la fistule au moyen de la lotion crésylée N° 7 et appliquer des cataplasmes antiseptiques jusqu'à ce que les chairs repoussent. Si la fistule est profonde, faire suivre les lavages d'injections de glycérine au sublimé N° 44.

Dans le cas où les os sont atteints, gratter la partie cariée, faire des touches à la lotion N° 37 et appliquer un pansement humide avec la même lotion étendue de moitié. Lorsque les os sont régénérés, injecter la liqueur de Villatte N° 9, ou mieux la lotion N° 60, deux fois par jour et pendant une semaine environ.

> N° 60 : Iode .... 15 gr.
> Iodure de potassium .... 15 —
> Eau .... 1 litre

Laver chaque fois que cela est nécessaire à la lotion N° 7. Si des excroissances de chair apparaissent, les brûler avec un peu de poudre de sulfate de cuivre. Éviter que l'animal ne se gratte et au besoin supprimer le râtelier.

Dans les cas graves, l'intervention du vétérinaire est indispensable pour extraire les parties ligamenteuses mortifiées et poser des drains destinés à faciliter l'écoulement du pus.

FRACTURES DU CRANE

Les fractures du crâne se produisent surtout lorsque les animaux s'emportent et viennent s'abattre contre un obstacle. Elles sont toujours graves et souvent mortelles. Les enveloppes cervicales peuvent s'enflammer ou des fragments de la boîte crânienne comprimer le cerveau ; l'animal est alors en proie à des crises violentes ; il se débat furieusement, se blesse ou blesse ses voisins et meurt, en général, peu après. Pour tenter de sauver un animal de prix, on pratique parfois la trépanation, mais cette opération est délicate et très aléatoire.

Dans certains cas, l'animal, après le choc, manifeste de la stupeur, de l'hébétude et une fièvre plus ou moins forte. On peut alors intervenir.

Administrer à l'intérieur, pour calmer la fièvre, la potion N° 52 et appliquer sur la tête jour et nuit des cataplasmes glacés jusqu'à ce que l'animal revienne à son état normal. A défaut de glace, faire de l'irrigation continue au moyen d'eau fraîche. Donner à boire par petites quantités et distribuer une nourriture légère et rafraîchissante.

ÉRYSIPÈLE

L'érysipèle est une inflammation de la peau accompagnée de fièvre et d'un état maladif général. Il peut être superficiel ou profond ; dans ce dernier cas il y a généralement suppuration.

Causes. — L'érysipèle a presque toujours son origine dans une mauvaise nutrition ; il apparaît aussi à la suite d'un changement brusque de régime ; surtout si l'animal passe d'une nourriture relativement pauvre à une nourriture riche et abondante. Les temps orageux ou froids et humides peuvent également le déterminer.

L'érysipèle semble contagieux ; il faut donc panser les malades avec des objets qui leur seront spécialement réservés.

Symptômes. — L'érysipèle affecte particulièrement la face ; cependant l'inflammation peut siéger aux extrémités des membres. L'animal a de la fièvre, le pouls est rapide, l'urine peu abondante et très colorée ; il y a perte de l'appétit et généralement constipation. L'enflure est chaude et douloureuse ; elle surgit rapidement et s'arrête suivant une ligne de démarcation très nette.

Traitement. — Tenir l'animal chaudement et surtout le soustraire aux courants d'air. A l'intérieur, lui administrer le breuvage N° 61.

          N° 61 : Huile à manger............   1 litre
                  Sucre de lait.............. 500 gr.
                  Eau........................   1 litre 1 2

Et, quand cette purge a produit son effet, la potion tonique N° 62, à raison de 2 cuillerées à bouche, trois fois par jour.

          N° 62 : Perchlorure de fer liquide...   50 gr.
                  Teinture de gentiane.......   50 —
                  Eau........................ 700 —

Donner une alimentation douce, grains cuits, son, etc., pour combattre la constipation. A l'extérieur, appliquer la lotion astringente N° 19, en maintenant constamment humide la région malade.

Si l'enflure s'étend malgré le traitement, badigeonner à la teinture d'iode les parties saines qui avoisinent la lésion et remplacer la lotion N° 19 par la lotion N° 63.

          N° 63 : Perchlorure de fer liquide...   50 gr.
                  Eau........................   1 litre

Dès que la peau s'irrite, revenir à la lotion N° 19.

S'il y a suppuration, appliquer des cataplasmes saupoudrés de charbon de bois pulvérisé, jusqu'à ce qu'une amélioration sensible se manifeste ; puis, faire des lavages à la lotion N° 8 et, si des excroissances de chair apparaissent, les brûler avec de la poudre de sulfate de cuivre.

INFLAMMATION DES PAROTIDES

Les parotides sont des glandes situées en dessous des oreilles. A l'état normal, leurs dimensions ne dépassent pas celles du doigt ; mais à la suite de refroidissements ou de meurtrissures, elles peuvent s'enflammer et devenir volumineuses.

Symptômes. — La tête de l'animal est allongée sur l'encolure ; les mouvements sont pénibles ; la région des parotides est tuméfiée, chaude et douloureuse ; la bouche est brûlante et sèche, la déglutition est difficile, la fièvre plus ou moins intense.

Traitement. — Tenir l'animal chaudement. Appliquer des compresses d'eau chaude et des cataplasmes émollients, 2 fois par jour, si l'enflure est notable.

En cas d'abcès, favoriser l'écoulement du pus au moyen d'une légère incision ; éviter surtout de blesser la glande ou les vaisseaux très nombreux en cette région. Faire des lavages à la lotion crésylée N° 7 et continuer les cataplasmes. Intérieurement, administrer, s'il y a fièvre, la potion N° 35.

Quand l'inflammation est traitée dès le début, on peut éviter la suppuration par des applications légères d'onguent N° 2.

DÉCHIRURES DES PAUPIÈRES

Lorsque les paupières sont déchirées, faire, si possible, un point de suture puis, 3 fois par jour, doucher avec une solution crésylée à 10 grammes par litre d'eau bouillie.

Pour éviter que le cheval ne se gratte, l'attacher au milieu d'une boxe spacieuse à l'aide de plusieurs longes et lui donner à manger sur le sol.

Parfois, on est obligé de couper les chairs pendantes ; on applique ensuite, jusqu'à guérison, des compresses d'eau boriquée ou bouillie.

OBSTRUCTION DU CANAL LACRYMAL

Le canal lacrymal conduit les larmes de l'œil dans les naseaux ; il part de la commissure interne des paupières et

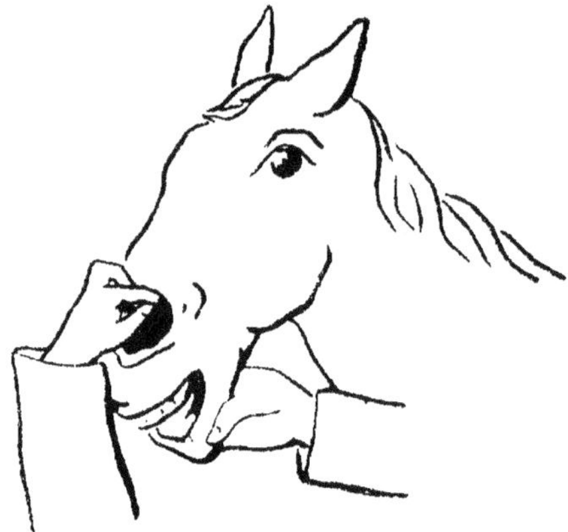

Fig. 107. — Examen des naseaux.

débouche dans la paroi externe des naseaux par l'égout nasal. S'il vient à s'obstruer, par suite de l'inflammation des muqueuses ou la pénétration d'un corps étranger, les larmes s'écoulent le long des joues.

Traitement. — Par l'examen des naseaux (Fig. 107) reconnaître la cause de l'obstruction et, le cas échéant, dégager l'égout nasal. Doucher les narines avec une infusion de tabac à 10 grammes par litre et, au besoin, y projeter un peu de camphre en poudre. Si ces moyens sont insuffisants, on est obligé d'introduire dans le canal, matin et soir, une sonde très souple et très légère, en gutta-percha, de la grosseur d'une aiguille à tricoter et de 30 centimètres de longueur environ. Faire suivre le sondage d'une injection légère au nitrate d'argent à raison de 1 gr. 500 par litre d'eau.

CONJONCTIVITE

La conjonctivite, encore appelée *ophtalmie externe*, est une inflammation de la conjonctive, membrane qui tapisse la surface de l'œil et la face interne des paupières (Fig. 108).

Causes. — Elle est déterminée par le frottement, les contusions, la pénétration sous les paupières de corps étrangers : poussières, balles de graminées, barbes d'épis, etc. Souvent aussi cette affection accompagne d'autres maladies de l'œil ou est consécutive à l'inflammation des muqueuses nasales.

Symptômes. — Au début, l'œil est rouge, chaud et larmoyant ; il est mi-clos et, quelquefois même, complètement fermé. Les cils sont collés ensemble, les larmes sillonnent la face qu'elles excorient parfois et l'animal présente une physionomie toute spéciale. Dans les cas graves, après un jour ou deux, la surface de la cornée transparente se trouble. Une tache floconneuse apparaît et peut envahir tout le globe de l'œil. Si à ce moment on n'intervient pas, l'opacité augmente, passe à l'état chronique et l'animal devient borgne.

La conjonctivite peut devenir *purulente* ou *granuleuse*; dans ce dernier cas, elle est désignée sous le nom de *plaie d'été*.

Traitement. — Faire l'examen de l'œil (Fig. 109) et, le cas échéant, enlever à l'aide d'un coin de mouchoir les corps

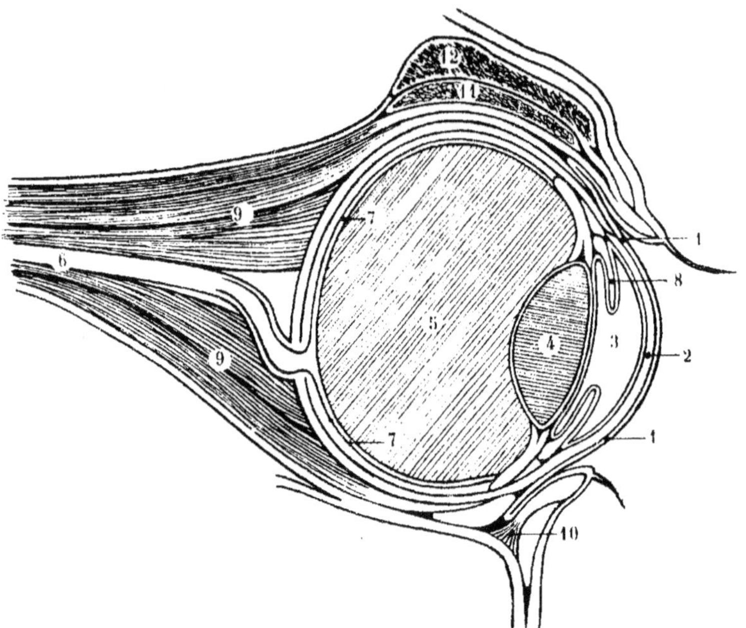

Fig. 108. — ANATOMIE DE L'ŒIL.

1. Conjonctive. — 2. Cornée transparente. — 3. Humeur aqueuse. — 4, Cristallin. — 5, Corps vitré. — 6, Nerf optique. — 7, Rétine. — 8, Iris. — 9, Muscles de l'œil. — 10, Muscles des paupières. — 11, Glande lacrymale. — 12, Arcade orbitaire.

étrangers qui ont pu s'y introduire. Doucher l'œil à l'eau tiède additionnée de sel à raison de 2 cuillerées à café par litre, 3 fois par jour pendant une demi-heure à chaque fois.

Tenir l'œil dans le plus grand état de propreté. Ce traitement est souvent suffisant, dans les cas ordinaires, pour enlever l'inflammation. On peut aussi employer l'eau boriquée tiède, ou une solution de crésyl à 5 grammes par litre.

Dans les cas graves, et surtout si la cornée se tache, appliquer en outre, matin et soir, le collyre au nitrate d'argent N° 64.

> N° 64 : Nitrate d'argent............   2   gr.
> Eau de pluie............   100   —

On recommande aussi la formule N° 65, en ayant soin de bien mouiller les paupières et surtout le globe de l'œil.

> N° 65 : Sulfate d'atropine......   10 centigr.
> Sulfate de zinc pur....   50
> Eau de pluie ....   125 gr.

Tenir l'animal au repos dans une boxe spacieuse et obscure et lui donner une nourriture rafraîchissante. S'il y a suppuration, employer un collyre contenant 2 grammes de nitrate d'argent par 100 grammes d'eau. En cas de conjonctivite granuleuse, laver à l'eau boriquée tiède et faire des touches légères avec un crayon de sulfate de cuivre, pour cautériser et faire disparaître les granulations. Si le traitement est insuffisant, avoir recours au vétérinaire qui les enlève au moyen d'un instrument spécial.

FLUXION PÉRIODIQUE

La fluxion périodique est une affection très grave qui revient à des époques plus ou moins déterminées : 15 jours à 1 mois. Elle entraîne presque toujours la perte de la vue.

Causes. — Les causes sont mal connues. On peut cependant affirmer que la maladie est héréditaire. Éviter d'utiliser comme reproducteurs des animaux qui en sont atteints : l'influence de l'étalon semble prépondérante. La fluxion périodique apparaît surtout vers l'âge de 6 ans.

Symptômes. — On constate une inflammation générale de l'organe, de la rougeur et du larmoiement ; les paupières sont sensibles, tuméfiées, souvent collées et les milieux transparents de l'œil légèrement troubles. La cornée transparente perd son élasticité ; la douleur est intense. L'œil est demi-clos ou complètement fermé. La lumière est désagréable au cheval, sa vue baisse et il devient ombrageux.

Au bout de quelques jours l'inflammation disparaît et l'œil revient presque à son état normal. Cependant un examen très attentif permet de déceler de légères trainées blanchâtres dans le globe et d'apercevoir une pupille plus ou moins déformée, à contours irréguliers. L'œil peut rester ainsi, apparemment sain, de 1 à 4 mois ; puis, l'affection revient avec tous les symptômes précédents, mais à un degré plus élevé. Dans les cas graves, l'humeur aqueuse de l'œil devient purulente, s'amasse dans la région inférieure du globe et y détermine comme une sorte de demi-lune. La maladie affecte soit un seul œil, soit les deux yeux à la fois ; à une nouvelle poussée, elle peut réapparaître dans le même œil ou intéresser l'autre.

Après le deuxième accès, les marques laissées par l'affection sont plus ou moins grandes : souvent de nombreux flocons empêchent de distinguer la pupille.

A mesure que les accès se renouvellent, l'œil devient plus petit, la paupière supérieure se déforme, la pupille est irrégulière et ses mouvements sont moins nets. Le trouble se propage progressivement de la circonférence vers le centre : le globe s'atrophie de plus en plus et peut même devenir complètement opaque. La vue, après avoir baissé, disparaît et l'animal devient borgne ou aveugle.

Traitement. — Aucun traitement ne peut guérir radicalement la fluxion périodique. Cependant des soins attentifs permettent de retarder la perte de la vue.

Aux premiers symptômes, administrer un purgatif à l'aloès N° 18 ; après effet de la purge, faire prendre, 3 fois par jour, pendant 15 jours, soit dans du son, soit en breuvage, la potion N° 66.

N° 66 : Iodure de potassium........   3 gr.
        Eau ....   1 2 litre.

Doucher l'œil à l'eau chaude, pendant une heure, 3 fois par jour et faire suivre du collyre N° 65, jusqu'à disparition de l'inflammation. Utiliser alors, 2 fois par jour, pendant une semaine au moins, le collyre N° 67.

N° 67 : Nitrate d'argent ....   1 gr.
        Eau de pluie...............   100 —

A la suite de ce traitement, les parties floconneuses doivent disparaître ; sinon, recourir au collyre N° 64. Placer l'animal dans un endroit sombre, lui donner une nourriture rafraîchissante et de l'eau à discrétion.

OPHTALMIE VERMINEUSE

Dans cette affection, très rare, on aperçoit flotter dans le globe de l'œil un ver fin comme un fil, de 15 à 30 millimètres de longueur environ. Ce ver appelé filaire, de couleur blanche, est très mobile et très vif. Il provoque de l'inflammation et une douleur intense.

Traitement. — Doucher l'œil 3 fois par jour avec une lotion chaude d'aloès à 20 grammes par litre d'eau. Préparer la lotion en faisant bouillir pendant un quart d'heure et filtrer après refroidissement. Si l'effet est insuffisant, frictionner les paupières, sans toutefois aller jusqu'à la vésication, au moyen d'une pommade composée de 1 gramme d'acide arsénieux pour 40 grammes de saindoux et faire des

lavages du globe de l'œil avec une solution très faible de
sublimé corrosif à 1 gramme pour 4 litres d'eau. Dans certains cas, on est obligé de faire extirper la filaire par un
spécialiste.

ŒIL DE VERRE. GOUTTE SEREINE

Dans cette affection, l'animal perd la vue par suite de la
paralysie du nerf optique et de la rétine.

Causes. — La maladie peut provenir d'une lésion du cerveau ou de ses enveloppes ; dans ce cas, l'œil ne subit pas
d'altération apparente, seule la pupille, très dilatée, reste
insensible aux alternatives de lumière et d'obscurité. Elle
se manifeste quelquefois après une fièvre excessive : l'œil
est alors beaucoup moins transparent et devient grisâtre
dans son ensemble. Enfin, la vieillesse et les contusions
sont aussi susceptibles d'engendrer cette affection.

Symptômes. — Si la maladie atteint les deux yeux, l'animal perd la vue. Il possède dès lors une démarche spéciale et ses oreilles se meuvent continuellement. Ces indications doivent toujours engager à examiner très attentivement les yeux. L'œil ne perçoit plus les menaces de la
main ; la pupille reste dilatée, même au soleil, alors que
dans un œil sain, elle se rétracte. Pour s'en rendre compte,
la tête de l'animal étant tournée vers la lumière, il suffit
de fermer l'œil en maintenant avec la main la paupière
supérieure : puis, relevant brusquement cette dernière, il est
aisé de suivre la rétraction de la pupille.

Traitement. — La guérison est toujours très problématique. On peut cependant améliorer l'état de l'animal en
appliquant l'onguent cantharidé N° 2 sur les tempes et à
l'arrière de la tête. A l'intérieur, administrer alternative-

ment, matin et soir, pendant trois semaines, la poudre
N° 68 et la poudre N° 69.

> N° 68, pour une dose :
>> Noix vomique en poudre...... 3 gr. 5.
>> Sulfate de fer............ .. 3 — 5.
>> Graines de fenugrec... .. .. 4 —
>
> N° 69. pour une dose :
>> Noix vomique............. . 3 gr. 5.
>> Iodure de potassium .... 3 — 5.
>> Graines de fenugrec.......... 4 —

Si aucune amélioration ne se manifeste, il est inutile de
continuer le traitement.

CATARACTE

La cataracte est la conséquence la plus commune de la
majorité des maladies inflammatoires de l'œil. Elle est
caractérisée par la présence sur le cristallin, d'une tache
opaque qui s'accroît surtout après chaque accès de fluxion
périodique (voir p. 242).

Symptômes. — Au début, l'affection ne peut être décelée qu'après un examen sérieux : observer l'animal d'abord
au soleil, en notant le degré de rétraction de la pupille,
puis à l'obscurité, au moyen d'une chandelle ; dans l'œil
sain apparaissent 3 flammes à contours très nets ; si, au contraire, les contours sont indécis ou si l'on n'aperçoit que
2 images, l'œil est atteint de cataracte. Plus tard, la pupille,
très dilatée, est remplie d'une humeur blanchâtre : l'affection devient alors très visible.

Traitement. — Dès le début de la maladie, administrer le
purgatif à l'aloès N° 18 et traiter l'œil au moyen du collyre N° 64. Lorsque la purgation a produit son effet, donner, à l'intérieur, la poudre N° 69.

Dans les cas anciens, il n'y a rien à tenter ; en effet, l'opération de la cataracte est inutile, car on ne peut songer à ramener la vision à son état normal par l'utilisation de verres appropriés et une cécité complète est préférable à une vue défectueuse, car les accident sont beaucoup moins à craindre.

INFLAMMATION DE L'IRIS

Les contusions, les alternatives répétées de lumière intense et d'obscurité complète, sont susceptibles de déterminer l'inflammation de l'iris. Il arrive aussi fréquemment que des animaux, après avoir été exposés à une violente tempête, contractent cette affection.

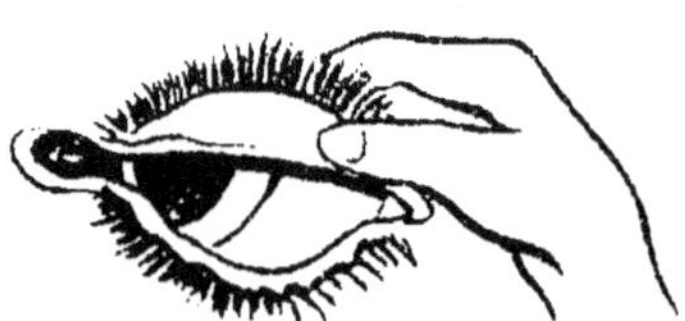

Fig. 109. — Retournement de la paupière pour l'extraction d'un corps étranger.

Symptômes. — L'œil plus ou moins rétracté est partiellement fermé : le blanc est cerclé de rouge et l'inflammation gagne également la conjonctive. La pupille est très petite, et le globe de l'œil se trouble, laissant apercevoir des traînées blanchâtres et parfois un peu de pus.

Traitement. — Placer l'animal dans une boxe obscure, la face couverte d'un rideau vert. Administrer le purgatif à l'aloès N° 18. Doucher l'œil à l'eau chaude aussi fréquemment que possible et, 4 fois par jour, pendant une demi-heure, appliquer le collyre N° 65 jusqu'à disparition de l'inflammation.

Donner une alimentation rafraîchissante pendant toute la durée du traitement.

MALADIES DE L'APPAREIL DIGESTIF

MALADIES DES DENTS

Les dents sont sujettes à des affections et à des accidents variés ; aussi est-il bon d'inspecter fréquemment la bouche. On en fait l'examen en se servant d'un pas d'âne (Fig. 110).

L'usure anormale des dents est fréquente chez le cheval. Elle empêche parfois toute mastication. Elle se produit lorsque la mâchoire porte à faux, ou quand des dents viennent à tomber. Ainsi, la chute d'une molaire entraîne le développement exagéré de celle qui lui est opposée. Il faut alors râper cette dernière aussi souvent que cela est nécessaire. De même, lorsqu'une dent se brise, on doit en égaliser la surface. Ces soins nécessitent l'emploi d'une râpe à dent (Fig. 111), instrument indispensable à l'éleveur.

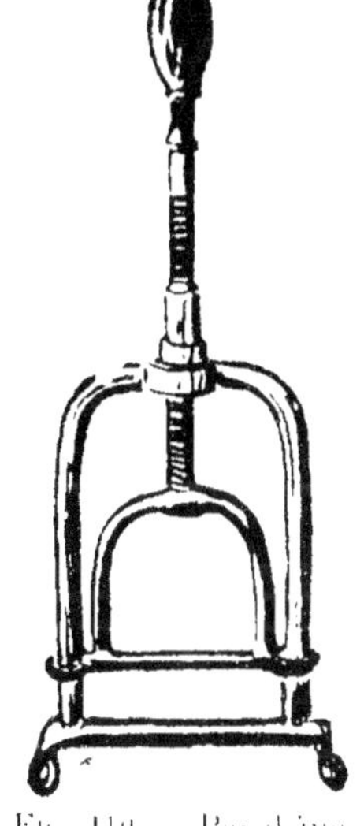

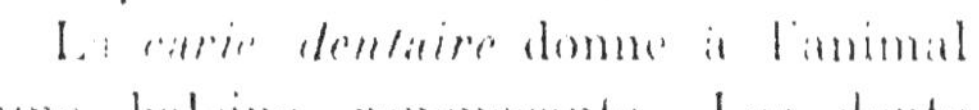

Fig. 110. — Pas d'âne.

La *carie dentaire* donne à l'animal une haleine repoussante. Les dents malades présentent une excavation plus ou moins marquée et la gencive est souvent enflammée. Elle affecte spécialement les molaires. Elle est provoquée surtout par l'action des graviers contenus dans les grains mal nettoyés. Une *fistule dentaire* accompagne quelquefois la carie et, si elle se trouve à la mâchoire supérieure, il peut y avoir jetage par le naseau correspondant ; aussi, lorsqu'un écoulement

ORGANES INTERNES DU MALE (côté gauche).

1. — Langue.	13. — Estomac.
2. — Sinus.	14. — Gros côlon.
3. — Pharynx.	15. — Diaphragme.
4. — Cerveau.	16. — Foie.
5. — Cervelet.	17. — Rate.
6. — Moelle épinière.	18. — Rein gauche.
7. — Extrémité supérieure de l'œsophage.	19. — Petit intestin.
8. — Larynx.	20. — Petit côlon.
9. — Corps thyroïde.	21. — Rectum.
10. — Trachée artère.	22. — Vessie.
11. — Œsophage.	23. — Testicule.
12. — Cœur.	24. — Verge.

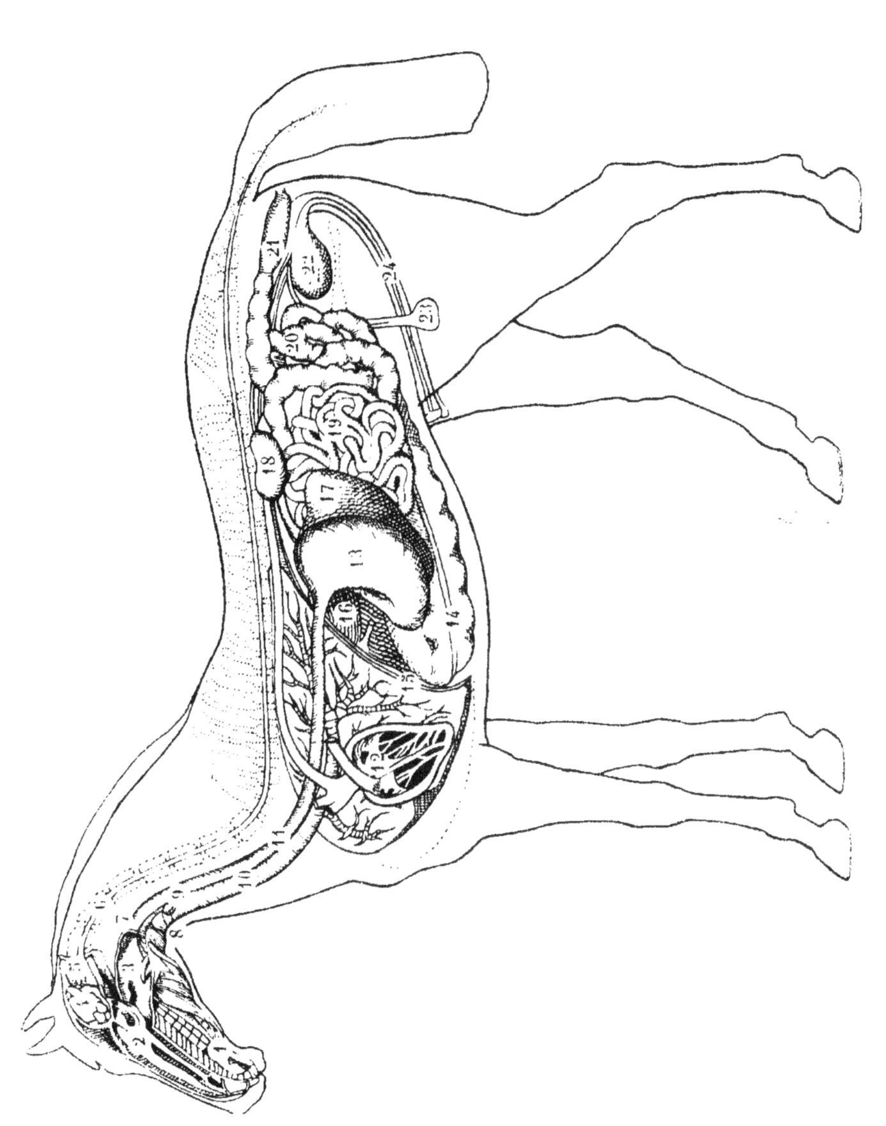

du nez se manifeste, rechercher si les dents doivent être incriminées et, dans ce cas, supprimer celle d'entre elles reconnue comme la cause du mal.

Fig. 111. — Râpe à dents.

Dans le cas où la dent est simplement cariée, en râper un peu la surface, si cela est nécessaire et procéder au nettoyage de la bouche. Faire des touches à la solution N° 37 pour entraver la carie et appliquer de la teinture d'iode sur les gencives. Il n'est pas inutile de rappeler que l'animal dont les dents sont mauvaises, évite une mastication douloureuse ; les aliments pénétrant dans l'estomac, incomplètement broyés, provoquent des coliques dont l'issue est souvent fatale.

Donner alors une nourriture douce : des farineux, des grains cuits, des barbotages, etc...

BLESSURES DES BARRES

Les blessures des barres sont ordinairement occasionnées par les pressions exagérées du mors, à la suite de tractions violentes qui lui sont imprimées.

Souvent, la muqueuse est simplement écorchée et la blessure est insignifiante ; mais le cas devient grave si la meurtrissure est profonde, de la suppuration et la nécrose des os pouvant en résulter.

La préhension des aliments est pénible et la mastication difficile ; la région est enflammée. En cas d'ulcération, un sondage détermine la profondeur de la lésion.

Traitement. — Supprimer l'emploi du mors. Lorsque la blessure est légère, laver la bouche au moyen d'une infusion émolliente de feuilles de mauve et donner la boisson adoucissante N° 70.

N° 70 : Graines de lin............ 200 gr.
Mélasse................. 250 —
Eau................... 5 litres.

puis, faire quelques touches à la teinture d'iode.

En cas de blessure profonde, dégager la plaie, pour enlever les tissus tuméfiés. Si l'os est atteint, faire quelques touches à la solution N° 37, ainsi que des lavages à l'eau crésylée N° 7 et, dès que l'amélioration est suffisante, badigeonner à la teinture d'iode.

Lorsque la cicatrisation est complète, on peut brider à nouveau le cheval, mais en utilisant, au début, un mors recouvert de caoutchouc.

BLESSURES DE LA LANGUE

Les *blessures de la langue* se produisent à la suite de chutes. Elles sont fréquentes chez les animaux qui tirent au renard et qui ont la langue pendante. Elles sont aussi provoquées par le mauvais état de la dentition et par la longe que l'on a l'habitude de passer dans la bouche comme moyen de contention.

La langue est douloureuse et la préhension des aliments devient très difficile. Les blessures superficielles se cicatrisent facilement, mais les coupures profondes de la pointe et des côtés sont longues à guérir.

Si cela est nécessaire, enlever avec des ciseaux les parties déchiquetées et arrêter l'hémorragie au moyen d'une éponge imbibée de la solution N° 36.

Puis, laver trois fois par jour avec la lotion N° 71, jusqu'à complète guérison.

N° 71 : Borax.................. 30 gr.
Miel.................. 30 —
Eau.................. 1 2 litre.

Parfois, on peut être obligé d'amputer la langue sur une certaine longueur. Ne pas s'en inquiéter, car la préhension des aliments reste toujours possible.

BLESSURES DES LÈVRES

Les *blessures des lèvres* sont toujours très longues à guérir lorsqu'elles siègent aux commissures. Dans ce cas, supprimer le mors et appliquer, trois fois par jour, la lotion N° 46. Au contraire, si les plaies sont intérieures, utiliser la lotion N° 71. Les petites excoriations seront badigeonnées à la teinture d'iode.

Pendant le traitement, nourrir l'animal avec des grains cuits et des farineux.

LAMPAS. BLESSURES DU PALAIS

Le palais est naturellement revêtu d'une muqueuse, très épaisse, dont les profonds sillons, destinés à faciliter la progression des aliments vers l'œsophage, ne doivent pas être confondus avec de l'inflammation.

La muqueuse, rosée à l'état normal, devient rouge, enflammée et sensible, soit à la suite d'une alimentation défectueuse, soit au moment de la chute des dents. L'animal est alors dans l'impossibilité de manger et l'on dit qu'il a le *lampas*.

Cette affection n'a pas la gravité que lui attribuent les empiriques qui, sous le prétexte de la guérir, usent de procédés barbares, nuisibles et dangereux, dont les plus usités consistent à piquer le palais avec une corne de cerf ou à le brûler au fer rouge.

Donner des boissons émollientes ; au besoin injecter, avec une seringue, la formule adoucissante N° 70. Distribuer une alimentation légère, douce, des grains cuits, etc... jusqu'à guérison.

Dans les cas graves faire, en outre, quelques touches à la teinture d'iode.

Ne jamais employer le cautère ou la corne de cerf afin d'éviter des blessures aux artères palatines et des hémorragies qu'il est très difficile d'arrêter.

Il arrive parfois que des épines disséminées dans un mauvais foin, déterminent des piqûres suivies d'hémorragie. Dans ce cas, recourir immédiatement au vétérinaire et, en attendant son arrivée, maintenir sur la région blessée une éponge imbibée de la solution de perchlorure de fer N° 36.

L'emploi du pas d'âne facilite beaucoup cette opération.

MUGUET

Le muguet est une inflammation de l'arrière-bouche assez fréquente chez le poulain. Il se produit d'abord de la rougeur, puis la muqueuse se garnit de points blancs qui se succèdent les uns aux autres.

Entretenir la bouche dans le plus grand état de propreté. Faire des lavages au moyen d'une solution tiède, saturée d'acide borique. Toucher ensuite les boutons, soit à la teinture d'iode, diluée dans trois fois son volume d'eau, soit avec le collutoire N° 72.

> N° 72 : Chlorate de potasse........ 100 gr.
> Alcool à 90°.............. 100 —
> Eau de pluie.............. 1 litre.

Donner une alimentation douce et rafraîchissante et administrer, à l'intérieur, la poudre tonique N° 43.

FISTULES SALIVAIRES

De nombreuses glandes déversent la salive dans la bouche par des canaux très étroits qui s'ouvrent au milieu de petites protubérances de la muqueuse. Les corps étrangers, barbes de céréales, épillets de graminées, etc., peuvent obstruer ces canaux et provoquer de l'inflammation suivie ordinairement de suppuration. Lorsque l'affection se communique à la glande elle-même, il y a formation d'une fistule ; la salive est alors visqueuse et transparente.

Traitement. — Reconnaître, tout d'abord, l'état des canaux excréteurs. Ceux des glandes parotides (voir Pl. VII), après avoir descendu le long des joues, contournent la branche inférieure du maxillaire supérieur, puis se redressent pour s'ouvrir au niveau de la troisième molaire. Ceux des glandes sous-maxillaires sont très courts et débouchent sous le frein de la langue, au centre d'une petite proéminence. Lorsque cette dernière est enflammée, on dit que les animaux sont atteints du « *barbillon* ».

Si un corps étranger est visible à l'orifice, l'enlever et pratiquer des lavages à l'eau boriquée tiède. Ne jamais couper le « barbillon » comme le font certains empiriques.

Pour hâter la guérison, faire extérieurement, partout où l'enflure se manifeste, des badigeonnages à la teinture d'iode.

En cas de fistule, recourir au vétérinaire.

OBSTRUCTION DE L'ŒSOPHAGE

Cet accident, fréquent chez le bœuf, est très rare chez le cheval. Cependant, chez les chevaux gloutons qui avalent leur nourriture sans la mastiquer ni l'insaliver, les aliments peuvent s'arrêter dans la région de l'encolure, à 15 ou 20 centimètres de la gorge, après la courbure de l'œsophage. D'autres fois, l'engorgement se produit près de l'estomac, dans la cage thoracique. Dans le premier cas, l'arrêt se manifeste par une saillie à l'extérieur. Dans le second cas, seuls, les symptômes généraux permettent de déceler l'accident. L'animal est dans l'impossibilité d'absorber de nouveaux aliments ; si, malgré tout, il boit, l'œsophage se gonfle et une partie du liquide se trouve rejeté par la bouche ou les naseaux.

Traitement. — L'accident est généralement mortel ; cependant on peut tenter de sauver l'animal.

Lorsque l'engorgement est très près de la bouche, essayer, avant tout, de retirer les aliments en introduisant une main dans la gorge et en s'aidant de l'autre pour les faire remonter vers le pharynx. En cas d'échec, chercher, au contraire, à les faire descendre. Pour cela, donner à l'animal un peu d'huile à manger ; lui allonger la tête sur l'encolure et la baisser pour effacer autant que possible les courbures de l'œsophage. Masser la saillie en essayant de la diviser pour la faire progresser plus facilement.

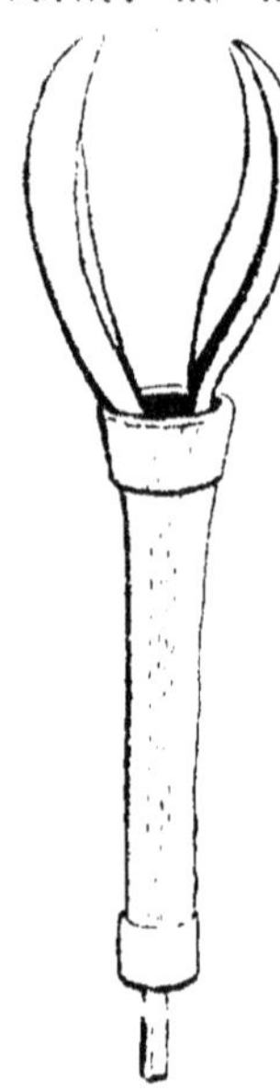

Fig. 112.
Appareil pour l'extraction des corps étrangers dans l'œsophage.

Si ce traitement échoue, essayer l'extraction des aliments avec un instrument spécial (Fig. 112), que l'on introduit dans l'œsophage. Ne l'y laisser qu'une minute à chaque essai, car dès que l'appareil est introduit dans la gorge, l'animal ne peut plus respirer.

Quand ces divers moyens restent sans effet, tenter, en dernière extrémité, la réduction directe : inciser la peau longitudinalement à l'emplacement même de l'engorgement, sur une longueur suffisante pour y passer la main ; prendre grand soin de ne pas sectionner des vaisseaux sanguins importants. L'œsophage découvert, l'ouvrir juste assez pour y introduire le doigt et en extraire peu à peu les aliments.

L'opération terminée, laver soigneusement la plaie à l'eau boriquée, faire, au moyen de soie, la suture de l'œsophage, puis celle de la peau. Doucher la région, deux fois par jour, avec une solution de 15 grammes de crésyl par litre d'eau et appliquer un pansement humide.

Donner à l'animal une alimentation molle et très réduite, jusqu'à complète cicatrisation.

L'opération est toujours aléatoire; mais comme l'animal périrait, il est intéressant de la tenter.

GASTRITE

La gastrite est une inflammation de l'estomac qui apparaît assez souvent chez les jeunes dont les débuts ont été pénibles. L'animal mange peu et l'abdomen reste continuellement ballonné.

Traitement. — Cet état peut être amélioré par un changement complet du régime. A une ration composée de fourrages secs et d'avoine, substituer du son, des betteraves, de l'orge cuite ou, si la saison le permet, des fourrages verts. Administrer chaque matin 200 à 250 gr. d'huile de ricin jusqu'à ce que le ballonnement disparaisse. Introduire, ensuite, un demi-litre d'huile à manger dans la ration journalière.

Lorsque le gonflement ne se manifeste qu'après les repas, il suffit ordinairement d'ajouter aux boissons, tous les jours, la potion N° 73.

> N° 73 : Bicarbonate de soude. . 1 cuillerée à café
> Extrait de gingembre... 30 gr.
> Eau.......................... 1/4 litre.

La soif excessive est souvent l'indice d'une gastrite

chronique : la combattre en incorporant, chaque jour, aux boissons, 15 gr. de chlorate de potasse.

D'une façon générale, quand les animaux souffrent de l'estomac, les mettre au vert, si possible, ou les soumettre à un régime rafraîchissant. Administrer la poudre tonique N° 18, une semaine sur deux et de temps en temps, toutes les six semaines par exemple, le purgatif à l'aloès N° 18.

COLIQUES

Les coliques sont fréquentes chez le cheval ; elles sont toujours très dangereuses et exigent, dès les premiers symptômes, une intervention immédiate. Malheureusement, dans de nombreuses situations, l'arrivée du vétérinaire demande plusieurs heures et, pendant ce temps, une issue fatale peut se produire : aussi, paraît-il indispensable de renseigner le cultivateur d'une façon détaillée sur les affections qui se manifestent par des coliques. En raison de la difficulté qu'on éprouve à déterminer la nature exacte de la maladie, le traitement est parfois peu efficace.

Le diagnostic, toujours délicat, sera plus facilement établi si l'on connait les circonstances qui ont provoqué l'apparition des coliques.

Très souvent, elles se produisent à la suite de *surcharges alimentaires*, on est alors en présence d'une *indigestion* presque toujours accompagnée de ballonnement (voir p. 257 et p. 259).

Les coliques *sourdes*, c'est-à-dire vagues, intermittentes et plus ou moins prononcées, indiquent de *l'entérite* (voir p. 271) ou la formation de *calculs intestinaux* (voir p. 267).

Les coliques *spasmodiques* (voir p. 263), souvent intenses, suivent généralement un exercice violent, un refroidissement brusque ou l'absorption d'eau glacée ; elles se compliquent fréquemment de *congestion intestinale* (voir p. 265).

Les coliques sont aussi dues, mais plus rarement, à *des*

parasites intestinaux (voir p. 283), à une *invagination de l'intestin* (voir p. 269) ou à *des hernies* (voir p. 213).

Elles peuvent enfin intéresser *les reins* (voir p. 335), alors l'animal se tient « campé », ou être la conséquence d'une *affection du foie* (voir p. 277) et, dans ce cas, les muqueuses sont colorées en jaune.

La fatigue du tube digestif est fréquemment un signe précurseur des coliques. L'animal a une mauvaise haleine, la bouche sèche, la langue blanche et il expulse des crottins mous ou, au contraire, durs et coiffés. Il faut alors donner des barbotages, des mâches, des aliments mélassés, etc.

D'une façon générale, on préviendra les coliques en se conformant aux indications qui ont été données, en ce qui concerne l'hygiène et l'alimentation, dans la première partie de l'ouvrage.

Cependant, nous rappellerons en quelques mots, qu'il est excessivement important de ne pas donner aux chevaux des aliments avariés, des fourrages et des grains nouveaux en grande quantité, du son sec en abondance et des boissons froides. Pendant le travail, on accordera aux attelages des repos suffisants pour qu'ils puissent uriner et on les couvrira au cours d'un arrêt prolongé pour éviter les refroidissements.

INDIGESTION STOMACALE

Causes. — L'indigestion de l'estomac apparaît surtout à la suite de surcharge alimentaire. Elle affecte principalement les chevaux gloutons qui ne mastiquent pas suffisamment. Les aliments, incomplètement insalivés, ne peuvent pas digérer, ils fermentent et produisent des gaz qui, ne pouvant s'échapper, gonflent l'estomac.

L'ingestion d'une trop grande quantité d'eau, de son sec, de farineux altérés, y prédispose tout particulièrement, de même que les exercices violents aussitôt après le repas, les froids intenses, ou une chaleur forte et humide.

Symptômes. — Les premiers symptômes se manifestent peu après les repas.

L'animal est anxieux : il relève fréquemment la lèvre supérieure et bâille ; il porte la tête basse, l'encolure tendue ; il s'agite, gratte le sol et parfois se couche. Il le fait alors avec précaution et reste momentanément tranquille ; mais il ne sait dans quelle position se maintenir, il se lève et se couche alternativement. Puis, les coliques surviennent ; elles se produisent généralement deux heures après l'ingestion des aliments ; le malade regarde son flanc, le pouls est petit, accéléré, la respiration devient difficile et les extrémités se refroidissent.

Dans les cas graves, l'animal a de violentes contractions de l'estomac : indice des vomissements. Or, *le cheval, en raison de sa constitution, ne peut vomir ;* mais parfois, les efforts sont si violents, qu'ils déterminent la déchirure du tube digestif et le rejet partiel des aliments par la bouche. L'expression est alors angoissée, le corps se couvre de sueurs froides, le pouls devient imperceptible et l'animal meurt. Comme il tombe toujours brusquement : éviter de se faire blesser.

Traitement. — Dans les *indigestions légères,* faire des frictions énergiques sur tout le corps et des frictions vinaigrées sur les membres. A l'intérieur, administrer du thé ou du café très forts, par petites quantités à la fois, 1/4 ou 1/2 litre suivant la grosseur de l'animal, toutes les 20 minutes environ, jusqu'à ce que l'état du malade s'améliore. Au besoin, ajouter un peu d'eau-de-vie. Éviter de laisser boire l'animal et de lui faire absorber des remèdes volumineux car on pourrait provoquer la rupture de l'estomac.

Favoriser la guérison en donnant de quart d'heure en quart d'heure des lavements tièdes à l'eau de savon, pour hâter l'évacuation des excréments.

Dès que l'amélioration se produit, les extrémités se réchauffent, le pouls redevient normal et l'animal urine.

Dans les *cas graves*, appliquer sous le ventre un sinapisme ; l'y laisser pendant 2 à 3 heures, selon les besoins, et l'humecter de temps en temps pour en entretenir l'activité. L'ingestion de breuvages excitants pouvant être nuisible et provoquer une déchirure de l'estomac, il est préférable de ranimer l'activité du tube digestif par des *injections sous-cutanées* (voir p. 103) de 10 centigr. de nitrate de pilocarpine additionnés de 10 gr. d'eau de pluie bouillie.

Deux ou trois heures après la crise, un mieux général indique que tout danger de mort a disparu ; on administre alors 150 à 200 gr. de sulfate de soude dans du thé de foin.

Pendant les 2 ou 3 jours qui suivent, donner une demi-ration d'aliments rafraîchissants.

MÉTÉORISATION

Tympanite.

On désigne, sous ce nom, un ballonnement *du ventre* qui se produit à la suite de l'accumulation des gaz dans l'estomac. Le plus souvent, l'affection est due à l'ingestion d'aliments échauffés ou de fourrages verts en trop grande quantité. Dans les cas graves, les poumons étant comprimés, l'animal peut périr étouffé.

La maladie se combat en administrant un breuvage constitué par 10 à 15 gr. d'ammoniaque liquide et 100 gr. d'eau-de-vie, dans un litre d'eau. Cette potion dissout les gaz et réduit le « gonflement » ; on assure la guérison en donnant, une demi-heure après, 5 grammes de sulfate de fer dans un litre d'eau.

INDIGESTION INTESTINALE

Coliques intestinales gazeuses.

L'indigestion intestinale est provoquée par l'arrêt et la fermentation des aliments dans l'intestin ; elle est généraleement accompagnée d'une production abondante de gaz provenant de la décomposition des matières alimentaires.

L'affection est fréquente chez les animaux gloutons et chez ceux qui accomplissent un exercice violent, immédiatement après les repas. Elle est affaiblissante, toujours dangereuse et souvent accompagnée de complications mortelles. Elle dure ordinairement de 2 à 4 heures ; mais le malade peut périr en moins d'une heure ou quelquefois la crise persister pendant 10 ou 12 heures.

Symptômes. — L'indigestion intestinale apparaît presque toujours subitement. Le malade éprouve un malaise général, de la somnolence ; puis, il trépigne et gratte le sol. Dans les *indispositions légères*, de petites coliques surviennent et l'animal se roule.

Dans les *cas graves*, la souffrance peut être intense, les animaux se couchent et se débattent violemment, ils prennent parfois les positions les plus diverses, essaient par exemple de se maintenir sur le dos ; puis, ils se lèvent à nouveau pour se recoucher ensuite.

Le ballonnement *du flanc* est un symptôme très caractéristique ; il débute au flanc droit et augmente très rapidement avec l'intensité des coliques. Souvent, l'animal est inabordable. L'œil est hagard, les naseaux dilatés, la respiration rapide. Le pouls est accéléré, les yeux rouges, la bouche sèche et pâteuse, la peau chaude. A ce moment, les coliques se compliquent souvent de *congestion intestinale* (voir p. 265).

Si la crise persiste, le pouls diminue progressivement, le malade s'épuise, la face est « grippée », l'œil s'éteint, ses muqueuses se décolorent, les oreilles et les extrémités des membres se refroidissent et deviennent glacées. L'affection est alors très grave. L'abdomen devient si distendu que les flancs débordent les hanches ; et, si l'animal est couché, il lui est parfois impossible de se relever. La rupture de l'intestin peut se produire. Elle est suivie d'un peu de calme, le cheval s'accroupit parfois sur son train postérieur ; puis, le pouls diminue, devient imperceptible et la mort survient.

Les symptômes favorables sont, au contraire, annoncés par la disparition progressive des douleurs. Les animaux se secouent, urinent et expulsent des aliments, en général, mal digérés. La santé revient alors rapidement.

Traitement. — En cas d'indisposition légère, administrer 300 gr. de sulfate de soude, dans un litre de café fort additionné de 100 gr. d'eau-de-vie.

Au besoin, donner des lavements tièdes légèrement savonneux. Les « pousser » avec précaution, car, si le ballonnement est notable, il est difficile de les faire pénétrer.

Faire des frictions énergiques, sur tout le corps ; veiller à ce que les extrémités restent chaudes et, si nécessaire, les frictionner au vinaigre.

Dans les cas graves, administrer la potion N° 74.

> N° 74 : Huile à manger.................. 1 2 litre.
> Essence de térébenthine. . . 30 gr.
> Laudanum.................. 20 —

Répéter la dose, un quart d'heure plus tard, si la première reste sans effet. Si la seconde dose est insuffisante, donner la potion N° 75.

> N° 75 : Huile à manger.............. 1 2 litre.
> Chloroforme. .... 15 gr.

Au besoin, la renouveler une demi-heure après. Couvrir l'animal et le maintenir dans une boxe spacieuse abondamment pourvue de litière. Faire des frictions sinapisées ou appliquer un large sinapisme sur le ventre.

Ici, encore, les *injections sous-cutanées d'alcaloïdes* dont nous avons parlé au sujet de l'indigestion stomacale peuvent être d'un puissant secours : *elles sont préférables aux autres remèdes*, car elles n'augmentent pas le volume des aliments ingérés. On utilise alors le sulfate d'ésérine à la dose de 5 centigrammes dans 10 grammes d'eau de pluie bouillie et, au besoin, on fait une nouvelle injection une demi-heure plus tard.

En dernier recours, lorsqu'il ne se produit aucune évacuation, que le ballonnement persiste et que des signes d'as-

Fig. 113. — Trocart pour le cheval.

phyxie deviennent manifestes, pratiquer la *ponction du cæcum*. A cet effet, utiliser un trocart spécial, plus fin et plus long que celui employé pour le bœuf (Fig. 113). La ponction se fait en enfonçant le trocart dans le flanc droit, au centre du triangle limité par la dernière côte, le rein et la corde du flanc partant de la pointe de la hanche.

L'emplacement étant déterminé, inciser la peau, puis appliquer le trocart entre les lèvres de la plaie, la pointe en bas et dirigée légèrement en avant. Avec la paume de la main, frapper brusquement l'instrument en le maintenant dans la position indiquée ; on doit alors perforer le cæcum. En retirant la pointe du trocart, les gaz s'échappent par la canule ; on laisse cette dernière aussi longtemps que cela est nécessaire, en ayant soin de la fixer par une ficelle faisant le tour de l'abdomen ; au cas où elle viendrait à être obstruée par des excréments, la dégager au moyen du trocart. Si l'intestin n'a pas été perforé, recommencer l'opération. On peut alors la pratiquer du côté gauche en s'assurant, avant de frapper, de la bonne position du trocart.

Lorsque le ballonnement a disparu, retirer la douille, en

appuyant avec la main restée libre sur les lèvres de la plaie. Assurer ensuite la guérison de la blessure, au moyen de la lotion crésylée N° 7.

Après une indigestion intestinale on aura soin, pendant quelques jours, de soumettre les animaux à un régime rafraîchissant et à une demi-diète.

COLIQUES SPASMODIQUES

Coliques d'eau froide.

Ces coliques se manifestent généralement à la suite d'un exercice violent, d'un refroidissement brusque, ou après l'ingestion d'une trop grande quantité d'eau froide. Elles sont la conséquence de l'arrêt des aliments dans l'intestin et d'une irritation de la muqueuse.

Caractérisées par de violentes crises, elles présentent des moments de calme relatif pendant lesquels l'animal semble guéri ; puis, de nouveaux accès surviennent. Les contractions des muscles abdominaux sont parfois si intenses qu'il est possible de les distinguer.

Symptômes. — Les accès apparaissent brusquement. Dans la *première phase*, l'animal s'arrête de manger, il semble inquiet, mal à l'aise et regarde fréquemment son flanc. Il gratte le sol de ses membres antérieurs et lève souvent les jambes de derrière vers l'abdomen.

Dans la *seconde phase*, il se couche et se lève alternativement, le pouls s'accélère, l'expulsion des fèces et des urines est suspendue.

Lors de la *troisième phase*, apparaissent des convulsions plus ou moins violentes. Le malade se roule, détend ses membres avec force, ses yeux sont hagards, il sue abondamment. Il lui arrive même de perdre l'instinct de la conservation et de se blesser en se projetant contre les murs de l'écurie. Parfois, il prend les poses les plus diverses, cherche à se maintenir sur le dos, etc.

Dans les cas ordinaires, les coliques spasmodiques durent pendant une demi-heure environ ; puis, l'état s'améliore, la souffrance disparaît, le malade se secoue, urine et se remet à manger.

D'autrefois, les coliques persistent et il en résulte une irritation de l'intestin suivie d'accidents de congestion qui peuvent être mortels. Voir congestion intestinale, p. 265.

Traitement. — Les coliques spasmodiques se distinguent toujours des coliques d'indigestion par l'absence de ballonnement. Pour les traiter, on peut administrer les médicaments sous forme de breuvage, sans craindre de provoquer la rupture des organes.

Placer l'animal dans une boxe spacieuse et, pour évacuer les matières alimentaires arrêtées dans l'intestin, administrer immédiatement la potion N° 76.

```
N° 76 : Eau de vie.................  60 gr.
         Extrait de gingembre.......  30  —
         Eau........................  1 4 de litre.
```

Sans perdre de temps, préparer la potion N° 77 et l'administrer en 3 fois à 15 ou 20 minutes d'intervalle.

```
N° 77 : Thé ou café forts..........  2 litres.
         Eau-de-vie.................  125 gr.
         Sulfate de soude...........  200  —
         Bicarbonate de soude.......  20  —
```

Si les douleurs sont intenses et les crises violentes, ajouter au breuvage 25 à 30 gr. de laudanum comme calmant. Au besoin, promener l'animal, pour éviter qu'il ne se blesse et même l'exciter avec le fouet. Tous les quarts d'heure, donner des lavements tièdes, légèrement savonneux, pour les rendre glissants, jusqu'à ce que la défécation se produise. Bouchonner énergiquement l'animal, le couvrir chaudement et, si les membres se refroidissent, les frictionner au vinaigre.

Si, une demi-heure après l'absorption des potions précédentes, la souffrance subsiste, administrer la potion N° 78.

                N° 78 : Huile à manger.............   1 litre.
                        Chloroforme..............   15 gr.

En cas de nécessité, donner une demi-heure après, la potion N° 79.

                N° 79 : Morphine.................   50 centigr.
                        Eau ....   20 gr.

Comme ce remède est administré sous un petit volume pour qu'il soit plus actif, le donner au moyen d'une petite seringue en maintenant la tête levée et en ayant soin de bien le projeter dans le fond de la bouche.

Au besoin, donner une nouvelle dose une demi-heure plus tard. Il est alors rare que la guérison ne survienne pas.

Il est préférable, si possible, de substituer au traitement interne ci-dessus, *une injection sous-cutanée de sulfate d'ésérine*, à la dose de 5 centigr. dans 10 gr. d'eau de pluie bouillie, et, au besoin, d'en faire une seconde une demi-heure après.

CONGESTION INTESTINALE

L'accumulation du sang dans les vaisseaux capillaires des parois intestinales, engendre de la congestion, dont l'origine est un resserrement intense des vaisseaux sanguins, suivi d'une dilatation considérable qui détermine l'afflux du sang. Lorsqu'il est considérable, ce dernier peut provoquer une hémorragie et la mort de l'animal.

Ces différents phénomènes apparaissent fréquemment à

la suite d'un refroidissement brusque de l'intestin, soit par l'ingestion d'eau froide en trop grande quantité, soit que l'animal, étant en sueur, il se trouve exposé aux courants d'air ou à un froid vif. Ils sont aussi la conséquence d'une indigestion, de l'arrêt des excréments dans l'intestin et de la présence des vers. C'est pourquoi la congestion intestinale est une complication commune de la plupart des affections de l'intestin.

Symptômes. — La maladie évolue parfois progressivement. Au début, la souffrance est continue et supportable; puis, elle s'accroît peu à peu et, bientôt, elle se manifeste par des coliques intenses. Les malades se livrent alors à des mouvements désordonnés, ils perdent l'instinct de la conservation, sont très agités, se couchent brusquement et même se laissent tomber violemment sur le sol pour se relever aussitôt. Si on les promène, ils se déplacent en fléchissant légèrement tout le train postérieur.

À la palpation abdominale, l'animal manifeste une vive douleur. Au début, le pouls est fort, plein, rapide, il atteint 70, 80 et même 100 pulsations à la minute. La peau est chaude, les oreilles brûlantes; l'œil est rouge et les muqueuses sont injectées.

C'est à ce moment que la congestion intestinale est à craindre. Si l'hémorragie se produit, les animaux restent étendus sur le côté, le pouls diminue, devient faible; l'œil pâlit, la peau se couvre de sueur froide. Peu à peu la bête se refroidit, la faiblesse augmente, le pouls devient imperceptible et la mort peut survenir entre 6 et 20 heures après les premiers symptômes.

Au contraire, en cas d'amélioration, le pouls redevient meilleur et la température normale.

Traitement. — Dès le début de la congestion, ne pas hésiter à pratiquer une saignée abondante pour éviter l'hémorragie interne. Retirer 4 à 8 litres de sang, selon la grosseur et l'état de l'animal. Ne faire la saignée que si la congestion est certaine, c'est-à-dire lorsque la peau est chaude et les muqueuses injectées. *Ne jamais saigner quand la peau est froide.*

Placer sur le ventre un sinapisme qu'on humectera fréquemment pour en conserver l'activité.

Si le pouls s'accélère encore et devient dur, enlever le sinapisme 1 heure après son application et faire à son emplacement des frictions au liniment N° 80.

<pre>
N° 80 : Huile de croton................. 30 gr.
        Huile de lin...................   90
</pre>

A l'intérieur, administrer une potion calmante contenant 40 gr. de laudanum, ou 80 gr. de teinture d'opium dans un peu d'eau.

Dans ce cas encore, on peut substituer au traitement interne *une injection sous-cutanée de 3 centigr. de sulfate d'ésérine ou de 10 centigr. de nitrate de pilocarpine, dans 40 gr. d'eau de pluie bouillie.* Répéter l'injection au bout d'une heure et demie et même, s'il le faut, en faire une troisième deux heures après.

On reconnaît qu'il y a eu congestion intestinale, à l'autopsie, par la présence du sang dans les intestins et, en cas de guérison, par l'évacuation d'excréments noirâtres et sanguinolents.

CALCULS INTESTINAUX

Coliques du misérère.

Les calculs intestinaux sont fréquents chez le cheval. L'autopsie des animaux qui périssent à la suite de coliques en donne de multiples exemples.

Causes. — Les calculs intestinaux comprennent les *calculs proprement dits*, les *pelotes alimentaires* et les *œgagropiles*.

Les *calculs proprement dits* sont en grande partie formés de calcaire rassemblé autour d'un noyau quelconque : clou, caillou, touffe de poils, etc. Leur forme est sphérique ou ovoïde, et leur volume, très variable, peut dépasser la grosseur de la tête d'un enfant. Ces calculs sont surtout fréquents dans les pays calcaires où les animaux boivent des eaux dures.

Les *pelotes alimentaires* sont formées de poussières et de débris divers. Elles sont fréquentes chez les chevaux nourris de résidus de meunerie et de grains insuffisamment nettoyés.

Le nom d'*œgagropile* est réservé à des boules constituées presque exclusivement de débris de poils.

Il est très rare que les calculs intestinaux soient évacués naturellement. Ils forment dans l'intestin une poche où ils séjournent jusqu'à ce qu'ils en soient délogés par un accident. Ils cheminent alors dans le tube digestif, s'arrêtent aux courbures ou dans les parties rétrécies et provoquent des obstructions presque toujours mortelles.

Symptômes. — Les symptômes sont assez variables, selon la localisation des calculs. Généralement, l'animal est triste, il a des coliques et du ballonnement. La souffrance est progressive et, quand il y a obstruction, la défécation est nulle et des crises violentes surviennent.

Si l'obstruction est complète, l'intestin se déchire : un mieux momentané apparaît, précédant de très peu la mort.

Il est difficile de découvrir le siège et la nature exacte de la lésion. Lorsque les calculs sont suffisamment près de la sortie, l'exploration rectale peut les déceler, mais cette localisation est très rare.

Traitement. — On confond souvent les premières manifestations des calculs intestinaux avec celles de l'entérite. Presque toujours, le malade est traité en vue de cette dernière affection. Il n'y a, du reste, rien de mieux à faire.

Cependant, lorsqu'on est assuré de la présence des calculs, on doit administrer la potion N° 81.

N° 81 : Essence de térébenthine....   30 gr.
Huile à manger............   1 litre.

Diminuer la douleur et les convulsions en donnant à l'animal, sous forme d'électuaire, 6 gr. de poudre d'opium, mélangée à 10 gr. de camphre. Donner des boissons mucilagineuses à base de graine de lin et, en cas de congestion intestinale, faire une saignée.

L'opération chirurgicale, qui consiste à extraire les calculs, est très chanceuse.

Il est rare que les calculs intestinaux n'entraînent pas la mort.

INVAGINATION ET INTESTIN NOUÉ

L'*invagination* (Fig. 114) résulte de la pénétration d'une portion de l'intestin dans la partie immédiatement voisine.

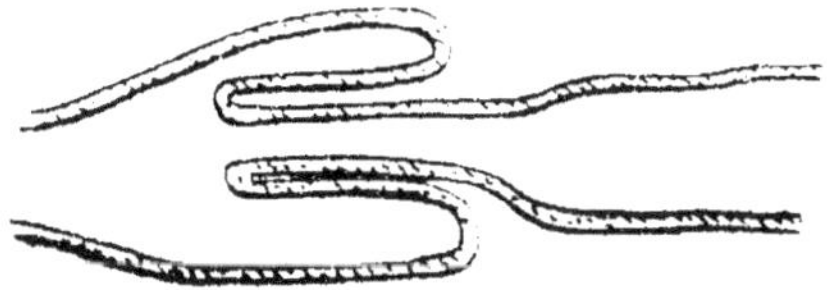

Fig. 114. — Invagination de l'intestin.

D'autres fois, il se fait une sorte de *nœud*. L'un et l'autre de ces accidents entraîne l'obstruction de l'intestin. Assez rares, ils sont spontanés ou provoqués par des coliques violentes.

Symptômes. — Au début, des coliques légères surviennent. L'animal « se campe » et s'étend le plus possible, comme s'il voulait libérer les fractions engagées. Mais, les excréments s'accumulant, les coliques deviennent furieuses. Des sueurs se produisent, la face se crispe, les oreilles et les extrémités des membres se glacent ; l'animal est pris de tremblements et meurt bientôt.

Traitement. — Le traitement est souvent inefficace. Cependant, dès l'apparition des coliques, administrer en une fois, la potion N° 82.

> N° 82 : Huile à manger............... 1 litre.
> Teinture de noix vomique   30 gr.

Si, après une heure, il n'y a aucun soulagement, donner toutes les deux heures, la potion N° 75. En cas de souffrance exagérée employer, en outre, la potion N° 79.

Il est rare que l'intestin revienne à sa position normale : le plus souvent, la mort arrive après 10 ou 30 heures d'agonie.

DÉCHIRURES DU TUBE DIGESTIF ET DU DIAPHRAGME

Cet accident, toujours mortel, se produit pendant une indigestion très grave ou à la suite de coliques violentes. Selon le siège de la lésion, les aliments ou les excréments se répandent dans la cavité abdominale ou dans la cavité thoracique. Parfois, seul, le diaphragme est rompu : les intestins viennent alors en contact avec le cœur et les poumons.

Les symptômes dépendent de la nature de la déchirure. Si elle intéresse le diaphragme, le malade « bat du flanc », la respiration est difficile et la bouche se refroidit. Au contraire, si elle se produit à l'estomac, l'animal fait des efforts pour vomir et expulse des aliments par la bouche

et les naseaux. Enfin, dans le cas où les excréments se
répandent dans l'organisme, le cheval s'accroupit fréquemment sur son train postérieur et manifeste un dégoût
intense. La mort survient dans l'espace d'une demi-heure
à deux heures.

ENTÉRITE

L'entérite est une inflammation de la muqueuse intestinale compliquée de constipation ou de diarrhée.

Causes. — Elle est surtout provoquée par la distribution
d'une mauvaise nourriture : fourrages moisis, farineux altérés, etc. Le refroidissement de l'intestin, les complications
qui surviennent après les coliques, l'abus de purgatifs
salins comme le sulfate de soude, y prédisposent beaucoup.
Les animaux épuisés et anémiés, ainsi que ceux trop fortement nourris, y sont particulièrement sujets.

Symptômes. — L'animal a mauvais poil ; il mange peu ;
il est triste et se tient à bout de longe, les reins voussés et
le ventre relevé. Il a la bouche sèche et une haleine fétide.
Il est généralement constipé et ses crottins sont petits,
durs et coiffés.

Après le repas, le malade ressent ordinairement des
coliques légères, dites *coliques sourdes*, et éprouve un peu
de fièvre lorsque la maladie s'aggrave ; les douleurs, dans ce
cas, sont intenses. À la palpation, le ventre est sensible.

De la diarrhée peut survenir ; si elle persiste, l'animal
s'affaiblit rapidement, le pouls devient petit, la température baisse et les muqueuses pâlissent. La soif est alors
toujours très grande.

Ordinairement, la maladie ne dure que 8 à 10 jours et se
guérit facilement ; mais, d'autres fois, elle passe à l'état
chronique et nécessite des soins prolongés.

Traitement. — *Dans les cas ordinaires*, laisser les malades au repos, dans un local chaud, les mettre à une demi-diète et les maintenir à un régime rafraîchissant. Donner des boissons chaudes et mucilagineuses et, chaque jour, 25 grammes de bicarbonate de soude. Au besoin, combattre la constipation, en administrant 500 grammes d'huile de ricin.

En cas d'entérite grave, caractérisée par des souffrances intenses, appliquer des sinapismes sur le ventre et faire des frictions vinaigrées sur les membres.

Parfois, il est bon de compléter l'effet du sinapisme par des frictions au liniment N° 80. Au besoin, calmer la fièvre à l'aide de la potion N° 52.

Lorsque l'entérite se manifeste chez des animaux sanguins, il est prudent de les saigner.

Dès que l'évacuation des excréments est redevenue normale, assurer le bon fonctionnement du tube digestif par un régime approprié : vert, racines, etc.

En cas d'entérite chronique, observer une hygiène rigoureuse. Distribuer des aliments faciles à digérer : grains cuits, mâches, barbotages, etc. Chaque jour, donner en breuvage une infusion amère de chicorée sauvage, ou la formule suivante : racines de gentiane 100 gr., feuilles d'absinthe 100 gr., eau 1 litre 1 2. On peut aussi utiliser la petite centaurée ou la camomille.

En cas de constipation prononcée, administrer le purgatif à l'aloès N° 18. Donner des boissons chaudes et des lavements tièdes à l'eau légèrement savonneuse.

Si les douleurs continuent, faire prendre 500 grammes d'huile de ricin, et au besoin, la potion N° 79. En cas d'insuccès, employer la potion N° 82, et si la souffrance persiste, faire des frictions très légères sur le ventre, au moyen du liniment à l'huile de croton N° 80.

Il est parfois nécessaire de donner des lavements toutes les heures. On utilise alors de l'eau claire *ou très légèrement savonneuse*, simplement tiédie.

Dans la ration, distribuer de la farine d'orge ou de la graine de lin en abondance.

En cas de diarrhée, changer complètement le régime de l'animal et lui donner des aliments de première qualité. De l'eau de riz, additionnée de quelques blancs d'œufs battus, suffit à l'arrêter lorsqu'elle est légère. Sinon, administrer chaque jour, 5 grammes d'opium dans du gros miel et, si l'effet est nul, donner la potion N° 83.

        N° 83 : Chaux éteinte.................. 30 gr.
                Poudre de gingembre........ 30 —
                Opium 3
                Eau farineuse .... 1 2 litre.

Dans les cas graves, répéter la dose 4 heures plus tard.

Pour combattre la soif, employer des boissons farineuses, sans dépasser trois litres, toutes les 3 ou 4 heures. Si 2 à 3 doses de la potion N° 83 ne suffisent pas, administrer la potion N° 84.

        N° 84 : Huile à manger........   .. 1 2 litre.
                Opium ....   3 gr.
                Teinture de catéchu.....   30 —

Au besoin, pour soutenir les malades, donner, en électuaire, 10 gr. de poudre de quinquina par jour.

Lorsque la diarrhée est la conséquence d'une purgation trop énergique, donner des boissons farineuses tièdes, et si au bout de 6 heures on n'a pas obtenu d'amélioration sensible, administrer la potion N° 85.

        N° 85 : Teinture de catéchu...... 30 gr.
                Teinture de camphre...... 15 —
                Teinture d'opium.......... 30 —
                Eau .... 1 litre.

En cas de nécessité, répéter la dose 4 heures plus tard.

A la suite de diarrhée, on évitera de distribuer des fourrages verts, des racines et surtout des aliments de mauvaise qualité.

Entérite diarrhéique des poulains. — Elle se produit fréquemment chez les jeunes que l'on soumet à l'allaitement artificiel ; elle est rare chez ceux qui tètent leur mère.

Donner au poulain, un purgatif doux composé de 25 gr. de crème de tartre soluble (tartrate borico-potassique) et désinfecter l'intestin en faisant absorber à l'animal 5 grammes de crésyl dans 250 grammes d'une infusion légère de guimauve.

Entretenir le biberon dans la plus grande propreté et espacer les tétées très régulièrement.

PÉRITONITE

L'inflammation des enveloppes de l'intestin s'appelle péritonite. Cette maladie, fréquente chez les chevaux, peut être provoquée par des coups, des chutes violentes, des parasites de l'intestin, des coliques répétées, un refroidissement intense de l'abdomen, etc. Elle est aussi parfois consécutive à la castration, à la parturition ou à une grave crise d'entérite.

La péritonite peut être aiguë ou chronique.

Symptômes. — La *péritonite aiguë* apparaît brusquement et l'animal peut mourir en 10 ou 12 heures. Cette forme est généralement due à des contusions internes ou à des plaies. Le malade se tient debout, les membres réunis et les reins voussés. Sa face est crispée. Une forte fièvre se déclare ; le pouls devient petit ; le ventre est ordinairement dur, ballonné et très sensible.

La douleur est persistante et l'animal se plaint continuellement. S'il se couche, il se relève aussitôt.

Après la castration ou la parturition, la péritonite est

ordinairement mortelle et, lorsque l'inflammation persiste sans amener la mort, il se produit un épanchement abondant de liquide dans l'abdomen. L'animal est alors *hydropique* : il présente un aspect très particulier : le ventre est déformé dans sa partie la plus basse. A la palpation, on reconnaît la présence de liquide.

A l'*état chronique*, la péritonite présente des symptômes peu accusés au début. L'abdomen est sensible et légèrement ballonné. Il y a, en général, un peu d'œdème au ventre, aux mamelles et au fourreau. Dans la suite, les muqueuses pâlissent, le malade maigrit et éprouve une soif ardente.

Traitement. — En présence d'une *péritonite aiguë*, arrêter l'inflammation du péritoine en appliquant sur le ventre un sinapisme ; au besoin, faire une légère saignée chez les animaux sanguins.

En même temps, administrer la potion N° 82 pour provoquer l'évacuation des excréments et, si on le juge opportun, soulager la souffrance à l'aide de la potion N° 79.

A la suite du sinapisme, frictionner au liniment N° 80 et, en cas de fièvre, faire absorber la potion N° 52.

S'il y a *hydropisie*, faire pratiquer la ponction de l'abdomen (paracentèse), au moyen du trocart.

Donner une alimentation rafraîchissante, et mélanger, chaque jour, à la nourriture, 10 gr. de bicarbonate de soude, 60 gr. de sulfate de magnésie et 30 gr. de nitrate de potasse.

Dans le *cas de péritonite chronique*, favoriser les fonctions de la peau par des frictions vinaigrées et couvrir chaudement le ventre pour provoquer la sudation. Faciliter la sécrétion urinaire par l'absorption quotidienne de 80 à 100 grammes d'oxymel scillitique N° 86.

<pre>
N° 86 : Vinaigre scillitique........   30 gr.
         Miel.......................   60 —
</pre>

Pour le cheval, on recommande aussi un breuvage préparé en incorporant à une infusion de baies de genévrier à 50 grammes par litre, 15 grammes de nitrate de potasse et 80 à 100 grammes d'oxymel scillitique.

Comme dans la péritonique aiguë, il est souvent nécessaire de pratiquer la ponction de l'abdomen.

COLIQUES LÉGÈRES ET NON DÉTERMINÉES

Certains chevaux ont périodiquement des coliques ; cela tient, parfois à une alimentation défectueuse, mais le plus souvent, à une mauvaise mastication ou à une lésion indéterminée du tube digestif. Dans ce dernier cas, il est à craindre que l'animal ne périsse au cinquième ou au sixième accès.

Frictionner énergiquement avec de l'essence de térébenthine, le ventre et les membres. Donner en lavement : 1 litre d'eau additionnée de 40 grammes de chloral ; administrer, en outre, un litre de vin tiède, sucré et chargé de 60 grammes d'alcool camphré N° 31 et de 15 grammes d'éther ordinaire. Au besoin, répéter la dose une demi-heure plus tard.

On utilise aussi, très avantageusement, le breuvage calmant à l'asa fœtida que l'on distribue en 2 fois.

Asa fœtida.	15 gr.
Alcool camphré.	100 —
Éther ordinaire.	15 —
Infusion de camomille.	1 litre

DYSENTERIE

Affection assez rare chez le cheval, la dysenterie est caractérisée par l'évacuation d'excréments sanguinolents, la perte des forces et par un état fébrile plus ou moins prononcé.

Causes. — La maladie fait suite à une diarrhée négligée, à des purgations irritantes ou trop énergiques, à un régime alimentaire malsain, à la mise au pâturage par des temps froids ou trop humides.

Symptômes. — L'animal a le « poil piqué », des coliques irrégulières, le pouls petit, une soif ardente. Il a des envies fréquentes de déféquer et fait des efforts violents pour lienter. Les évacuations sanguinolentes sont ordinairement accompagnées de gaz fétides.

La contagion étant possible, isoler les malades.

Traitement. — Placer le malade dans une écurie chaude : s'il est au pâturage, le rentrer.

Administrer la potion N° 84 et des boissons farineuses. Donner toutes les 2 heures des lavements tièdes amidonnés, additionnés de 30 grammes de laudanum.

Une heure après la potion N° 84, faire prendre la potion N° 83. Si les efforts persistent, administrer la potion N° 85 et donner le lavement N° 87.

<pre>
N° 87 : Teinture d'opium........... 30 gr.
        Éther ordinaire........... 30 —
        Eau d'amidon.............. 1 litre 1 2
</pre>

Enfin, si aucune amélioration n'est constatée, faire absorber 500 gr. à 1 litre d'huile à manger et continuer les lavements N° 87 toutes les heures.

MALADIES DU FOIE

Généralités. — Les maladies du foie sont assez rares chez les chevaux.

On sait que le foie a pour principale fonction de sécréter la bile, laquelle joue un grand rôle dans la digestion et dans la désinfection de l'intestin. Il contribue également à débarrasser l'organisme des poisons qui s'y forment naturellement et des toxiques qui le pénètrent accidentellement.

On conçoit donc que toute atteinte du foie provoque de la souffrance et des troubles profonds dans l'organisme entier.

Un certain nombre de symptômes sont communs aux maladies qui l'affectent : coloration jaune de toutes les muqueuses et tout particulièrement de celle de l'œil, tristesse et perte d'appétit. Si la sécrétion biliaire est exagérée, les fèces sont jaunes et les urines très colorées ; il y a tendance à la constipation ou à la diarrhée.

CONGESTION DU FOIE

La congestion du foie est due à l'engorgement des vaisseaux sanguins de cet organe.

Elle apparaît à la suite d'une alimentation excessive ou de travaux pénibles pendant les fortes chaleurs. Elle est aussi consécutive aux rhumes ou aux angines ; l'inflammation des muqueuses des voies respiratoires peut, en effet, se communiquer à celle du foie et la congestionner. Plus rarement, elle est la conséquence de contusions ou meurtrissures internes.

Symptômes. — Indépendamment des caractères généraux indiqués plus haut, l'animal a des coliques hépatiques ; il regarde fréquemment son flanc droit ; ses fèces sont jaunes et d'odeur forte, il est constipé. Le ventre sensible, surtout du côté droit et en haut peut être légèrement ballonné.

Dans les cas graves, il y a de la fièvre et parfois boiterie de l'épaule antérieure droite.

Traitement. — Si l'animal est gras et sanguin, faire une saignée abondante de 6 à 10 litres. Appliquer un sinapisme suivi de frictions au liniment ammoniacal N° 88.

N° 88 : Ammoniaque liquide.....   40 gr.
         Huile à manger.......... 320 —

Purger avec une demi-dose du purgatif N° 18, puis faire prendre la poudre N° 56 à raison de 2 cuillerées à bouche matin et soir.

Donner des boissons acidulées et une demi-ration d'aliments rafraîchissants : mâches, vert, racines, etc.

Lorsque la congestion du foie est la conséquence d'une maladie des voies respiratoires, il est préférable de ne pas la soigner spécialement et de s'en tenir au traitement de la maladie dont elle est l'origine.

APOPLEXIE DU FOIE

La congestion du foie est souvent suivie d'apoplexie, c'est-à-dire de rupture des tissus et d'hémorragie interne.

L'accident est brusque. L'animal est abattu, puis, il est pris de frissons et de tremblement. Le pouls est faible, quoique les battements du cœur soient très forts, les extrémités se refroidissent, la constipation est complète. L'animal regarde son flanc droit; il hésite à se coucher et, s'il le fait, il ne se relève généralement pas. La mort survient, en général rapidement.

Le traitement doit être préventif. Ne pas laisser la congestion dégénérer en apoplexie.

INFLAMMATION DU FOIE

Le foie ou l'enveloppe fibreuse qui l'entoure, sont sujets à s'enflammer, accident rare chez le cheval, sauf chez les individus âgés.

L'affection a les mêmes origines que la congestion, elle est rapide et de courte durée, ou lente et d'allure chronique.

Symptômes. La maladie est caractérisée par une tristesse marquée et par la perte de l'appétit. L'animal se tient ordinairement debout, la tête basse. Il y a toujours constipation : les crottins, petits et ronds, sont brun rougeâtre et parfois couverts de bile ; ils sont généralement coiffés. L'urine est réduite et très colorée. La sensibilité du ventre est très grande du côté droit. Des coliques légères et de la fièvre surviennent très souvent.

La formation d'abcès sous l'enveloppe fibreuse constitue une complication grave, souvent mortelle, caractérisée par l'apparition de pétéchies sur les muqueuses et par l'engorgement des membres.

Traitement. — Opérer des frictions au moyen du liniment N° 88 sur le côté droit et, si ce dernier est très sensible, appliquer en haut, à l'emplacement du foie Voir pl. VII, l'onguent N° 2.

Administrer le purgatif N° 18 ; puis, donner 3 fois par jour, à raison d'un verre ordinaire à chaque fois, la potion N° 89.

> N° 89 : Chlorate de potasse . . . . 60 gr.
> Eau . . . . 1 litre

En cas de constipation donner, 3 fois par jour, 2 cuillerées à bouche de la poudre N° 56.

L'inflammation chronique conduit à l'induration ou à l'amollissement du foie. Ses symptômes sont vagues. Il faut laisser l'animal au repos et le pourvoir d'une alimentation légère et rafraîchissante.

DÉGÉNÉRESCENCE GRAISSEUSE DU FOIE

Le foie des chevaux gras et âgés peut être atteint de dégénérescence graisseuse. Il augmente de volume, devient mou et prend l'aspect de foies de volailles gavées.

La sécrétion biliaire se réduit. Or, la bile est indispensable au bon fonctionnement de l'intestin, pour en prévenir l'acidité et assurer sa désinfection ; son absence amène de la constipation et de l'entérite.

Le traitement doit être préventif. Donner une alimentation légère, rafraîchissante, peu volumineuse et combattre la constipation par la poudre N° 56.

HYPERTROPHIE ET ATROPHIE DU FOIE

L'accroissement anormal ou *hypertrophie* du foie, apparaît souvent chez les chevaux qui, travaillant peu, sont fortement nourris.

La région du foie est ballonnée et rend un son mat à la percussion. L'animal a des digestions difficiles et s'essouffle rapidement.

Il faut diminuer la ration, administrer le purgatif N° 18 et, de temps en temps, la poudre N° 56.

La *réduction* ou *atrophie* du foie, se produit à la suite d'une trop grande compression due aux intestins, mais elle est surtout consécutive à d'autres maladies ou à un état général mauvais.

CIRRHOSE DU FOIE

La *cirrhose* est due à un changement de texture des tissus du foie qui, au lieu d'être uni, friable et mou, devient bosselé, fibreux et dur.

Elle provient d'un mauvais état du sang. Ses symptômes rappellent vaguement ceux d'une entérite compliquée d'œdème.

On ne connaît pas de traitement efficace.

CALCULS BILIAIRES

La bile peut déposer dans le foie de petits amas cristallins. En abondance, ces derniers arrivent à obstruer les canaux biliaires et provoquent des coliques intenses (coliques hépatiques) pouvant entraîner la mort de l'animal.

Pour calmer la douleur et purger le malade, donner la potion N° 75. Ensuite, chaque jour, faire absorber alternativement 10 à 15 grammes d'essence de térébenthine dans un peu d'huile à manger et 50 à 80 grammes de poudre de baies de genièvre, en électuaire.

Distribuer une alimentation rafraîchissante.

JAUNISSE

La jaunisse se produit à la suite de la pénétration de la bile dans le courant circulatoire.

Elle est provoquée par l'obstruction du canal conduisant la bile à l'intestin, une constipation intense, une fatigue excessive ; elle est aussi consécutive à d'autres maladies, en particulier, à l'inflammation des muqueuses de l'estomac ou de l'intestin grêle.

Symptômes. — La peau et les muqueuses se colorent en jaune. L'animal est triste, sans appétit. Il est constipé, ses crottins sont petits, luisants et jaunâtres ; ses urines sont colorées et visqueuses. Sa bouche est pâteuse et son haleine désagréable. Il a quelquefois des coliques.

Traitement. — Lorsque la jaunisse ne dépend pas d'une autre maladie, la guérison est assez facile et se produit en une ou deux semaines.

Mettre l'animal au chaud et lui administrer le purgatif N° 18. Lorsque la purge a fait son effet, donner la poudre N° 56 et ajouter, chaque jour, dans les boissons, 10 à 15 gr. de bicarbonate de soude jusqu'à la guérison.

Distribuer surtout des mâches, des barbotages, des racines et du vert, si possible.

Dans les cas graves, appliquer des sinapismes.

Lorsque la jaunisse est la conséquence d'une autre affection, traiter cette dernière ; la jaunisse disparaîtra avec elle.

MALADIES PARASITAIRES DU TUBE DIGESTIF

Les parasites du tube digestif sont très nombreux : ils occasionnent des troubles variés suivant leur espèce et l'organe où ils sont fixés. Seuls, quelques-uns se rencontrent communément.

OXYURES, SCLÉROSTOMES ET ASCARIDES

Les *oxyures recourbés*, vers longs de 3 à 5 centimètres, sont ronds, pointus aux extrémités et possèdent une petite tête noire. Ils se tiennent surtout dans le gros intestin : souvent dans le rectum et rarement dans le côlon ou le cæcum (voir pl. VII).

D'ordinaire, fixés aux muqueuses de l'anus et du rectum, ils provoquent des démangeaisons continuelles.

Le *sclérostome du cheval*, assez commun, vit, de préférence, dans le cæcum et dans le côlon et peut s'y multiplier en très grand nombre. Il se loge aussi quelquefois dans les artères où il produit des anévrismes ou des embolies.

Les *ascarides du cheval* sont presque aussi communs que les précédents ; mais ils se fixent dans l'intestin grêle et quelquefois dans l'estomac.

Ce sont des vers blanc jaunâtre, de 15 à 30 centimètres de long, gros et ronds.

Causes. — Les chevaux sont contaminés dans les pâturages fréquentés par des animaux déjà malades. Les œufs des vers étant expulsés avec les crottins, souillent les fourrages et pénètrent dans le tube digestif où ils évoluent.

Symptômes. — Lorsque les vers existent en petit nombre, les symptômes sont nuls, mais dès qu'ils sont abondants, leur présence se manifeste par les indices suivants : l'appétit est capricieux, l'animal mange tantôt avec voracité, tantôt sans entrain ; il « prend du ventre », a « mauvais poil » et la peau épaisse ; l'anus présente fréquemment un dépôt jaunâtre laissé par les parasites ; l'examen minutieux des crottins permet généralement d'y retrouver des vers.

Lorsque les parasites sont installés dans l'estomac, le malade frotte fréquemment son nez contre les parois de l'écurie ; il relève la lèvre supérieure comme s'il avait des nausées ; il lèche les murs et les objets qui sont à sa portée.

Si, au contraire, les parasites logent dans le rectum, ils obligent l'animal à se gratter la queue.

En grande quantité, les vers forment parfois des pelotes qui provoquent des coliques plus ou moins intenses et même des perforations d'intestin.

Traitement. — Retirer les animaux des pâturages contaminés et administrer un des vermifuges suivants :

1re formule. — Pendant 15 jours, avant le repas du matin, administrer dans du son ou des grains concassés, la poudre N° 90.

N° 90 : Arsenic............................	2 gr.
Poudre de baies de genièvre.	20 —
Crème de tartre soluble.....	20

Puis, donner le purgatif N° 18.

Les œufs ne sont pas atteints. Ils donnent naissance à des vers qu'on expulsera par un second traitement fait 3 semaines après le premier.

2e formule. — Donner, matin et soir, pendant une semaine, la poudre N° 91.

> N° 91 : Sulfate de fer............................ 4 gr.
>   Émétique............................ 2
>   Farine de lin............................ 8

Puis, administrer le purgatif N° 92.

> N° 92 : Essence de térébenthine............ 30 gr.
>   Huile à manger............................ 1 litre.

Répéter le traitement après 3 semaines. Donner aux animaux une nourriture riche et de bonne qualité.

Il est rare que les vers résistent à l'un de ces deux traitements. Cependant, ceux qui se trouvent dans le voisinage de l'anus, peuvent échapper et continuer à provoquer des démangeaisons très vives de la queue.

Examiner attentivement l'anus et le rectum en écartant les bords de l'orifice avec les doigts, pour déceler la présence des vers. S'il s'en trouve, les prendre avec un linge et les arracher en tirant doucement.

STRONGLE GÉANT

Ce ver, arrondi et allongé, peut atteindre des dimensions considérables et devenir gros comme le petit doigt.

Il se développe, de préférence, dans les reins ou dans la vessie qu'il perfore à la longue en occasionnant des souffrances très vives.

Parfois même, après avoir détruit un des deux reins, il voyage dans la cavité abdominale, se déplace entre les intestins et provoque une péritonite toujours mortelle.

Le diagnostic est toujours très difficile. Les symptômes sont ceux de la néphrite (voir p. 335), mais ils apparaissent par intermittence.

Donner, en électuaire, 25 grammes de térébenthine de Bordeaux, matin et soir pendant 3 jours.

Répéter le traitement 8 jours après.

LARVES D'ŒSTRES

L'œstre est une mouche d'assez grande taille (Fig. 115) dont les larves se développent dans l'estomac des herbivores. La femelle dépose ses œufs sur les poils de l'animal, particulièrement aux membres antérieurs, et la bête, en se léchant, les absorbe.

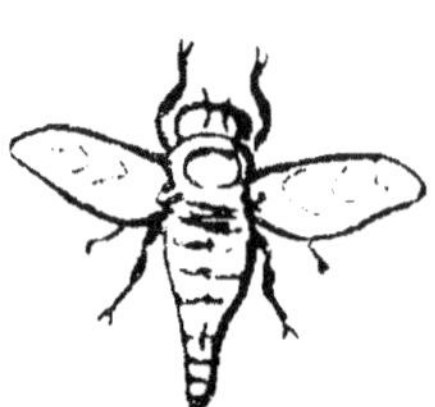

Fig. 115. — Œstre.

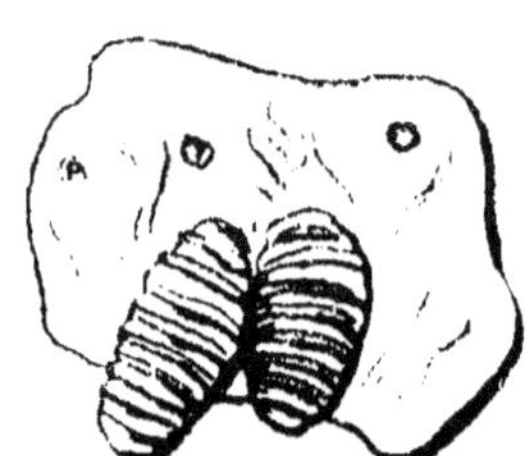

Fig. 116. — Larves d'œstre fixées dans l'estomac.

Les larves éclosent dans le tube digestif et se fixent sur la muqueuse de l'estomac (Fig. 116), où elles restent attachées pendant plusieurs mois. Après quoi, elles sont expulsées avec les excréments. Elles évoluent alors et donnent naissance à de nouvelles mouches.

Dans l'estomac, ces larves se nourrissent aux dépens de l'animal, mais elles ne peuvent le perforer comme on le croit généralement.

Elles ne sont dangereuses qu'en grande quantité, car elles peuvent alors se répandre dans l'intestin et occasionner des obstructions.

Les purgatifs ordinaires suffisent pour les expulser. Donner de préférence le N° 92 ou, à son défaut, le N° 18.

Au moment où la ponte des œstres est abondante, ce

qu'on reconnaît facilement à la multitude de petits œufs jaunes fixés aux poils, panser très soigneusement l'animal. On peut aussi éloigner les mouches en enduisant d'huile de cade les parties de la peau où elles déposent ordinairement leurs œufs.

ORGANES INTERNES DE LA FEMELLE (côté droit).

1. — Cerveau.
2. — Cervelet.
3. — Moelle épinière.
4. — Larynx.
5. — Trachée artère.
6. — OEsophage.
7. — Sternum.
8. — Poumon.
9. — Bronche.
10. — Ramifications bronchiques.
11. — Diaphragme.
12. — Gros côlon.
13. — Cæcum.
14. — Rectum.
15. — Vessie.
16. — Vagin.

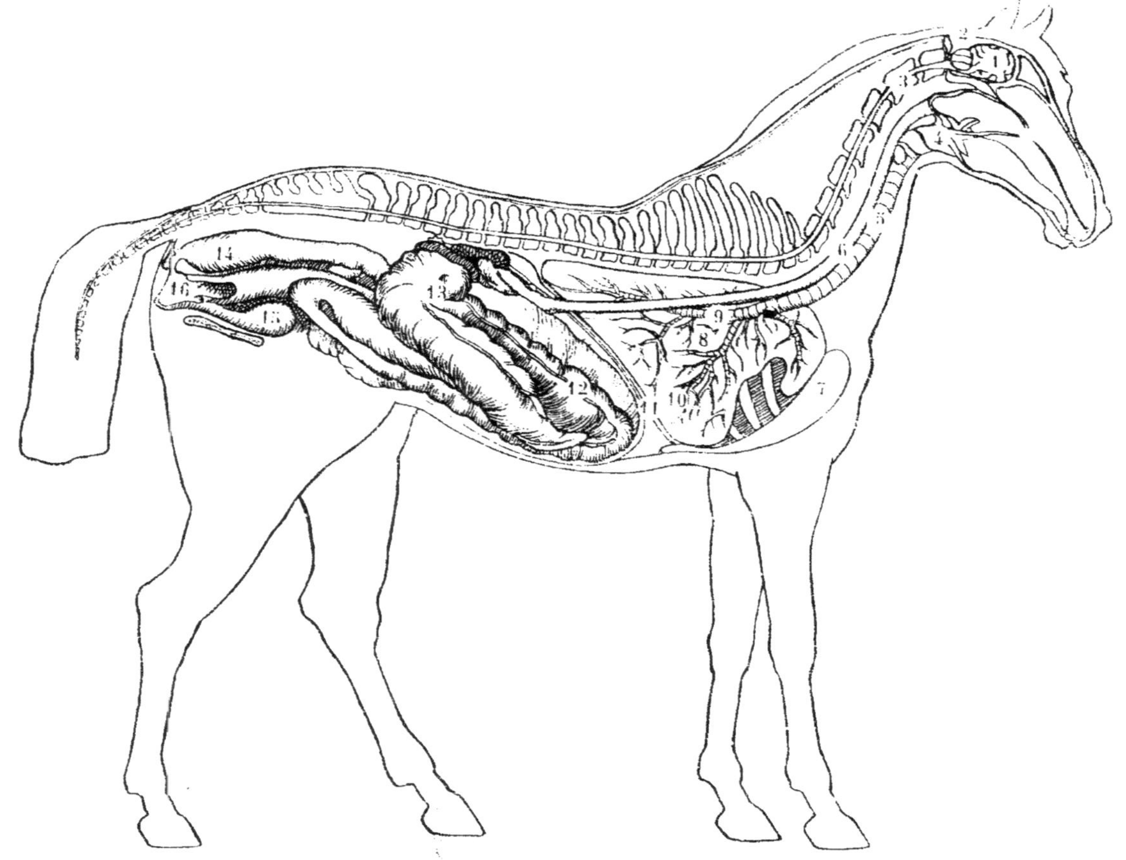
1
4
8
7
9
8
10
11
12
13
14
15
16

MALADIES DES VOIES RESPIRATOIRES

RHUME. CATARRHE NASAL. CORYZA

Ces diverses appellations se rapportent à l'inflammation de la muqueuse des fosses nasales : c'est le « rhume de cerveau ». Sans gravité par elle-même, cette affection peut cependant s'étendre aux autres parties des voies respiratoires et provoquer des maladies toujours graves : bronchite, pneumonie.

Causes. — L'inflammation est due, le plus souvent, à un refroidissement. Plus rarement, elle apparaît à la suite d'une irritation causée par des poussières, des barbes de graminées, etc. Les chevaux logés dans des écuries chaudes et mal aérées y sont très sujets.

Pour prévenir la maladie, ne pas exposer les animaux aux courants d'air, ne pas les laisser stationner sans les couvrir et, s'ils travaillent sous les intempéries, les protéger avec des toiles imperméables.

Symptômes. — Au début, la muqueuse est chaude, sèche et rouge. Une fièvre légère peut se déclarer. Vers le deuxième jour, apparaît un jetage clair et filant ; le malade s'ébroue fréquemment. Au quatrième jour environ, le jetage se trouble, blanchit et s'épaissit. Si l'on n'intervient pas, il se colore en jaune, devient purulent et prend une odeur forte. Les naseaux salis présentent un aspect particulier.

Dans les cas graves, l'appétit disparaît, la fièvre augmente, et les yeux sont injectés.

La maladie peut devenir chronique si elle est négligée ou si elle atteint un animal affaibli. Le jetage est alors persistant, visqueux, collant et quelquefois fétide. L'inflammation s'étend presque toujours aux cavités nasales, ou sinus, et au ganglion lymphatique situé sous le maxillaire inférieur (Fig. 117).

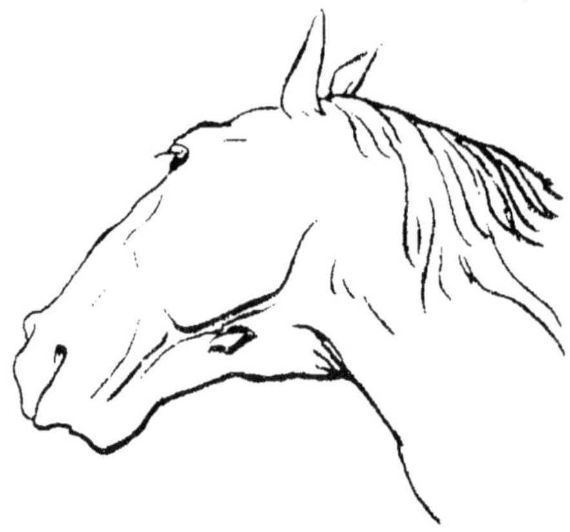

Fig. 117. — Ganglion de l'auge.

Traitement. — Laisser le malade au repos absolu et l'isoler pour éviter la contagion. Le maintenir chaudement et lui faire prendre des boissons tièdes, des aliments doux : des farineux ou des grains cuits de préférence. Donner, chaque jour, un litre de vin chaud sucré, ou mieux, une infusion de tilleul à raison de 10 gr. dans un litre d'eau.

Administrer, matin et soir, dans une mâche de son, une cuillerée à café de nitrate de potasse. En cas de fièvre, réduire la ration et donner la potion N° 13.

Si le jetage se fait difficilement, faire des fumigations de goudron (voir Fig. 11), ou des bains de vapeur donnés au moyen d'une musette contenant du gros son sur lequel on a versé de l'eau bouillante (Fig. 118).

Trois fois par jour laver les naseaux, en injectant, au moyen d'une seringue, la lotion N° 93.

N° 93 : Crésyl.......................... 15 gr.
Eau.......................... 1 litre.

Dans les cas graves, pour éviter l'inflammation du ganglion de l'auge, appliquer matin et soir, depuis la gorge jusqu'aux oreilles, le liniment N° 94 (Fig. 119) et s'arrêter dès qu'une légère vésication se produit.

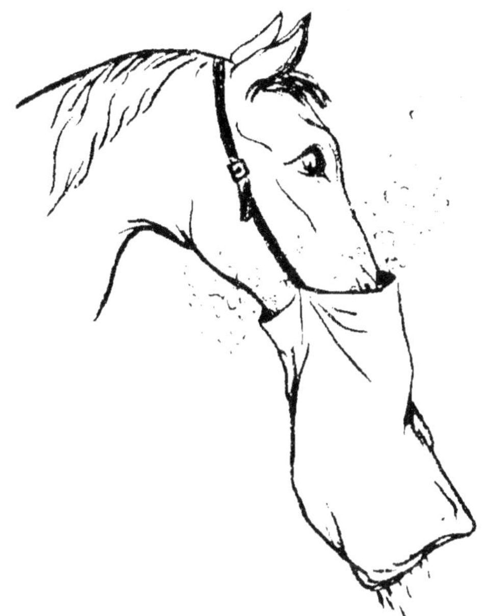

Fig. 118. — Inhalation de vapeurs.

N° 94 : Ammoniaque liquide............   30 gr.
         Essence de térébenthine....   60   —
         Huile à manger............   60   —

Graisser ensuite, chaque matin avec du saindoux, jusqu'à ce que la peau ait repris son état normal.

Lorsque le jetage persiste, administrer, tous les jours, 5 gr. d'émétique dans du gros miel. Pendant la convalescence, donner la poudre tonique N° 21.

CATARRHE DES SINUS

On réserve ce nom au coryza chronique, lorsque l'inflammation a gagné le fond des cavités nasales et les sinus de la tête. L'affection est presque toujours consécutive à un rhume mal soigné et parfois à des coups et contusions.

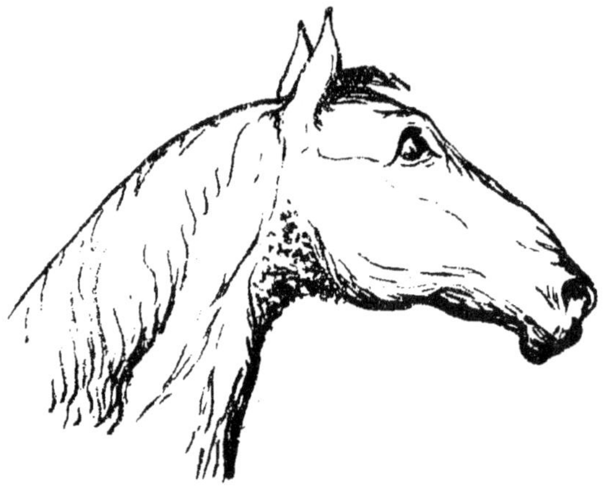

Fig. 119. — Emplacement d'un vésicatoire à la gorge.

Symptômes. — L'animal ne paraît pas souffrir. Cependant, un jetage abondant, épais, jaunâtre, d'odeur forte et souvent caillebotté, s'écoule constamment par les naseaux et plus abondamment par l'un d'eux ; la percussion indique que de ce côté les sinus sont remplis, ainsi que ceux placés entre les yeux. Dans les cas graves, l'inflammation des muqueuses et l'accumulation du pus remplissent complètement les sinus et font bomber les os, ce qui donne à la tête une apparence boursouflée.

Traitement. — Dans les cas simples, l'affection peut être guérie par des lavages à l'eau tiède suivis d'injections faites à la lotion N° 93. Il est bon de munir la seringue d'un tube en caoutchouc permettant de projeter le liquide suffisamment loin dans les cavités nasales. Suivre ce traitement, matin et soir, pendant un mois et donner intérieurement la poudre N° 48. Dans les cas graves, faire pratiquer la trépanation à hauteur des sinus pour permettre les injections et donner libre écoulement au pus.

TUMEUR DES CAVITÉS NASALES

Les *culs-de-sac* ou *fausses narines* qui se trouvent dans les cavités nasales peuvent être le siège de tumeurs purulentes qui se développent lentement, sans occasionner, chez l'animal, de trouble apparent. Elles ne sont pas douloureuses mais, comme elles réduisent l'entrée de l'air dans les naseaux, il en résulte un cornage plus ou moins marqué.

A l'examen, on remarque une enflure voisine du chanfrein et il est facile de reconnaitre les tumeurs en introduisant le doigt au fond des cavités nasales. On peut, sans le moindre danger, inciser les tumeurs pour donner écoulement au pus. Faire suivre de lavages à l'eau bouillie tiède et d'injections à la lotion N° 93.

POLYPES

Les polypes sont des tumeurs charnues et pédonculées (Fig. 120) qui peuvent se développer dans les cavités nasales et, en général, dans toutes les cavités tapissées par une muqueuse : c'est ainsi que l'on en rencontre dans le pharynx et dans le larynx. Leurs dimensions varient ordinairement de la grosseur d'un œuf de poule à celle d'un œuf d'oie. La respiration est entravée et, lorsque le polype se trouve dans le pharynx, la déglutition est gênée : il peut y avoir alors rejet partiel des aliments par les naseaux.

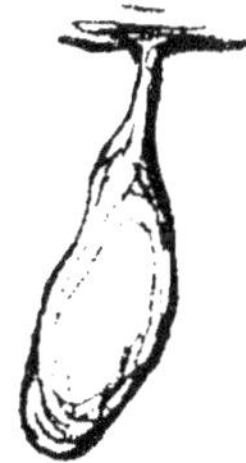

Fig. 120
Polype.

Lorsqu'on a constaté la présence de polypes, les faire extirper et cautériser par le vétérinaire.

ANGINE

Mal de gorge.

L'angine ou mal de gorge est une inflammation plus ou moins accentuée du larynx et de l'arrière-gorge.

Causes. — Elle apparaît à la suite d'un refroidissement. Les jeunes chevaux y sont très sensibles. A la rentrée à l'écurie, lorsqu'ils sont en sueur, les bouchonner et les couvrir. Éviter de laisser stationner les animaux dans les courants d'air ou de les exposer aux intempéries sans les couvrir.

L'angine est souvent la conséquence d'un rhume mal soigné.

Symptômes. — L'animal a de la fièvre, il perd l'appétit ; la gorge est sensible, empâtée et la déglutition difficile : il peut arriver que les boissons soient en partie rejetées par les naseaux. La respiration est pénible. La toux, au début, est courte, douloureuse et l'animal essaye de la réprimer ; puis, elle devient rauque, rude et grasse ; elle est parfois quinteuse. Un jetage muqueux et blanchâtre se produit. La respiration devient sifflante puis ronflante et du cornage apparaît. Chez les poulains, l'affection se complique souvent de la formation d'abcès dans l'auge. (Voir Gourmes, p. 354.)

Traitement. — Maintenir l'animal chaudement et le laisser au repos dans une boxe à l'abri des courants d'air. Faire des frictions sinapisées à la gorge et de chaque côté jusqu'aux oreilles, puis, entourer la tête (Fig. 121) ou appliquer des cataplasmes sinapisés. Si l'inflammation persiste, mettre des cataplasmes chauds, une fois par jour, jusqu'à ce que la douleur disparaisse.

En cas de fièvre, administrer la potion N° 13. Distribuer des aliments doux, grains cuits, mâches, etc., et donner des boissons acidulées tièdes. Faire des fumigations de goudron ou de vapeur pour faciliter le jetage.

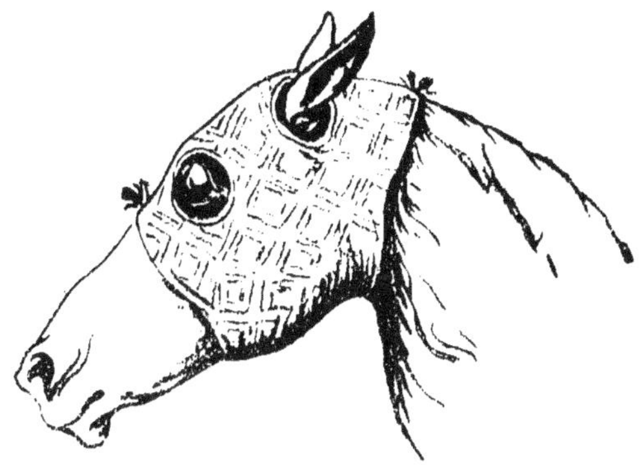

Fig. 121. — Bandage en cas d'angine

A l'intérieur, administrer, par jour et pendant une semaine environ, 5 à 10 gr. de kermès dans du gros miel.

Si la guérison est difficile, donner dans la nourriture, 5 gr. d'iodure de potassium, pendant une dizaine de jours.

CORNAGE

Le cornage, très fréquent chez le cheval, peut être aigu ou chronique.

Le *cornage aigu* est consécutif à une autre maladie : présence de polypes, rhume, angine.

Le *cornage chronique* est dû à une inflammation persistante de la muqueuse du larynx : il en résulte un rétrécissement où l'air, en passant difficilement, produit un bruit particulier.

L'affection peut être aussi déterminée par une atrophie des muscles ou la paralysie des nerfs du larynx. Les cartilages viennent alors obstruer partiellement le passage de l'air. Lorsque la maladie est d'origine nerveuse, elle est souvent intermittente.

Le cornage chronique est héréditaire.

Le cornage varie du plus léger sifflement au ronflement le plus sonore. Il s'accroît rapidement avec l'exercice jusqu'à déterminer l'asphyxie, lorsque l'effort est trop violent.

Traitement. — Dans le cornage *aigu*, traiter les maladies qui en sont la cause : il disparaît avec elles. Utiliser des remèdes énergiques pour éviter que l'affection ne devienne chronique. Faire des frictions à l'onguent N° 2 sur la gorge, jusqu'à légère vésication, puis, graisser chaque matin au saindoux ; trois semaines après, répéter les frictions vésicantes.

Il peut arriver que le cornage soit dû à un engorgement des ganglions de l'auge ; administrer alors, une semaine sur deux, 5 grammes d'iodure de potassium, par jour, pendant 5 à 6 semaines. Il pourra se produire un peu d'amélioration.

Dans certains cas, le cornage est si prononcé que le cheval a des symptômes d'asphyxie. Pratiquer alors la *trachéotomie*, opération qui consiste à ouvrir le cartilage du larynx pour y poser un tube destiné au passage de l'air. C'est le seul moyen de pouvoir utiliser l'animal.

BRONCHITE

La bronchite est une inflammation, aiguë ou chronique, de la muqueuse des bronches. Les chevaux y sont très sujets. L'affection est surtout fréquente par les hivers froids et pluvieux. Éviter avec soin les causes de refroidissement et, dès que l'animal est atteint d'un rhume ou d'un mal de gorge, le soigner énergiquement pour empêcher que l'inflammation ne s'étende aux bronches.

Symptômes. — La *bronchite aiguë* se déclare directement ; elle apparaît toujours à la suite de frissons, occasionnés par un refroidissement ; puis, une réaction se produisant, une fièvre généralement intense se manifeste. Le pouls s'accélère, on compte souvent de 50 à 60 pulsations à la minute ; la température s'élève et peut atteindre 39°5. La respiration est rapide, les naseaux sont dilatés, rouges et secs. La toux est sèche, faible, profonde, douloureuse et réprimée ; puis elle devient quinteuse, forte et sonore ; elle est alors souvent suivie de rappel.

Le jetage apparaît ; il est d'abord liquide et transparent, puis visqueux, floconneux et purulent.

A l'auscultation pratiquée en appliquant l'oreille au-dessus du sternum, en avant de la poitrine, on entend des râles caractéristiques ; en plaçant l'oreille près des naseaux, on perçoit à chaque mouvement respiratoire, un ronflement plus ou moins net.

La maladie s'aggravant, la température s'élève jusqu'à 40°5 et le pouls à 70 pulsations par minute. Les oreilles et les membres sont froids, l'animal ne mange pas et se tient debout. La bouche est chaude, la soif ardente. Les urines sont peu abondantes et très colorées.

Si l'inflammation se communique aux petites bronches, l'animal peut périr ; dans ce cas, un épanchement de liquide se produit et on entend, à l'auscultation, un bouillonnement provoqué par le passage de l'air.

L'amélioration, au contraire, est annoncée par la diminution du pouls, un abaissement de la température, la disparition des râles, le ralentissement de la respiration, le retour de l'appétit et la possibilité, pour le cheval, de se coucher et de se reposer tranquillement.

La guérison est toujours longue et les rechutes sont à craindre.

Traitement. — Placer le malade dans une boxe bien chaude ; pour couper les frissons, administrer 60 à 80 grammes d'eau-de-vie, dans un peu d'eau chaude sucrée, puis faire suivre de la potion N° 13 pour prévenir la fièvre. Faire prendre, chaque matin, 4 à 8 grammes de kermès et, chaque soir, 8 à 10 grammes d'iodure de potassium dans du gros miel ou de la mélasse. Ceci pendant 8 à 10 jours.

Composer la ration d'aliments doux : grains cuits, racines, farineux. Donner des barbotages tièdes, du thé de foin ou des boissons adoucissantes à la farine de lin. Si l'animal les refuse, donner de l'eau claire, car souvent ces préparations lui sont désagréables.

Faire des frictions avec le liniment N° 94, à la gorge, sur la poitrine et sur les côtes, jusqu'à ce qu'il se produise une légère vésication, puis graisser avec du saindoux ; s'il y a formation de croûtes, doucher 3 fois par jour avec la lotion N° 19. Envelopper ces régions pour les maintenir chaudement (Fig. 122).

Dans les cas graves, appliquer sur la poitrine des sinapismes et calmer la toux au moyen de l'électuaire adoucissant N° 95, donné en plusieurs fois.

```
N° 95, par jour :
      Poudre de réglisse............   60 gr.
      Extrait de belladone.........    2  —
      Extrait d'opium..............    2  —
      Miel ou mélasse..............  250
```

Les fumigations de goudron ou des bains de vapeur localisés (voir Fig. 11 et Fig. 118) soulagent beaucoup les animaux.

Pendant la convalescence, fortifier l'animal à l'aide de la potion N° 62, ou mieux, lorsque l'appétit est bon, par la poudre tonique N° 48.

Sortir l'animal progressivement en le couvrant chaudement. Dans certains cas, lorsque la circulation du sang est paresseuse, envelopper les jambes et les frictionner matin et soir. Donner de plus en plus d'exercice, et ramener le malade à sa ration normale, dès qu'il est à même d'effectuer son service habituel.

Bronchite chronique. — Lorsque la bronchite est négligée, elle devient *chronique* : la respiration reste gênée et une toux grasse persiste. Les animaux ont mauvais poil, ils maigrissent. Continuer à donner du kermès ; l'alterner avec de l'oxyde de zinc, à la dose de 5 à 10 grammes par jour, en électuaire.

Faire des applications du liniment N° 94 et des fumigations de goudron. Essayer aussi l'arsenic blanc, acide arsénieux, à la dose de 1 gramme, dans un peu de son, le matin à jeun, pendant 15 à 20 jours.

Mais tous ces traitements sont peu efficaces et l'animal devient généralement poussif.

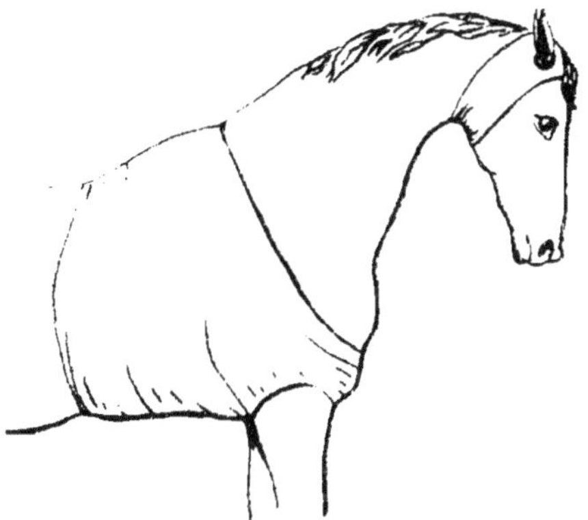

Fig. 122. — Bandages en cas de bronchite.

Bronchite vermineuse. — Très rare chez les chevaux, la bronchite *vermineuse* est causée par la présence, dans la trachée, de vers particuliers appelés *strongles*.

La contamination des animaux se fait dans les pâturages marécageux ou par des fourrages de mauvaise qualité.

Les symptômes sont ceux de la bronchite, mais la toux est quinteuse et suffocante ; il y a fréquemment menace d'asphyxie pendant l'exercice.

Le jetage renferme parfois des vers et l'animal souffre d'une démangeaison intense du bout du nez.

On recommande des fumigations à l'asa fœtida, et des lavages des naseaux avec du vinaigre. Parfois, des injections trachéales sont nécessaires.

PNEUMONIE

Fluxion de poitrine.

La pneumonie ou fluxion de poitrine est une inflammation des poumons. Moins fréquente que les maladies précédentes, elle complique parfois les affections pulmonaires pour donner des broncho-pneumonies ou des pleuro-pneumonies.

Elle est due à un refroidissement brusque lorsque les animaux sont en sueur ; c'est le chaud et froid bien connu.

Symptômes. — Comme la bronchite, la pneumonie débute par des frissons qui secouent l'animal. Il y a perte de l'appétit et abattement ; le malade reste debout. La fièvre peut être intense, la température monter jusqu'à 41 et le pouls à 70 et 80. La respiration est chaude et rapide. Les oreilles et les membres sont froids, en raison de l'*afflux du sang vers les poumons* ; les urines sont peu abondantes et très colorées. La toux est rare, sèche et avortée ; à l'auscultation faite sur les côtes, on perçoit un râle suivi fréquemment d'un léger bouillonnement. C'est la *première phase*. Il sort généralement par les deux naseaux un jetage blanchâtre.

Dans la *deuxième phase*, le murmure respiratoire cesse et la résonnance à la percussion disparait, sauf en certains points restés sains. La partie inférieure des poumons est en général la plus affectée et la respiration ne se produit plus que dans les régions supérieures. L'haleine est alors froide, les naseaux pincés, le flanc agité ; il peut y avoir menace d'asphyxie et les animaux recherchent les ouvertures pour mieux respirer. L'animal s'épuise, les jambes sont écartées ; pendant cette période, qui peut durer de 8 à 10 jours, la mort survient ordinairement. Généralement, elle est précédée de gangrène : un jetage gris et fétide apparaît et l'air exhalé a une odeur forte, tout à fait caractéristique.

Au contraire, si le malade a pu franchir la période critique, les symptômes généraux s'améliorent : l'animal se couche, la résonnance de la cage thoracique revient progressivement ainsi que l'appétit et, peu à peu, l'état normal réapparaît. Cependant, dans les cas graves, la guérison reste incomplète : certains points des poumons ne respirent plus : le flanc est irrégulier, la faiblesse persiste et l'animal reste souvent inutilisable.

Traitement. — Placer le malade dans une boxe bien chaude, au repos absolu et à la diète. Si l'animal est sanguin, faire une saignée légère (2 à 4 litres) afin d'éviter la *congestion des poumons*. Appliquer des sinapismes sur la poitrine, sur les côtes et couvrir chaudement. A l'intérieur, administrer du kermès et de l'iodure de potassium comme pour la bronchite (voir p. 298), pendant 4 à 6 jours au plus. Tenir le ventre libre avec la poudre N° 56 à raison de 2 cuillerées à bouche, matin et soir. Faire des frictions légères au liniment N° 94 sans aller jusqu'à la vésication. Réduire les boissons et, autant que possible, ne donner que des électuaires, des barbotages et des thés de foin. Distribuer une demi-ration composée de grains cuits et de farineux. En cas de fièvre excessive, donner la potion N° 13 ; si elle se prolongeait au delà de trois jours, administrer la potion N° 96, à raison d'un demi-verre, 100 grammes environ, toutes les 2, 4 ou 6 heures selon les besoins.

N° 96 : Sulfate de quinine . . . .   15 gr.
Eau-de-vie . . . .   500 —
Eau   250

Alterner avec la potion N° 97 donnée de la même façon

N° 97 : Teinture de noix vomique...   30 gr.
        Teinture de gentiane........   30 —
        Eau pour faire..............   1 2 litre.

et administrer, par jour, 2 à 3 grammes de poudre de digitale dans du gros miel. En cas de gangrène, il est rare que la guérison survienne. Cependant, après avoir isolé le malade, faire des fumigations de goudron additionné d'un peu de crésyl et faire prendre, chaque jour, l'électuaire à l'essence de térébenthine N° 98.

N° 98 pour un jour :
        Essence de térébenthine.....   10 gr.
        Poudre de réglisse..........   60 —
        Miel ou mélasse.............   250 —

Lorsque l'état s'améliore, donner simplement 15 grammes de bicarbonate de soude, par jour, et ramener progressivement les animaux à leur ration habituelle.

PLEURÉSIE

La pleurésie est une inflammation de la *plèvre*, membrane qui enveloppe les poumons. Elle apparaît, en général, à la suite d'un refroidissement, frappe, le plus souvent, les animaux exténués et en sueur lorsqu'ils sont exposés à une pluie froide ou à des courants d'air. Elle est aussi consécutive à des plaies ou à des contusions internes.

Symptômes. — L'animal a des frissons suivis bientôt d'une forte fièvre ; son appétit disparaît, il regarde souvent sa poitrine ; les oreilles et les membres sont froids, la respiration rapide, irrégulière, la face anxieuse, les naseaux « pincés » ; le pouls rapide, varie de 50 à 75 pulsations à la minute. La température monte jusqu'à 39 ou 40°. L'ani-

mal se plaint ; la toux est petite, courte, sèche et sans
jetage.

A la palpation et à la percussion, la région des côtes est
très douloureuse.

A l'auscultation, on perçoit les bruits respiratoires et parfois des râles. S'il y a épanchement de liquide dans la poitrine, les bruits disparaissent et sont remplacés par un
frottement très particulier qui, existant sur une hauteur
variable, permet de juger de la gravité de la lésion.

La pleurésie est une affection toujours très grave :
lorsque l'épanchement de liquide dans la poitrine est très
grand, il se produit de l'œdème et la mort survient, par
asphyxie. Si, au contraire, de l'amélioration survient, la
fièvre diminue, la respiration s'amplifie et l'appétit réapparaît ; la convalescence est plus ou moins longue selon
l'abondance du liquide sécrété.

Traitement. — Placer l'animal dans une boxe spacieuse,
chaude et combattre les frissons en administrant un demi-
verre d'eau-de-vie mélangée à un peu d'eau sucrée. Couper la fièvre au moyen de la potion N° 13. Appliquer
un sinapisme sur la poitrine et sur les côtes et le faire
suivre du liniment N° 94 ; 6 heures après, en répéter l'application. Couvrir très chaudement l'animal pour essayer
de provoquer une sudation intense ; au besoin, donner un
peu de café fort pour favoriser les sueurs et la production
des urines.

Si la fièvre persiste, administrer, en breuvage sucré, 15 à
20 grammes de salicylate de soude, par jour, pendant 2 à
3 jours.

Distribuer une demi-ration d'aliments doux et rafraîchissants, grains cuits, farineux, racines et faire prendre
la poudre N° 56. Pendant la convalescence, donner la
poudre tonique N° 21, des mâches de son, du thé de foin
et ne pas faire travailler l'animal avant complet rétablissement.

Dans les cas graves, lorsque l'animal est en danger de mort, par suite de l'abondance du liquide dans la poitrine, faire pratiquer la ponction thoracique. Enfoncer le trocart en arrière du coude, entre deux côtes. Il est souvent nécessaire de faire plusieurs ponctions.

On assure la guérison en donnant l'électuaire N° 98, que l'on alterne avec du bicarbonate de soude à la dose de 15 à 20 grammes par jour.

EMPHYSÈME PULMONAIRE

Pousse.

L'emphysème pulmonaire est dû au manque d'élasticité et de contractibilité des poumons.

Causes. — Il se développe pendant certaines maladies des voies respiratoires, la bronchite particulièrement, ou il survient, brusquement, après un effort violent, une course forcée, etc. Dans ce cas, il est produit par la rupture de vésicules pulmonaires.

L'affection apparaît lentement à la suite d'une alimentation volumineuse qui surcharge l'estomac et laisse peu de place aux poumons, ou de l'ingestion répétée de fourrages artificiels et de grains poussiéreux. Les poussières, en effet, introduites dans les voies respiratoires, « encrassent » les poumons et leur font perdre leur élasticité.

L'hérédité joue aussi un certain rôle dans l'apparition de la maladie. Il faut donc écarter de la reproduction les animaux qui en sont atteints.

Symptômes. — Le poumon, à lui seul, devenant incapable d'expulser complètement l'air inspiré, la contraction spasmodique du flanc vient l'aider dans cette fonction.

Chez le cheval sain, le flanc est animé d'un mouvement *uniforme et continu* pendant l'élévation et l'abaissement.

Il n'en est pas de même chez les chevaux poussifs : le mouvement de descente, particulièrement, est saccadé ; il y a soubresaut. C'est le « *coup de fouet* » du flanc.

L'examen du flanc doit se faire de « trois quarts », en se tenant vis-à-vis des épaules, ou un peu en arrière de l'animal. Le flanc étant bien éclairé, il est alors facile d'en constater les mouvements. L'examen a lieu au repos puis, après exercice.

A l'auscultation, on entend des sifflements caractéristiques ou un léger bouillonnement. A la percussion, la résonnance des poumons reste entière. Suivant l'origine de la maladie, la toux présente des caractères différents ; elle est ordinairement sèche, petite et quinteuse à la suite d'affection des voies respiratoires; elle est forte et prolongée lorsque la pousse est due au régime alimentaire. La toux se manifeste surtout le matin, au premier repas et chaque fois que les animaux changent de milieu. Chez les chevaux très poussifs, elle est fréquente et accompagnée de pets bruyants.

L'emphysème pulmonaire a tendance à empirer ; il rend parfois les chevaux inutilisables. Au moindre exercice, et surtout pendant les chaleurs, l'essoufflement est intense, les naseaux sont dilatés et l'animal peut, comme dans le cornage, périr brusquement « étouffé ».

Traitement. — La pousse est incurable, mais il est possible de soulager l'animal par un régime approprié.

Donner une ration riche et peu volumineuse. Attendre au moins une heure après le repas, avant de mettre l'animal au travail. Éviter avec soin toute surcharge alimentaire. Les boissons goudronneuses et l'alimentation mélassée sont excellentes. Donner, pendant 3 semaines, 1 gramme d'arsenic blanc (acide arsénieux) par jour, en deux fois, dans un peu de son « frisé ». Répéter le traitement tous les trois mois.

On recommande aussi, 15 jours par mois, la farine de marrons d'Inde, à la dose de 150 grammes, par jour, dans la ration.

Pendant les crises, administrer par jour, 5 grammes d'iodure de potassium ou 4 grammes de poudre de digitale dans du gros miel, pendant 4 à 6 jours.

TOUX PERSISTANTE

La toux persiste chaque fois que l'inflammation des voies respiratoires devient chronique ; alors la moindre irritation provoque une quinte de toux plus ou moins forte.

Symptômes. — La toux qui, chez le cheval bien portant, est rare, grasse, forte et sonore, affecte alors des formes très diverses. Lorsqu'elle est consécutive à une affection de la gorge, elle est petite, sèche, saccadée ; dans les affections des bronches elle est souvent suivie « de rappel » : elle est profonde et forte après les maladies de poitrine. Afin d'examiner la toux, il est facile de la provoquer en serrant rapidement le larynx entre les doigts, puis en lâchant brusquement.

Traitement. — La toux ancienne est presque toujours incurable ; la toux récente est seule susceptible de s'améliorer et parfois même de disparaître.

Appliquer sur la gorge, la poitrine ou les côtes, suivant le cas, le liniment N° 94, sans aller jusqu'à vésication.

Intérieurement, administrer la poudre N° 99.

<pre>
      N° 99 : Camphre en poudre.........   15 gr.
              Poudre de digitale.........   30 —
              Farine de lin..............   60 —
</pre>

Diviser en 12 parties égales et en donner une matin et soir, dans la nourriture.

Si le traitement est insuffisant, appliquer l'onguent N° 2 et administrer la potion N° 100, en 3 fois dans une journée.

<pre>
N° 100 : Camphre en poudre.........   3 gr.
          Poudre de digitale.........   3 —
          Calomel....................   3 —
          Extrait d'opium............   2 —
          Miel ou mélasse............ 250 —
</pre>

Mélanger et administrer pendant une semaine, puis s'arrêter 8 jours et recommencer. On peut aussi, pour prévenir l'irritation de la gorge, faire prendre deux fois par jour, avant le travail, un peu d'huile à manger.

CONGESTION DES POUMONS

Causes. — La congestion des poumons est due à un afflux du sang dans ces organes ; elle vient souvent compliquer une maladie de l'appareil respiratoire : bronchite, pneumonie, pleurésie et peut elle-même dégénérer en pneumonie. Elle est très fréquente chez les chevaux sanguins et chez les animaux trop gras lorsqu'on les soumet à un exercice violent. Au début, on constate de l'essoufflement ; dès lors la circulation dans les poumons se fait mal, et s'il survient de l'engorgement, la respiration s'arrête, il y a suffocation et asphyxie. L'accident est fréquent chez les chevaux emballés qui, perdant la notion de la conservation, courent jusqu'à ce qu'ils tombent ; les chevaux poussifs y sont très exposés, surtout par les temps chauds et orageux. En conséquence, éviter de surmener les animaux, lorsque le temps est « lourd ».

Symptômes. — L'animal « à bout de souffle » s'arrête brusquement, les naseaux sont dilatés, la bouche écumeuse, le jetage est blanc mousseux, parfois sanguinolent, les battements du cœur sont très forts, la face est grippée, anxieuse. Dans les poumons, les points congestionnés ne respirent plus et rendent à la percussion un son mat.

Traitement. — Arrêter immédiatement les animaux et défaire les harnais ; les placer face au vent ; au besoin, favoriser l'inspiration à l'aide d'un soufflet.

Faire des frictions vinaigrées énergiques sur les membres et sur la colonne vertébrale. Chez les chevaux sanguins, pratiquer une saignée à la jugulaire et retirer 2 à 5 litres, selon la grosseur de l'animal. Donner à boire un peu d'eau fraîche et appliquer des sinapismes.

Lorsque le malade est hors de danger, le ramener à l'écurie, lentement ; le placer dans une boxe spacieuse, bien aérée mais sans courants d'air. Lui passer sur tout le corps une éponge imbibée d'eau vinaigrée et faire suivre de frictions énergiques. Donner à boire un peu d'eau fraîche et administrer la potion N° 52 jusqu'à ce que la respiration et la circulation soient redevenues normales.

Observer soigneusement l'animal et prendre garde que des complications ne surviennent.

MALADIES
DE L'APPAREIL CIRCULATOIRE

Les maladies proprement dites de l'appareil circulatoire, sont assez peu fréquentes chez les chevaux. D'ailleurs, presque toujours d'un diagnostic difficile, elles sont, pour la plupart, très peu influencées par les traitements.

MALADIES DU CŒUR

HYPERTROPHIE

L'hypertrophie ou accroissement exagéré du cœur est relativement rare ; cependant, on trouve quelquefois, à l'autopsie, des cœurs dont les dimensions sont doubles de celles d'un organe normal.

L'affection est difficile à déceler : généralement, le pouls est fort, irrégulier et la température du corps n'est pas uniforme, un côté pouvant être chaud alors que l'autre est froid.

Administrer, à l'intérieur, la poudre N° 69 pendant 3 à 4 semaines. Donner une alimentation légère et éviter les travaux pénibles.

ATROPHIE

L'atrophie ou réduction de l'organe est caractérisée par un pouls faible et intermittent. Le sujet est anémié, la mort peut survenir brusquement.

Administrer, à l'intérieur, la poudre N° 68, pendant 3 à 4 semaines ; donner une alimentation riche et mettre l'animal au repos.

APPAREIL CIRCULATOIRE

1. Cœur.
2. Artère aorte antérieure.
3. Artère aorte postérieure.
4. Artère carotide.
5. Veine jugulaire.
6. Artère maxillaire.
7. Artères et veines de la face.
8. Artère et veine de l'oreille.
9. Artères et veines du cou.
10. Artère et veine du dos.
11. Veine cave postérieure.
12. Artères et veines intestinales.
13. Artères et veines de l'estomac.
14. Artère et veine de la rate.
15. Veines du foie.
16. Artères et veines abdominales.
17. Artères et veines de la queue.
18. Artères et veines du bassin.
19. Artères et veines fémorales.
20. Artères et veines tibiales postérieures.
21. Artères et veines tibiales antérieures.
22. Artères et veines du jarret.
23. Artères et veines du pied.
24. Veine saphène.
25. Artère et veine radiales antérieures.
26. Artère et veine radiales postérieures.
27. Artère et veine cubitales.
28. Artère et veine thoraciques externes.
29. Artère et veine thoraciques internes.
30. Artère pulmonaire.

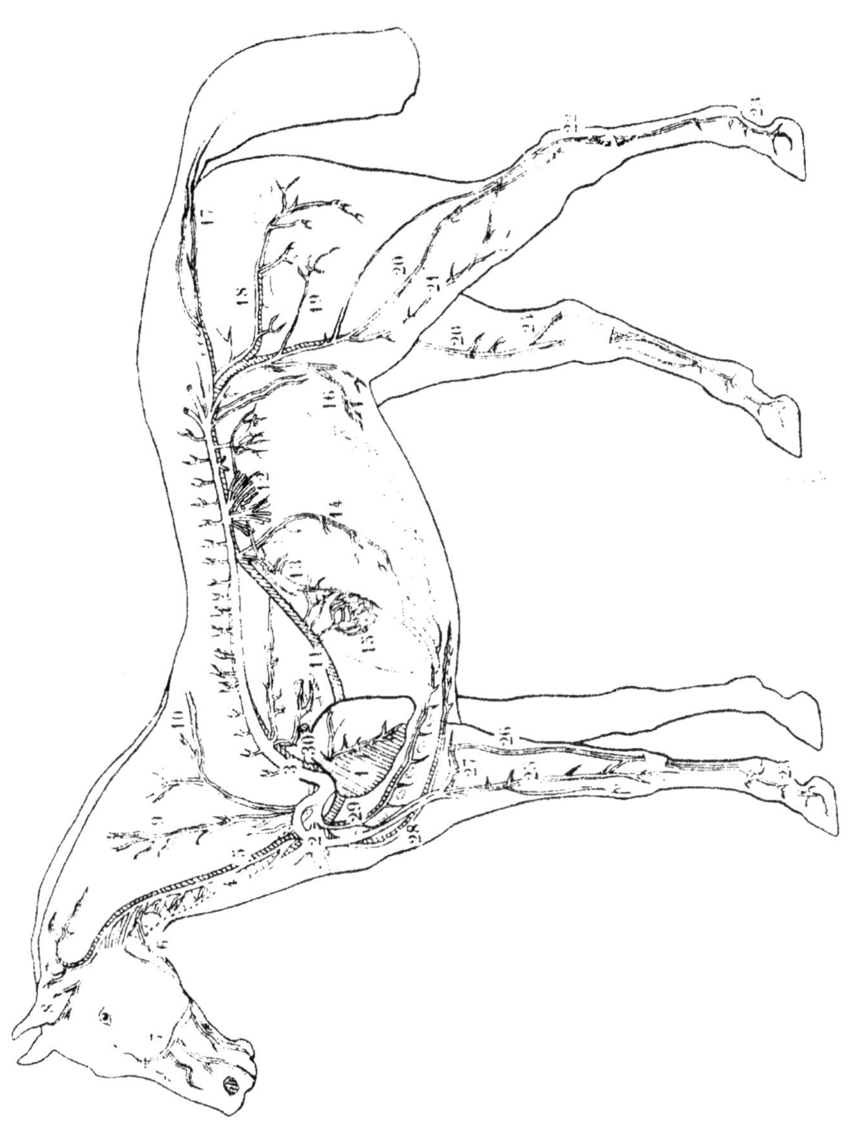

DÉGÉNÉRESCENCE GRAISSEUSE

La dégénérescence graisseuse est due à l'imprégnation par la graisse du tissu musculaire du cœur. La respiration est courte, le pouls faible et irrégulier ; la mort peut survenir brusquement. Si la graisse, au lieu d'envahir le cœur, s'accumule autour de l'organe, les battements sont sourds ; le pouls est rapide et faible, la respiration courte. Au moindre exercice, l'animal a des palpitations et, s'il exécute un travail pénible, il peut mourir par suffocation.

INDURATION

L'induration ou durcissement des tissus du cœur présente les mêmes symptômes que la dégénérescence graisseuse.

PÉRICARDITE

La péricardite est l'inflammation des enveloppes du cœur ; elle est accompagnée ou non d'un épanchement de liquide et occasionne, le plus souvent, la mort de l'animal. Elle est due au froid, ou consécutive à des maladies des voies respiratoires. Elle peut aussi apparaître chez les animaux atteints de rhumatismes articulaires.

Les symptômes sont assez nets. L'animal est triste et fiévreux, il a des palpitations et de l'essoufflement ; les battements du cœur sont sourds, le pouls est petit et accéléré.

Mettre l'animal à la diète et le maintenir au chaud. Appliquer le liniment N° 94 dans la région du cœur, c'est-à-dire entre la troisième et la sixième côte du côté gauche.

À l'intérieur, administrer en 3 fois dans une journée la poudre N° 101, dans la nourriture ou en électuaire.

> N° 101 : Poudre de digitale............. 3 gr.
> Nitrate de potasse............... 10
> Bicarbonate de soude........... 10

ENDOCARDITE

L'endocardite est l'inflammation des membranes internes du cœur. Les causes de cette affection sont mal connues. Les animaux atteints de crampes et de rhumatismes y sont prédisposés.

Le malade est triste et abattu, la respiration courte et rapide, le pouls fort et accéléré. A l'auscultation attentive, on peut remarquer des souffles plus ou moins accentués à la place du premier ou du deuxième bruit de chaque pulsation. En outre, le flanc est agité et des coliques de violence variable peuvent survenir. L'affection passe très souvent à l'état chronique et constitue alors la plupart des « maladies de cœur », suivant le langage courant. On préconise la poudre N° 101 ou l'arsenic blanc (acide arsénieux) à la dose de 1 gramme par jour, une semaine sur deux.

RUPTURE

La rupture du cœur peut se produire à la suite d'un effort violent ou d'un mouvement brusque. Les chevaux poussifs y sont exposés. La mort est instantanée.

CYANOSE

La cyanose est une affection congénitale que l'on constate parfois chez les poulains. Elle résulte d'une communication entre les cavités droites et gauches du cœur.

La circulation, imparfaite, détermine un bleuissement des muqueuses, principalement aux paupières et à la bouche. Le jeune animal vit parfois pendant quelques jours ; mais il est extrêmement faible et froid ; sa respiration est lente et il ne tarde pas à succomber.

PALPITATIONS

Les palpitations sont des battements convulsifs du cœur qu'accompagne une oppression très pénible. Elles se manifestent à la suite d'exercices violents et sont souvent un des symptômes des maladies du cœur.

L'animal est, en général, couvert de sueur, son regard est anxieux et son corps est secoué à chaque battement de l'organe.

Laisser l'animal au repos, le frictionner énergiquement et donner la potion N° 102 en une seule fois.

> N° 102 : Eau-de-vie............... 60 gr.
> Nitrate de potasse..........   5 —
> Éther ordinaire........... 150 —

En cas de besoin, répéter la dose.

RUPTURE DES VAISSEAUX SANGUINS

La rupture d'un vaisseau sanguin est assez commune ; elle peut se produire à la suite d'un effort violent, après un saut, etc. Les chevaux de course y sont très exposés. Les vaisseaux les plus sujets à la rupture sont ceux de la région abdominale, puis ceux de la poitrine et, enfin, ceux de la tête. Après l'accident, l'animal meurt plus ou moins vite, selon l'importance du vaisseau rompu.

On est impuissant devant une hémorragie interne.

ANÉVRISME

L'anévrisme est une tumeur qui apparaît sur le trajet d'une artère, de préférence en un point faible, à la suite d'un excès de la pression sanguine dû à une alimentation trop intense. Les efforts répétés, les contusions internes, la présence de vers, peuvent aussi en provoquer l'apparition.

L'anévrisme peut se rompre sous l'action d'un effort, d'un mouvement brusque ou simplement à la longue, le moment venu. Contre la rupture d'un vaisseau interne, il n'y a rien à tenter, l'animal est perdu ; tout au plus peut-on songer à intervenir au moyen de compresses glacées ou de ligatures, lorsqu'il s'agit d'un vaisseau superficiel, en attendant l'arrivée du vétérinaire.

EMBOLIE

On désigne sous le nom d'embolie, l'obstruction d'un vaisseau sanguin par un caillot dont la formation est due à une altération du sang, par suite de contusion, de phlébite, de saignées mal exécutées, etc. Les conséquences sont toujours graves et très souvent mortelles.

L'embolie est caractérisée : par la disparition des pulsations, le refroidissement et l'inertie plus ou moins complète des muscles de la région où la circulation est interrompue. Dans les cas graves, l'animal est anxieux, sa face est « grippée », des sueurs apparaissent. Toute intervention est impossible. Lorsque le caillot est entraîné au cœur, la mort est foudroyante.

PHLÉBITE

Les phlébites sont dues à une inflammation des veines. Elles apparaissent surtout après la parturition, à la suite de blessures, de saignées mal exécutées, etc. Dans la partie enflammée, il y a toujours coagulation du sang. S'il existe, sur le parcours de la veine, une tuméfaction dure et douloureuse, la phlébite est dite *adhésive* ; s'il y a suppuration, la douleur locale est intense et l'animal a de la fièvre ; on se trouve alors en présence d'une affection grave : la phlébite *suppurée* ; des abcès peuvent se former et l'animal mourir par empoisonnement du sang.

La phlébite de la *veine jugulaire* est une des plus fréquentes : elle est presque toujours la conséquence d'une saignée mal exécutée ou mal soignée. (Voir saignée, p. 95. Lorsque les conditions d'asepsie n'ont pas été observées, la plaie s'infecte, il se forme un caillot qui obstrue la veine et le sang venant de la tête ne retourne plus au cœur que par un vaisseau ; la circulation est interrompue d'un côté et il en résulte des vertiges et des maux de tête.

Les animaux saignés fréquemment sont sujets aux phlébites et il est préférable de ne pas acheter un animal qui présente de nombreuses cicatrices de la veine jugulaire.

Une autre phlébite, assez fréquente chez les chevaux, est celle de la *saphène*. (Voir pl. IX.) Elle apparaît souvent à la suite de coups de pied et se manifeste par une boiterie ordinairement intense et un œdème souvent considérable. C'est, de toutes les phlébites, la plus grave : la mort peut survenir par embolie.

Les phlébites sont caractérisées, au début, par une inflammation de la région et l'apparition d'un cordon saillant. L'emplacement du caillot est ordinairement indiqué par une petite tumeur.

Traitement. — La phlébite étant toujours une affection grave, on doit avoir recours au vétérinaire.

Lorsqu'une grosseur apparaît à l'emplacement de la saignée, procéder immédiatement à des applications répétées de teinture d'iode pour en provoquer la disparition. En cas de suppuration locale, faire des lavages fréquents à la lotion N° 45, suivis d'applications de vaseline iodoformée N° 40.

Dès que la phlébite est évidente, mettre le malade au repos complet. Appliquer largement sur toute la région enflammée, l'onguent N° 2 ou mieux l'onguent N° 17, jusqu'à disparition de l'inflammation.

En cas de phlébite suppurée, faire des affusions d'eau

chaude et appliquer des cataplasmes antiseptiques. Nettoyer la fistule plusieurs fois par jour et, si des abcès se forment, les faire avorter en appliquant l'onguent N° 50. En cas de complications et de formation d'ulcères, ligaturer la veine pour prévenir l'empoisonnement du sang. Le vétérinaire procède alors à la pose de drains qui permettent l'évacuation du pus.

Si la phlébite devient *hémorragique*, dégager la veine et la ligaturer au moyen d'un fil de soie en attendant l'arrivée du spécialiste. Pendant le traitement éviter que l'animal ne se gratte.

Une conséquence de la phlébite de la jugulaire est la suppression complète de la veine. Pour s'en rendre compte, exercer avec la main des compressions successives dans la partie supérieure de la gouttière ; chez un individu sain, par suite de l'afflux du sang, on remarque un gonflement très net qui n'a pas lieu lorsque la veine n'existe plus.

PLÉTHORE

Coup de sang. Congestion. Apoplexie.

On dit qu'un cheval est pléthorique lorsqu'il y a surabondance de sang dans l'organisme. Cet état est la conséquence d'une alimentation trop riche et d'un manque d'exercice. Les animaux engraissent, les muqueuses sont rouges et colorées, le pouls est fort, les veines saillantes comme prêtes à éclater.

La pléthore prédispose aux *congestions*, à l'*apoplexie* et aux *paralysies* (voir p. 329). Il faut donc éviter avec soin de trop nourrir les animaux. De fréquents accidents sont dus à la manie qu'ont de nombreux cultivateurs de vouloir, dans leur écurie, des animaux « roulés gras ».

La *congestion* est déterminée par un afflux sanguin au cerveau. Un effort violent, la chaleur, un collier trop étroit, un travail pénible immédiatement après le repas, sont autant de causes qui peuvent la provoquer. Elle s'annonce par des symptômes très nets et se produit très souvent au cours d'une attelée. L'animal ne tire plus, il sue brusquement et chancelle. La respiration est courte, irrégulière, le pouls intermittent ; les yeux sont injectés, souvent clos. La sensibilité de l'animal diminue.

On doit donc éviter l'état pléthorique. Lorsque les animaux sont fortement nourris, surveiller les muqueuses, principalement aux yeux. Dès qu'elles deviennent rouges et injectées, il est indispensable de réduire la ration et de soumettre l'animal à un régime rafraîchissant. Administrer la poudre N° 56, et au besoin, pratiquer une légère saignée préventive. On se souviendra que, si l'on est obligé de faire de fréquentes saignées, c'est presque toujours dû à la distribution d'une alimentation trop riche.

Les accidents de congestion sont particulièrement à craindre chez les poulinières « en état » au moment du sevrage et chez les chevaux soumis habituellement à des travaux pénibles, lorsqu'on les met au vert.

On préviendra, dans une certaine mesure, les coups de sang en ne menant pas les animaux gras à des allures rapides par des temps lourds et orageux.

En cas d'accident, il faut intervenir très rapidement sous peine de complications mortelles. Dételer l'animal, lui enlever ses harnais, le placer dans un endroit frais et pratiquer une saignée (voir p. 95) de 3 à 8 litres de sang, selon la grosseur et l'état de l'animal. Frictionner énergiquement les membres et l'abdomen et appliquer un sinapisme. Mettre l'animal à la diète et lui administrer, en électuaire, 150 grammes de sulfate de soude. L'*apoplexie* est une complication de la congestion.

Il peut, en effet, arriver que l'afflux sanguin soit tellement intense qu'il détermine dans le cerveau une hémorragie : d'où apoplexie.

Elle se produit aussi à la suite de chocs violents et peut être consécutive aux méningites ainsi qu'aux affections typhoïdes. Elle est souvent foudroyante : l'animal tombe et reste immobile. Le sang lui sort par la bouche et les naseaux et il meurt après quelques convulsions.

Dans l'apoplexie lente, on observe des étourdissements, du vertige ; la tête est rejetée de côté ; les yeux sont injectés, la pupille dilatée ; la respiration est rapide, irrégulière ; l'animal a les naseaux béants et l'écume à la bouche ; le pouls est rare, dur et intermittent ; enfin, il y a paralysie partielle (voir p. 329).

On traite l'apoplexie en faisant immédiatement une saignée et en suivant les indications données pour la congestion. Administrer, de préférence, le purgatif 103 qui est très énergique.

N° 103 : Aloès des Barbades...   20 gr.
Huile de ricin........   300 —
Huile à manger......   200 —

ANÉMIE

L'anémie tient à la pauvreté du sang en globules rouges. Elle est due à une alimentation défectueuse, à un mauvais état général, à la présence de mauvaises dents, de vers intestinaux, etc. ; elle peut être aussi la conséquence d'hémorragies et de travaux pénibles ; elle est surtout fréquente chez les jeunes animaux.

L'animal anémié est mou, il est ordinairement maigre ; ses muqueuses sont pâles et il manque d'appétit. Il s'essouffle rapidement et a des palpitations ; de l'œdème se manifeste fréquemment, aux membres principalement.

Avant de traiter l'animal, il faut d'abord déceler la cause du mal. Examiner, à cet effet, la dentition, puis les excréments afin de savoir si l'on doit incriminer la présence des parasites intestinaux (voir p. 283).

D'une façon générale, distribuer une alimentation riche
en azote et en matières minérales : des grains, de l'avoine
de préférence, des carottes, etc. Éviter la diarrhée et la
constipation (voir p. 272). Donner à discrétion du sel et
de l'eau fraîche. Si l'appétit est bon, administrer la poudre
N° 48 dans la nourriture ; s'il est insuffisant, faire prendre
la potion N° 62 ou 100 grammes de poudre de racine de
gentiane, par jour, dans du gros miel.

PLANCHE X

SYSTÈME NERVEUX

1. Cerveau.
2. Cervelet.
3. Nerf optique.
4. Nerf du maxillaire supérieur.
5. Nerf du maxillaire inférieur.
6. Nerf pneumogastrique.
7. Moelle épinière.
8. Cordon du grand sympathique.
9. Ganglion semi-lunaire.
10. Plexus sacro-lombaire.
11. Nerf fémoral antérieur.
12. Nerf saphène.
13. Tronc sciatique.
14. Nerf tibial.
15. Nerfs plantaires.
16. Plexus brachial.

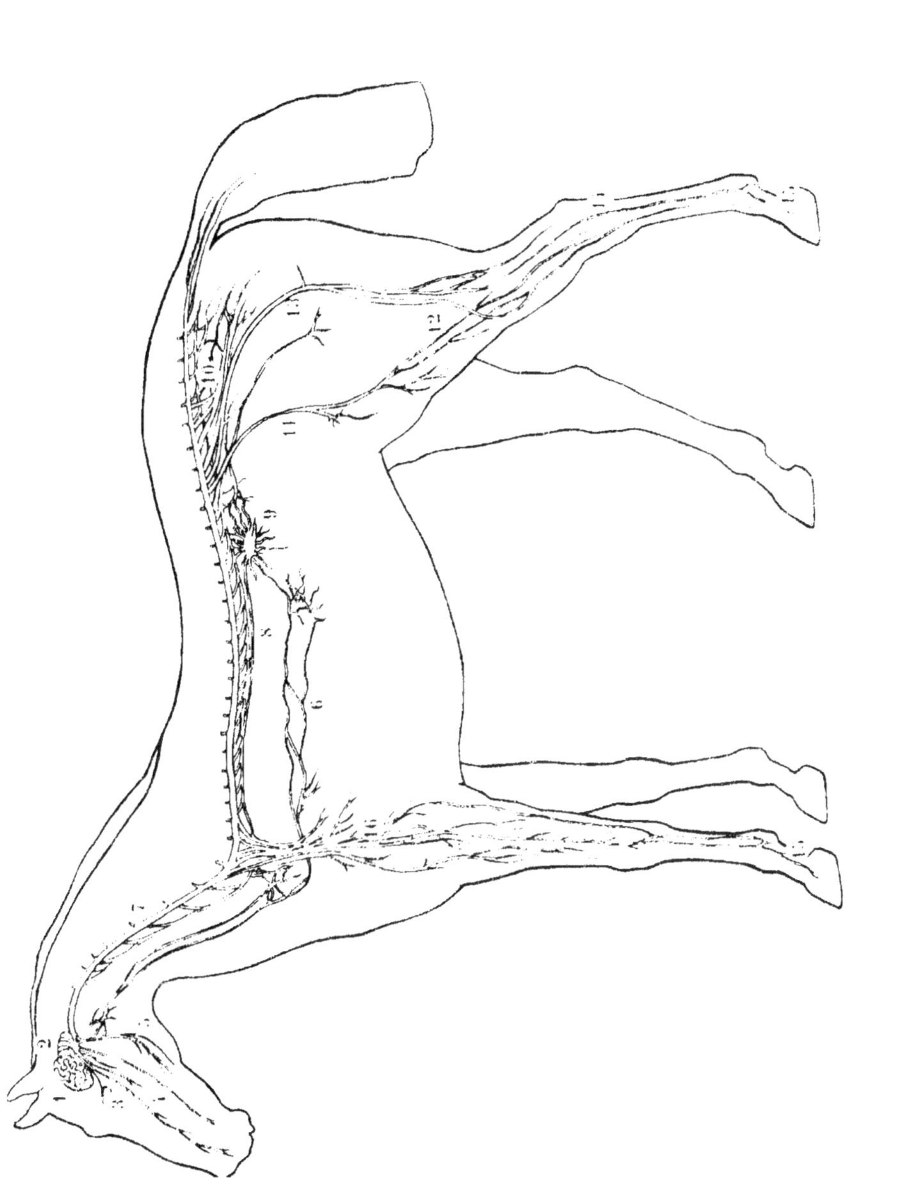

MALADIES DU SYSTÈME NERVEUX

MÉNINGITE

Vertige. Encéphalite.

La méningite est une inflammation des enveloppes du cerveau, qui, très souvent, se communique au cerveau lui-même. Elle peut être la conséquence d'un choc violent, d'un coup de soleil, d'une exposition prolongée aux intempéries, du séjour dans une écurie chaude et mal aérée, d'une fièvre intense, etc. Elle survient, parfois, sans cause apparente.

Les jeunes chevaux y sont particulièrement exposés.

Symptômes. — L'animal est abattu, la respiration est rapide, le pouls accéléré, les muqueuses rouges. Il y a inappétence et constipation. La marche est raide, hésitante, chancelante ; la tête est basse ou de côté.

Tantôt l'animal se livre à des mouvements désordonnés, il gratte le sol, se jette violemment à terre, tourne sur lui-même, « pousse au mur » ; tantôt il a de la stupeur et paraît sommeiller. Plusieurs crises peuvent se succéder, suivies d'un abattement de plus en plus grand, puis vient la mort. La maladie peut durer de 1 à 8 jours.

Traitement. — Si l'affection est reconnue dès le début, saigner l'animal en lui enlevant de 2 à 5 litres de sang selon sa taille et administrer le purgatif N° 103.

En cas de crise, appliquer sur la tête des compresses de glace pilée mélangée à du son ou de la sciure de bois.

jusqu'à ce que l'animal soit revenu à son état normal. Administrer la potion N° 52 pour calmer la fièvre, puis, faire des frictions à l'onguent N° 2 sur toute la partie supérieure de la tête. On devra se méfier des crises de l'animal et l'attacher solidement ou le mettre dans une boxe spacieuse avec beaucoup de paille. Laisser au repos absolu et donner une nourriture légère.

L'animal, s'il se guérit, est sujet aux rechutes ; mais il est rare qu'il ne conserve pas de la paralysie partielle ou de l'immobilité.

MÉNINGITE CÉRÉBRO-SPINALE

La méningite cérébro-spinale est une affection analogue à la précédente mais qui s'étend à la moelle épinière.

Symptômes. — Les symptômes généraux ont beaucoup d'analogie avec ceux de la méningite ordinaire, mais il survient presque toujours des complications du côté des membres : le train postérieur perd de sa souplesse, l'animal trébuche et parfois tombe.

Traitement. — Placer le malade dans une écurie peu éclairée et silencieuse ; le soutenir par des sangles, appliquer des compresses faites de glace pilée et de son, tout le long de la colonne vertébrale ou, faute de glace, des compresses d'eau froide fréquemment renouvelées. Administrer le purgatif N° 103.

Si le pouls est fort et l'œil injecté, faire une saignée de 3 à 5 litres.

Lorsque l'animal est irrité, le calmer avec la potion N° 104, donnée 3 fois par jour à raison de 1 à 2 cuillerées à bouche à chaque fois.

N° 104 : Bromure de potassium...... 200 gr.
Eau............................... 1 2 litre.

Il arrive parfois qu'à la suite de l'inflammation, il y a épanchement de liquide ; il en résulte des paralysies qui provoquent la mort instantanément, si elles intéressent les poumons et le cœur.

IMMOBILITÉ

L'immobilité est une maladie particulière au cheval ; elle est la conséquence d'une lésion du cerveau : épanchement ou tumeur.

L'animal est mou, assoupi et sujet au vertige ; sa sensibilité est atténuée. Symptôme caractéristique : croiser les membres antérieurs en X, ils resteront dans cette position. Le malade est en outre dans l'impossibilité de reculer. Par moments, il paraît bien portant, puis des accès le prennent ; il perd la notion de la conservation ; il est comme aveugle et n'obéit plus à son conducteur. Il est par conséquent impropre à tout service et on doit le sacrifier.

Ne tenter le traitement que sur des chevaux jeunes. Purger selon la formule N° 18 ; laisser l'animal au repos et faire des frictions répétées d'onguent N° 2 sur l'encolure. On prescrit, en outre, les injections sous-cutanées de strychnine à la dose de 5 à 15 centigrammes.

PARALYSIE

La paralysie est caractérisée par l'abolition complète du mouvement et parfois de la sensibilité, dans les régions qui en sont frappées.

Les causes les plus fréquentes sont les maladies du cerveau, de la moelle épinière ou de leurs enveloppes, les chocs, les coups de soleil, une alimentation trop riche, l'abus de certains aliments : carottes, vesces, gesses, etc.

La paralysie peut être locale ou générale. On lui donne le nom d'*hémiplégie*, si elle atteint la moitié du corps et de *paraplégie*, si elle ne frappe que les membres postérieurs.

Les paralysies sont toujours graves et il est rare que l'animal en guérisse.

Dans les *paralysies locales*, la paralysie de la face et celle de la queue sont assez fréquentes et apparaissent à la suite d'une chute violente. La première débute par les lèvres et les ailes du nez ; il y a difficulté dans la préhension et dans la déglutition des aliments. La seconde est souvent accompagnée de l'atrophie partielle des muscles des fesses. L'une et l'autre sont, en général, incurables : on essaiera néanmoins les massages électriques et les injections sous-cutanées de strychnine.

La paralysie du train de derrière apparaît surtout chez les chevaux sanguins et trop nourris. Elle est souvent consécutive à une congestion ou à de l'apoplexie. Elle débute généralement par un seul membre, après un fléchissement plus ou moins marqué et envahit rapidement tout le train postérieur.

Dès les premiers symptômes, arrêter l'animal et le laisser au repos absolu, le moindre exercice pouvant déterminer la mort. Pratiquer une saignée (voir p. 95) et administrer la purge N° 103. Tondre la région de la colonne vertébrale et appliquer l'onguent N° 2 ou le liniment N° 31. Lorsque la purge a produit son effet, administrer, chaque matin, la poudre N° 105, 15 jours par mois.

N° 105 : Noix vomique en poudre..... 4 gr.
   Poudre de racine de gentiane. 8 —
   Farine de lin.............. 15 —

Si l'on craint que l'animal ne tombe, le supporter par un système de sangles ; s'il est couché, le retourner fréquemment pour éviter qu'il ne s'écorche.

Lorsque l'animal guérit, lui faire prendre un peu d'exercice pendant la convalescence et le nourrir avec des aliments légers et rafraîchissants.

MALADIES DE L'APPAREIL URINAIRE ET DES ORGANES GÉNITAUX

CONGESTION DES REINS

Cette affection atteint surtout les animaux pléthoriques. Le sang, riche, épais, circule difficilement et, dans les reins, où le fonctionnement est particulièrement délicat, il peut y avoir engorgement, puis afflux sanguin et congestion.

Symptômes. — Les muqueuses sont rouges et la région des reins très sensible ; la démarche arrière est raide, pénible, hésitante et chancelante ; la respiration est oppressée. Souvent, il apparaît une enflure qui peut gagner les membres et devenir œdémateuse. Quelquefois surviennent des coliques, dites *néphrétiques*, susceptibles de provoquer, de la part de l'animal, des mouvements désordonnés. Les urines sont rares, épaisses, colorées, troubles, parfois floconneuses et chargées d'albumine ; le malade a de fréquentes envies d'uriner.

Il arrive que la congestion se complique d'inflammation ; la mort peut alors survenir de 5 à 15 jours après l'apparition des premiers symptômes.

Traitement. — Diminuer la ration et, en cas de coliques, mettre l'animal à la diète, un jour ou deux.

Administrer le purgatif N° 103 et donner des lavements tièdes. Appliquer, sur les reins, des compresses d'eau chaude et faire prendre des boissons adoucissantes. Éviter, avec soin, les diurétiques, nitrate de potasse ou autres, qui irritent

ORGANES GÉNITAUX DU MALE

1. — Verge ou pénis.
2. — Testicule.
3. — Canal déférent.
4. — Prostate.
5. — Uretère.
6. — Vésicule séminale.
7. — Vessie.
8. — Artère aorte abdominale.
9. — Artère du testicule.
10. — Artère de la verge.
11. — Artère caverneuse.

ORGANES GÉNITAUX DE LA FEMELLE

1. — Vulve.
2. — Vagin.
3. — Col de l'utérus.
4. — Corps de l'utérus.
5. — Cornes de l'utérus.
6. — Ovaire.
7. — Rein.
8. — Rectum.
9. — Vessie.

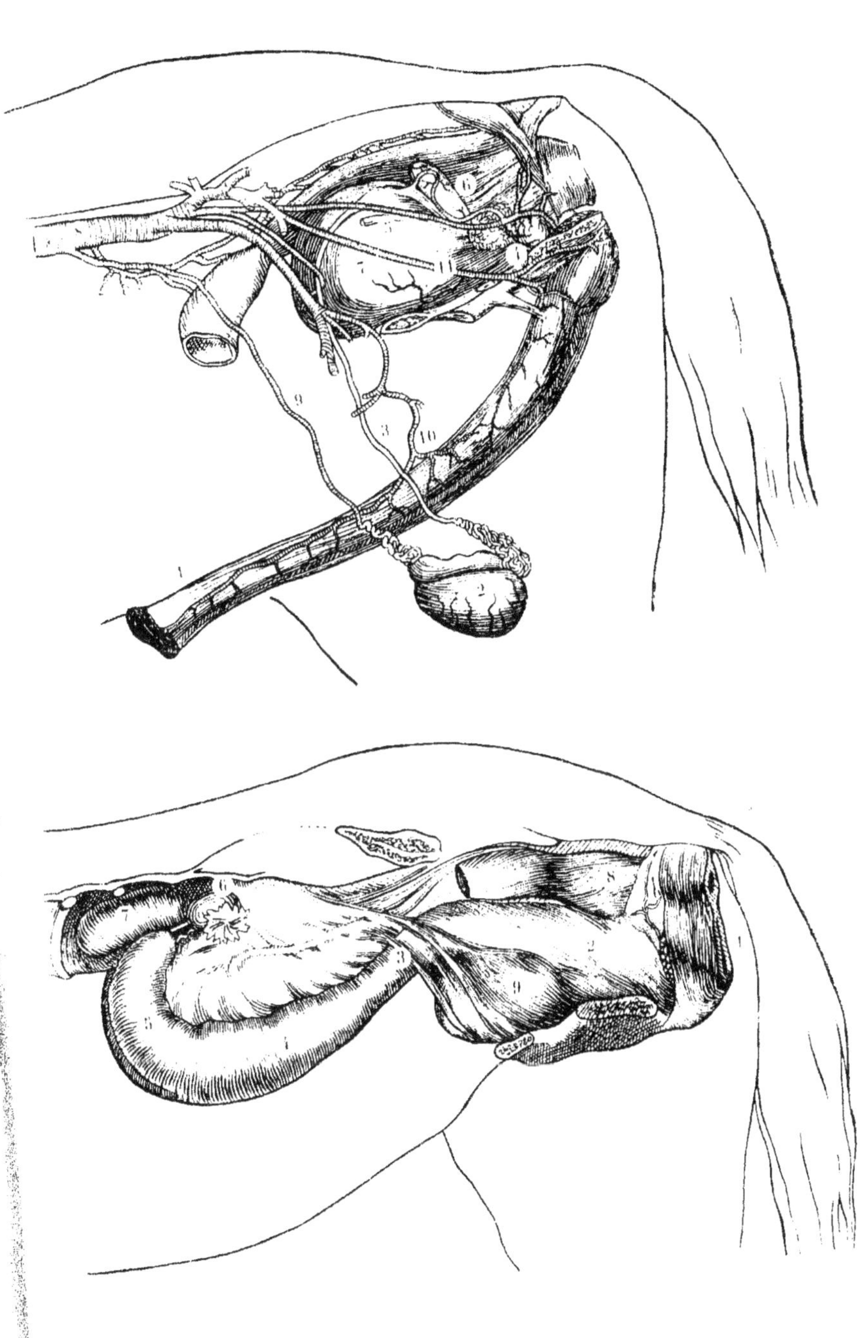

les reins. S'il y a fièvre, la calmer avec la potion N° 52. Lorsque l'animal entre en convalescence, le promener lentement

INFLAMMATION DES REINS

Néphrite.

Les causes susceptibles de déterminer l'inflammation des reins sont nombreuses : les contusions violentes, la présence dans ces organes de calculs urinaires ou de parasites

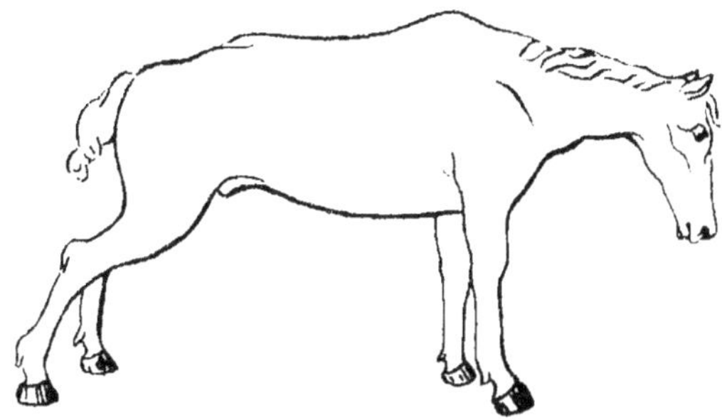

Fig. 123. — Attitude de l'animal en cas d'inflammation des reins.

(voir strongle géant, p. 285), les pluies froides sur la région des reins, l'abus des diurétiques et des onguents cantharidés, l'ingestion de grains altérés, de fourrages moisis, de mélasse en excès, etc. L'affection peut être aussi la conséquence d'autres maladies des reins et, en particulier, de la congestion.

Symptômes — La démarche est pénible, l'animal traine les membres postérieurs. A l'écurie, il se tient voûté, les jambes de derrière écartées (Fig. 123) : il peut être en proie à des coliques d'intensité variable. Il regarde son flanc et se campe fréquemment pour uriner. La sensibilité des reins est excessive, la fièvre intense, le pouls accéléré, la sudation abondante. L'animal a des frissons et il est généralement constipé. Les urines, rares, épaisses, albumineuses, sont souvent sanguinolentes et parfois purulentes; c'est alors un indice fort grave. Très foncées ou presque noires, elles sont souvent l'annonce de la gangrène et l'animal est perdu; il en est de même lorsque l'inflammation gagne le péritoine.

Traitement. — La guérison complète de la néphrite est assez rare. La maladie peut s'atténuer, mais des coliques sourdes, légères, subsistent, le rein s'indure ou s'atrophie et l'animal dépérit lentement.

Dès que l'on s'est assuré du siège de la lésion, appliquer, en permanence, des compresses d'eau chaude sur le rein, pendant plusieurs jours.

Faire une saignée légère aux animaux sanguins. Administrer 1 litre d'huile à manger et calmer la fièvre avec la potion N° 52. Donner des boissons adoucissantes N° 70, éviter soigneusement les diurétiques. Couvrir chaudement pour provoquer les sueurs.

Dans les cas graves, appliquer sur les reins des sinapismes.

Pour calmer les douleurs, donner, toutes les heures, des lavements d'eau tiède additionnée de 15 gr. de laudanum. Laisser à la diète un jour ou deux, puis, donner des aliments légers et rafraîchissants.

Lorsque la néphrite est due à un usage excessif des onguents cantharidés, administrer, matin et soir, 5 gr. de bromure de camphre sous forme de bols et substituer aux onguents cantharidés des onguents à base de poudre d'euphorbe (voir p. 87).

INFLAMMATION DE LA VESSIE

Cystite.

L'inflammation de la vessie est souvent la conséquence

d'un usage abusif des médicaments : onguents cantharidés et diurétiques tout particulièrement.

Les calculs urinaires, les contusions et la décomposition de l'urine, à la suite d'une rétention prolongée, peuvent aussi la provoquer.

Symptômes. — La démarche est raide et l'animal maintient les membres écartés. L'évacuation des urines est fréquente et douloureuse; le liquide est parfois clair mais plus souvent trouble, rougeâtre et chargé de débris muqueux. L'animal a des coliques ; il regarde son flanc et fait de nombreux efforts. Il a de la fièvre; la bouche est chaude, la respiration rapide, le pouls accéléré; les reins sont durs : le toucher rectal ou vaginal est très sensible.

Chez les femelles, on remarque à l'exploration, une induration du conduit qui déverse les urines dans le vagin.

Parfois des abcès se forment, puis crèvent dans la vessie : l'urine devient alors purulente et les complications sont généralement mortelles.

Traitement. — Laisser l'animal au repos absolu, éviter les diurétiques, mais donner des boissons adoucissantes ou de l'eau claire à discrétion. Administrer, comme purgatif léger, un mélange de 250 gr. d'huile de ricin et de 250 gr. d'huile à manger. Donner des lavements tièdes à l'eau de pavot N° 106.

    N° 106 : Têtes de pavot.......... 6
             Eau .... 3 litres.

Pendant le traitement, distribuer une alimentation légère et rafraîchissante

RENVERSEMENT DE LA VESSIE

Cet accident, relativement rare, se remarque chez les femelles, à la suite de coliques néphrétiques intenses ou lorsque, atteint de cystite, l'animal fait de violents efforts pour uriner.

Symptômes. — La vessie se retourne comme un bas et vient faire saillie dans la vulve par l'orifice urinaire. On aperçoit alors une tumeur molle, sensible, rougeâtre, sur les parois du vagin.

L'urine s'écoule en permanence et salit les fesses de l'animal. L'altération des tissus est très rapide et, si l'on n'intervient pas aussitôt, on remarque sur la vessie des taches noirâtres qui sont l'indice d'un commencement de mortification.

Traitement. — Faire des injections d'eau tiède laudanisée à raison de 30 gr. de laudanum par litre d'eau ; puis, par des pressions douces et continuelles, remettre l'organe en place, en évitant de le blesser avec les ongles.

Si la réduction est difficile, faire quelques affusions d'eau fraîche et les répéter s'il y a tendance à récidive.

RÉTENTION ET INCONTINENCE D'URINE

Les rétentions d'urine peuvent être dues à la présence de calculs dans la vessie (voir p. 340). Mais, le plus souvent, elles apparaissent à la suite d'un travail soutenu et prolongé, si l'on n'a pas permis à l'animal de se reposer de temps en temps pour uriner.

Certains chevaux, en effet, urinent difficilement et il est parfois nécessaire, pour qu'ils puissent le faire, de les laisser s'arrêter d'eux-mêmes.

A la suite d'un séjour prolongé dans la vessie, l'urine s'altère et provoque une irritation et des contractions du col de la vessie et de l'urèthre.

L'animal se campe fréquemment pour uriner, mais souvent sans résultat ; ce n'est qu'après un effort disproportionné qu'il parvient à expulser quelques gouttes. Il est en proie à des coliques et regarde son flanc. L'exploration rectale ou vaginale permet de constater que la vessie est pleine.

Connaissant les habitudes de l'animal, le traiter comme il convient : lui laisser des arrêts suffisants en cours de travail ; à l'arrivée à l'écurie, ne pas le dételer, si nécessaire, avant qu'il n'ait uriné et, au besoin, l'inciter à le faire en remuant ou en faisant une litière abondante.

En cas de rétention, donner des lavements tièdes ; exercer par le rectum une pression légère sur la vessie, mais ne pas forcer afin d'éviter une rupture de l'organe. S'il le faut, administrer, pour prévenir les contractions du col de la vessie, la potion N° 107.

> N° 107 : Teinture d'opium ... ... 30 gr.
> Extrait de gingembre. ... 15
> Eau. ... ... 1 2 litre.

Si, malgré ce traitement, la rétention persiste chez les femelles, explorer le vagin et introduire le doigt dans l'orifice urinaire ; chez les mâles, faire uriner à la sonde.

L'incontinence ou perte d'urine est peu fréquente ; elle tient surtout à une faiblesse ou à une paralysie du col de la vessie.

Elle est aussi provoquée par l'usage répété de la sonde et par la présence de calculs urinaires susceptibles de maintenir partiellement ouvert le col de la vessie.

Dans la majorité des cas, l'affection disparaît avec le repos, le changement de régime et la poudre tonique N° 62.

ARRÊT DE LA SÉCRÉTION URINAIRE

Urémie.

Cette maladie est l'indice d'un trouble grave des fonctions urinaires.

L'urine, retenue à l'intérieur des organes, peut être résorbée et causer l'empoisonnement du sang, entraînant la mort de l'animal.

L'arrêt de la sécrétion urinaire se produit chaque fois que les reins sont modifiés dans leur constitution à la suite d'atrophie, d'induration, de dégénérescence graisseuse, de destruction (voir : strongle, p. 285), etc.

Les symptômes sont vagues.

L'animal se plaint, il est en proie à un malaise général, puis à des crises nerveuses et à des convulsions.

Le traitement est rarement efficace. Au début de la crise, donner, matin et soir, 2 gr. de poudre de digitale, puis la poudre N° 28 et, en cas d'amélioration, la poudre N° 21.

CALCULS URINAIRES.

Gravelle.

Les calculs urinaires sont dus à la formation de concrétions ou de sédiments dans la vessie ou dans les voies urinaires. Ils sont ordinairement constitués par un noyau d'acide urique ou un débris de tégument entouré de carbonate, d'oxalate ou de phosphate de chaux.

Causes. — Ils ont pour origine une richesse excessive de la ration en matières minérales, des eaux calcaires, dures, l'insuffisance des boissons, les suées abondantes, la diarrhée prolongée et, en un mot, tout ce qui est susceptible, en soustrayant de l'eau à l'organisme, de favoriser la concentration des liquides et la précipitation des matières minérales.

Symptômes. — Les symptômes sont vagues et peu caractéristiques en raison des situations très différentes que peuvent occuper les calculs urinaires. S'ils sont situés dans les reins ou dans les uretères (voir pl. XI), ils déterminent des coliques et, comme dans les maladies de reins, l'animal tient les membres écartés.

Par l'exploration rectale, on peut, avec un peu d'habitude, déceler la présence des calculs dans les uretères. Lorsqu'ils sont dans la vessie, souvent ils en obstruent le col et le jet d'urine est intermittent ou très réduit. Parfois, malgré les efforts de l'animal, l'urine ne fait que couler goutte à goutte et il arrive qu'elle est sanguinolente à la suite de déchirements. Chez la femelle, on peut déceler les calculs urinaires par l'exploration vaginale.

Traitement. — Les calculs urinaires de la vessie arrivent à peser jusqu'à plusieurs kilogrammes mais, en moyenne, n'atteignent que quelques centaines de grammes.

On peut, pour les extraire, les briser au moyen d'instruments spéciaux introduits dans la vessie.

Dans les régions où les eaux sont dures, on préviendra la formation des calculs urinaires en donnant en abondance du vert en été et des racines en hiver.

PISSEMENT DE SANG

Hématurie.

Le pissement de sang, assez rare chez le cheval, peut provenir d'une lésion du rein, des uretères, de la vessie ou de l'urèthre (voir Pl. XI). Il est aussi consécutif à l'ingestion de boissons glacées, d'aliments avariés, pailles rouillées, fourrages altérés, etc., de plantes âcres, diurétiques ou astringentes (renoncule scélérate, euphorbes, pédiculaire des marais, genêts, bourgeons de chêne, etc.), et de médicaments irritants ou toxiques (cantharide, essence de térébenthine, etc.).

L'évacuation des urines est également pénible, douloureuse. L'animal est campé fortement, les reins voussés,

D'autres symptômes, variables, se rapportent aux maladies qui en sont la cause : calculs urinaires, inflammation des reins, etc.

Traitement. — Si l'hémorragie est intense, essayer de l'arrêter en plaçant sur le dos des compresses d'eau froide.

Donner les boissons adoucissantes N° 70 et 4 grammes de créosote, par jour, en breuvage. Si le remède est insuffisant, essayer la poudre tonique N° 108.

<pre>
N° 108 : Perchlorure de fer liquide....   100 gr.
         Son.................................   1 kgr.
         Farine d'orge........................   1
</pre>

Diviser en 10 parts égales et en faire prendre une chaque jour.

On peut aussi administrer, matin et soir, 5 grammes de bromure de camphre sous forme de bols.

SÉCRÉTION URINAIRE EXCESSIVE

Polyurie.

La sécrétion urinaire peut devenir excessive après une longue maladie qui a nécessité des ingestions répétées de diurétiques. Elle indique aussi un mauvais état général et particulièrement un mauvais fonctionnement du tube digestif, qui oblige l'animal à absorber de trop grandes quantités d'eau.

Les urines sont claires et limpides : leur évacuation est fréquente, très abondante et se fait sans douleur. Malgré un appétit vorace, les animaux ont mauvais poil : ils sont généralement maigres et prennent du ventre. Dans certains cas, l'appétit est capricieux, l'animal lèche les murs et les objets qui se trouvent à sa portée, il mange sa litière, alors que le râtelier est garni de foin. Petit à petit, il s'affaiblit

et peut contracter d'autres maladies plus graves. On a
signalé des cas où la polyurie a précédé l'apparition de la
morve. En tous cas, c'est une affection à marche très lente.

Traitement. — Changer complètement le régime du
malade : lui donner une nourriture sèche, riche, peu volumineuse. Limiter les boissons à un maximum de 20 à 25
litres par jour et en plusieurs fois. Administrer la potion
N° 109, à raison de 100 grammes par jour pendant 3 à 5
jours, dans la nourriture ou dans un peu d'eau

    N° 109 : Iodure de potassium . . . . .   10 gr.
             Iode . . . .   15 —
             Eau . . . .   1 2 litres.

Donner la poudre N° 108 pour fortifier l'animal. Il est
rare qu'après 15 jours ou 3 semaines, il n'y ait pas une
amélioration sensible.

A la place de la potion 109, on a aussi recommandé le
bromure de potassium en breuvage à la dose de 10 à 12
grammes par jour ou du bromure de camphre à raison de
5 grammes matin et soir sous forme de bols.

URÉTHRITE

L'uréthrite ou *inflammation de l'urèthre* est souvent due
à l'action des urines devenues irritantes à la suite d'une alimentation défectueuse ou de la rétention d'urine ; peuvent
aussi la provoquer : la masturbation, les saillies trop nombreuses, le contact avec une jument ayant eu une mauvaise
délivrance et la présence de calculs dans le canal.

Généralement, le fourreau et le pénis sont enflammés, sensibles et douloureux. L'évacuation des urines est lente et
fractionnée. Dans les cas graves, il y a suppuration

Traitement. — Administrer un purgatif léger composé de 250 grammes d'huile de ricin et de 250 grammes d'huile à manger. Donner une alimentation rafraîchissante, des boissons mucilagineuses ou des boissons adoucissantes N° 70 et de la térébenthine à la dose de 60 grammes par jour, mélangée à du gros miel.

Dans les cas graves, recourir, une fois par jour, aux injections uréthrales avec la lotion N° 110.

<pre>
N° 110 : Acétate neutre de plomb....   10 gr.
         Vinaigre...................   25 —
         Eau........................   1 litre.
</pre>

Si au bout de 8 à 10 jours la guérison n'est pas complète, donner, matin et soir, jusqu'à guérison, des injections soit au sulfate de zinc à raison de 10 grammes par litre d'eau, soit au nitrate d'argent selon la formule N° 111.

<pre>
N° 111 : Nitrate d'argent...........   3 gr.
         Eau........................   1 litre.
</pre>

ORCHITE

On désigne sous le nom d'orchite une inflammation des testicules. Dans la plupart des cas, elle apparaît à la suite de violences extérieures, d'efforts ou de travaux pénibles prolongés. Elle peut être un symptôme d'autres maladies telles que la morve ou le mal du coït.

Chez les chevaux sanguins, lorsqu'on remarque une légère inflammation des testicules, c'est plutôt l'indice d'une ration trop riche et trop abondante qu'il y a lieu de diminuer.

Symptômes. — On remarque, tout d'abord, de l'engorgement dans la région des testicules; puis, ceux-ci augmentent de volume, deviennent chauds, sensibles, douloureux et lourds. L'animal est inquiet, triste et regarde fréquemment son train postérieur. La démarche est pénible et les reins sont voussés. La température augmente, le pouls est accéléré, la respiration rapide. Dans les cas graves, l'urine est réduite et parfois sanguinolente.

Un seul testicule ou les deux peuvent être atteints et il arrive que l'enflure se propage aux enveloppes ; dans ce cas, il y a souvent de l'œdème. L'animal souffre beaucoup et c'est ordinairement du deuxième au quatrième jour que de l'amélioration peut survenir et la maladie disparaître.

Lorsqu'au contraire l'affection est grave, il y a souvent formation d'abcès internes et suppuration : l'inflammation persiste alors pendant très longtemps et l'on remarque, au toucher, une tumeur fluctuante. Il est assez rare que la gangrène survienne.

Traitement. — Laisser au repos absolu ; éviter avec soin de meurtrir les testicules. Administrer, intérieurement, 350 grammes de sulfate de soude. Faire des affusions répétées d'eau froide et, au moyen d'un suspensoir, maintenir des compresses humides à la lotion N° 112 jusqu'à disparition de l'enflure.

<pre>
N° 112 : Acétate de plomb............ 5 gr.
         Extrait de belladone........ 5 —
         Eau .... 1 litre.
</pre>

Dans les cas bénins, il suffit de faire quelques applications de pommade belladonée N° 113.

<pre>
N° 113 : Extrait de belladone...... 8 gr.
         Eau de pluie.............. 5 —
         Saindoux.................. 15 —
</pre>

S'il y a abcès, favoriser leur maturation au moyen d'affusions d'eau chaude et de cataplasmes émollients ; au besoin, en pratiquer la ponction et faire des lavages crésylés avec la lotion N° 7 diluée de moitié. En cas d'insuccès, ou lorsque l'orchite est due au mal de coït, procéder à la castration.

VARICOCÈLE

On désigne sous ce nom des varices qui affectent les veines des testicules. Cette maladie, fréquemment consécutive à l'orchite, se présente sous l'aspect d'un épaississement noueux et vermiculaire.

Appliquer des compresses astringentes à l'acétate neutre de plomb, à raison de 10 grammes par litre d'eau et faire des affusions répétées d'eau froide. En dernier ressort, pratiquer la castration.

SARCOCÈLE

Le sarcocèle est une induration du testicule ; cette affection apparaît souvent après une orchite. On remarque d'abord un engorgement notable de la région : le testicule malade a perdu sa sensibilité : il est gros, ferme, non dépressible et présente souvent de l'œdème.

Au début, les animaux n'en paraissent pas souffrir, mais, à la longue, ils boitent et marchent en écartant ou en traînant les jambes. Il faut alors les mettre au repos.

Il est en général inutile d'essayer des « fondants » qui n'arrivent jamais à faire disparaître la tumeur. Le seul moyen est de castrer l'animal. Dans certains cas, l'opération est délicate et exige un chirurgien habile.

HYDROCÈLE

Cette maladie, caractérisée par un épanchement séreux à l'intérieur des bourses, apparaît surtout à la suite d'orchite.

Le testicule, gros, tendre, mou et fluctuant, est généralement refoulé à la partie supérieure : comme dans le cas précédent, la marche est difficile.

Si l'on ne se résout pas à la castration, ponctionner les bourses, chaque fois que cela est nécessaire, à l'aide d'un petit trocart ; puis, badigeonner la plaie avec un peu d teinture d'iode.

HÉMATOCÈLE

L'hématocèle est un épanchement sanguin dans les testicules ; il se manifeste à la suite d'un choc violent ; une inflammation survient et s'étend rapidement ; la peau des bourses est chaude, lisse et tendue. Les testicules sont douloureux, la marche est pénible et souvent l'animal refuse de se déplacer. Si les tissus internes sont dilacérés, la gangrène peut survenir.

Il est prudent, aussitôt après l'accident, de faire appeler le vétérinaire qui jugera de l'opportunité de castrer ou non, l'animal. En attendant, faire des affusions d'eau froide et, au moyen d'un suspensoir, appliquer des compresses astringentes à la lotion N° 112.

DÉGÉNÉRESCENCE DES TESTICULES

Les testicules peuvent être le siège d'altérations diverses : kystes, cancer, présence de parasites strongle armé, etc.

Le mieux est de castrer l'animal dans le plus bref délai possible.

CHEVAUX VERTS

Cryptorchidie.

On désigne sous le nom de *chevaux verts* ou *cryptorchides* des animaux dont les testicules ne sont pas « descendus » ; chez le poulain, ces organes apparaissent entre le sixième et le dixième mois, il faut donc pouvoir les palper dès ce moment.

Il sera toujours aisé de distinguer un cheval vert d'un

cheval castré, à l'absence de cicatrices dans la région inguinale.

Aujourd'hui, des spécialistes pratiquent la castration des chevaux verts.

SPERMATORRHÉE

Cette affection consiste en un écoulement fréquent et involontaire du sperme. Elle est la conséquence d'une continence forcée, de l'abus du coït ou de la faiblesse générale de l'animal.

Dans le premier cas, faire des affusions répétées d'eau froide et donner des rafraîchissants ; dans le second cas, administrer la poudre tonique N° 108 ou la poudre de quinquina dans la nourriture à raison de 3 grammes par jour.

CHAMPIGNON

Le champignon est dû au bourgeonnement du cordon testiculaire à la suite de la castration ; il se manifeste sous forme d'une tumeur généralement rouge et sanguinolente dont l'aspect tout spécial lui a fait donner son nom. Cette complication, ordinairement sans danger, surgit parfois lorsque le cordon testiculaire a été coupé un peu long ; plus souvent, elle est de nature parasitaire ou due au mauvais tempérament de l'animal. Il en résulte une inflammation qui peut se communiquer au fourreau.

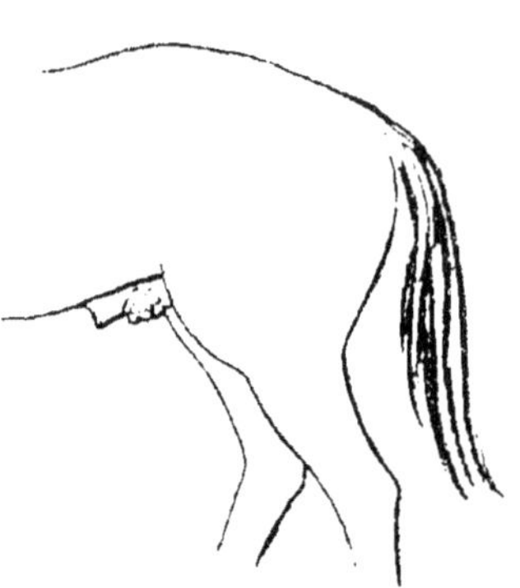

Fig. 127. — Champignon.

Dans les cas peu graves, on arrête souvent le bourgeonnement en saupoudrant d'alun calciné, de sulfate de cuivre pulvérisé ou de calomel. Dans les cas graves, coucher l'animal et pratiquer l'enlèvement de la tumeur.

Lorsque le champignon persiste, administrer à l'intérieur, matin et soir, pendant 15 jours, 5 grammes d'iodure de potassium en breuvage sucré ou sous forme de bol.

ABCÈS A LA SUITE DE CASTRATION

Des abcès (voir p. 205) peuvent se former à la suite d'une cicatrisation trop rapide : il peut en résulter une inflammation des ganglions de la région inguinale. L'intervention du vétérinaire est indispensable pour ouvrir la tumeur, car il est nécessaire de coucher l'animal.

PARALYSIE DU PÉNIS

Il arrive parfois que le pénis reste *pendant* et ne rentre plus dans le fourreau ; l'organe, froid, insensible, est frappé de paralysie. Tantôt, cette affection apparaît à la suite de maladies graves comme la fièvre typhoïde, tantôt, elle est la conséquence d'excès vénériens et de chocs violents.

Faire des affusions répétées d'eau froide et consulter le vétérinaire sur le traitement à adopter. On prescrit ordinairement la poudre de noix vomique mélangée à la nourriture, à la dose de 4 grammes par jour. On peut aussi favoriser la disparition de la paralysie, par des frictions à l'essence de térébenthine sur la région des reins. On cite des exemples où le traitement électrique, appliqué pendant 15 minutes environ, chaque jour, a été couronné de succès. On empêchera le ballottement du pénis en le maintenant dans un état fixé sous le ventre.

HÉMORRAGIE DU PÉNIS

L'hémorragie du pénis se produit à la suite de la rupture d'un vaisseau sanguin ou d'une des cloisons du corps caverneux. Elle peut se manifester après un coït pénible ou consécutivement à des chocs violents. On remarque alors une enflure plus ou moins considérable, une tuméfaction des tissus et l'apparition d'une coloration foncée due au sang épanché.

Placer l'organe dans un suspensoir et bien se garder d'ouvrir les tumeurs. Appliquer des compresses astringentes à la lotion N° 112, ou simplement à l'acétate neutre de plomb, à raison de 10 grammes par litre d'eau.

ACCUMULATIONS SÉBACÉES

Il est assez rare que l'accumulation des matières sébacées autour du pénis et dans le fourreau soit telle que l'on doive en faire le nettoyage. Dans le cas où l'on y serait obligé, le faire avec de l'eau tiède, du savon et une éponge douce. Éviter de blesser ces organes, la moindre écorchure étant susceptible de déterminer une enflure considérable. Dans ce cas, utiliser un suspensoir bien adapté, appliquer des compresses humides, doucher trois ou quatre fois par jour, puis, lorsque l'enflure a presque disparu, donner un peu d'exercice et graisser les parties malades avec un peu de vaseline.

VÉGÉTATIONS

Il existe fréquemment à l'extrémité du pénis des végétations de grosseur variable présentant l'aspect de choux-fleurs. En même temps, il se manifeste généralement, au dehors du fourreau, un écoulement jaunâtre ou sanguinolent. Ces végétations peuvent s'opposer à l'évacuation de l'urine et, bien souvent l'ablation chirurgicale, est nécessaire.

Dans les cas ordinaires, on peut les faire disparaître au moyen de sulfate de cuivre en poudre ou mieux d'eau de Rabel, composée d'une partie d'acide sulfurique pour trois parties d'alcool ; on procède alors par touches mais avec beaucoup de prudence. Cependant, en raison des complications susceptibles de surgir très rapidement, il est préférable de consulter le vétérinaire. On donnera les soins de propreté nécessaires, lavages au savon et à l'eau tiède.

BLESSURES DU PÉNIS

Le pénis peut être blessé à la suite d'un coup de pied ou d'un saut d'obstacle mal exécuté. Il faut alors faire des affusions répétées d'eau chaude pour prévenir l'inflammation, puis doucher, 4 fois par jour, à la lotion N° 19. Lorsque l'enflure est prononcée, supporter les organes au moyen d'un suspensoir.

Dans les cas graves, l'amputation est nécessaire.

INFLAMMATION DU FOURREAU

Acrobustite.

Cette affection est, le plus souvent, due à la malpropreté. Les matières sébacées accumulées et imprégnées d'urine, fermentent et irritent la muqueuse du fourreau qui lui-même devient chaud, sensible et douloureux. L'ouverture est alors très réduite et le gland ne pouvant plus sortir de sa gaine, on dit qu'il y a *phimosis*. Si, au contraire, le pénis est sorti et que le gland ne puisse plus rentrer, il y a *paraphimosis*. L'évacuation des urines est difficile ; l'animal se campe fréquemment et n'urine que par petites quantités à la fois. La maladie peut s'aggraver, le fourreau devenir énorme et même s'ulcérer.

Entretenir ces régions dans un parfait état de propreté ; enlever les matières irritantes par des savonnages à l'eau tiède. En cas de phimosis ou de paraphimosis, faire des massages et des affusions d'eau froide suivies de douches à la lotion N° 19.

Dans les cas graves, il est parfois nécessaire de débrider l'ouverture du fourreau ; seul, le vétérinaire est qualifié pour le faire. Pendant toute la durée du traitement, donner à l'animal une ration légère et des boissons mucilagineuses.

INFLAMMATION DU GLAND

Balanite.

On confond souvent cette affection avec la précédente ; très souvent, elles existent toutes deux simultanément. La balanite a les mêmes causes que l'acrobustite mais en outre, elle est souvent consécutive à d'autres maladies, telles que le mal de coït, les affections du sang, etc.

L'animal entre fréquemment en érection. L'évacuation des urines est douloureuse et fractionnée. L'extrémité du pénis est enflammée, le gland est rouge violacé et, si la maladie persiste, il peut y avoir ulcération.

Laisser l'animal au repos, donner les soins de propreté nécessaires, savonnages à l'eau tiède, puis faire des affusions répétées d'eau froide et des douchages astringents à la lotion N° 19 et, en cas de douleur intense, au moyen de la lotion N° 112.

Si l'inflammation est considérable, appliquer des cataplasmes émollients que l'on changera 5 fois par jour ; avoir soin de laisser entre chacune des applications un temps suffisant pour permettre à l'animal d'uriner.

Si l'on n'intervient pas, la balanite peut devenir chronique ; le pénis s'indure et reste constamment dans le fourreau. Il est rare que, dans ce cas, il ne survienne pas des complications plus ou moins graves telles que tumeurs et végétations suppurantes.

MASTURBATION

Presque tous les jeunes animaux se masturbent. Il faut les veiller avec soin pendant la période critique où ils abusent de cette mauvaise habitude, car ils dépérissent parfois rapidement sans que l'éleveur en soupçonne la cause.

A l'origine, la masturbation peut être la conséquence d'une vigueur excessive ou d'un affaiblissement prononcé. Lorsque les animaux sont par trop sanguins, les rafraîchir au moyen du purgatif N° 18, réduire légèrement la ration, administrer la poudre N° 56 et leur donner suffisamment d'exercice. Si, au contraire, ils sont fatigués, les laisser au repos, leur donner une alimentation riche et les poudres toniques N° 62 ou 68.

JUMENTS PISSEUSES

Nymphomanie.

On désigne sous le nom de pisseuses ou nymphomanes les femelles qui sont presque constamment en chaleur et très souvent stériles. Elles réclament le mâle d'une façon abusive et si, par hasard, elles viennent à être fécondées, il est rare qu'elles n'avortent pas en cours de gestation.

Cet état particulier est souvent dû à des maladies des ovaires ou de l'utérus. Les juments pisseuses se campent fréquemment, puis, émettent avec force de petits jets d'urine. La vulve, fréquemment gonflée, laisse suinter un liquide jaunâtre et filant. Il en est qui sont très irritables et deviennent inutilisables : on peut alors essayer la castration, opération délicate qui réclame une grande habileté.

Pour combattre les cas ordinaires, éviter de donner à ces femelles des aliments excitants, supprimer l'avoine. Faire des affusions d'eau froide sur le train postérieur et, au besoin, purger selon la formule N° 18 et donner la poudre N° 56.

On pourra essayer aussi le bromure de camphre à la dose de 10 à 15 grammes par jour en électuaire ou sous forme de bols.

MALADIES CONTAGIEUSES
ET AFFECTIONS GÉNÉRALES DU SANG

GOURMES

Les gourmes sont particulières aux chevaux et atteignent presque exclusivement les jeunes animaux; elles se manifestent diversement, mais, le plus souvent, elles présentent les symptômes des angines ou des bronchites et peuvent déterminer le cornage.

Causes. — Chez les jeunes animaux, la maladie, qui paraît être spontanée, se déclare à la suite d'un changement brusque de pays ou de régime; les intempéries, les variations atmosphériques y prédisposent tout particulièrement.

Chez les animaux adultes les gourmes apparaissent presque toujours à la suite de contagion. Le jetage est l'agent virulent et la propagation de la maladie peut se faire par l'intermédiaire des litières, des fourrages, des mangeoires, des objets de pansage, etc.

Les animaux qui ont déjà été atteints de gourme, sont à l'abri de la maladie pendant un temps assez long; mais ils peuvent la contracter à nouveau dans la suite.

Symptômes. — L'animal est triste, sans appétit; il a de la fièvre; le pouls est accéléré, la température monte rapidement à 40°, la bouche est chaude et les extrémités froides. La toux, d'abord sèche, répétée et très douloureuse, devient grasse lorsque le jetage se produit; celui-ci, d'abord liquide, apparaît bientôt épais, jaunâtre et floconneux. Très

rapidement, la gorge enfle et la déglutition devient pénible.
Les yeux rouges, injectés, laissent les larmes s'écouler sur
les joues. Les ganglions de l'auge sont engorgés et il est
alors facile de sentir, à la main, des noyaux durs très
caractéristiques ; au bout de 8 à 15 jours, des abcès se
forment entre les ganaches ; mais dès qu'ils percent, une
amélioration se produit, l'appétit revient, la fièvre tombe
et l'animal entre en convalescence.

Dans les cas *graves*, il peut y avoir éruption cutanée et
formation d'abcès un peu partout, même dans les organes
internes. Si les poumons sont atteints, l'animal se tient
debout presque constamment ; à la percussion et à la pression, la poitrine se montre sensible. Si, au contraire, l'abdomen est intéressé, l'animal reste presque constamment
couché et se trouve fréquemment en proie à des coliques.
Enfin, dans d'autres cas, le cœur, le cerveau sont atteints ;
les gourmes sont alors mortelles.

Traitement. — Dès l'apparition de l'affection, isoler les
malades et les placer dans des conditions hygiéniques aussi
bonnes que possible : écurie chaude, suffisamment aérée.
Bien couvrir la gorge et le corps. Éviter avec le plus grand
soin d'affaiblir l'animal ; s'il est constipé, lui donner
quelques lavements tièdes à l'eau de savon, mais ne pas le
purger. En cas de fièvre, faire prendre la potion Nº 52, à
l'aide d'une seringue, en maintenant la tête haute. Faire
des fumigations au goudron (voir Fig. 115) ou avec de l'eau
crésylée bouillante versée sur du son (voir Fig. 116).
Administrer du kermès, à raison de 10 grammes par
jour, dans du gros miel ou de la mélasse. Alterner son
emploi avec l'électuaire Nº 98. Faire sous la gorge quelques
frictions au liniment Nº 94 et si on craint que les gourmes
ne gagnent la poitrine, la frictionner également. En cas
de déglutition pénible, éviter de faire boire l'animal, ou lui
donner des boissons adoucissantes à base de mauve ou de

guimauve, ou selon la formule N° 70. Si des abcès se forment, leur appliquer des cataplasmes émollients et ne les ouvrir qu'après complète maturation. Lorsque l'amélioration se manifeste, donner dans du gros miel, de l'iodure de potassium à la dose de 5 grammes par jour, pendant toute la convalescence; on s'oppose ainsi à l'apparition du cornage.

Distribuer une nourriture appropriée : des grains cuits, des mâches, des racines, des farineux. Aussi longtemps que la guérison n'est pas complète, donner des boissons tièdes pour éviter les rechutes toujours graves.

Pour hâter le rétablissement de l'animal, faire prendre sur la fin de la convalescence la poudre N° 62.

On combattra la contagion, en désinfectant avec soin les écuries et particulièrement les stalles et les mangeoires.

ANASARQUE

Enflure de la tête et des parties inférieures des membres. Coryza gangreneux.

Cette maladie grave est généralement due à l'infection de l'organisme par un microbe. Un refroidissement, un régime défectueux, un mauvais état général favorisent son apparition.

Au début, l'animal perd l'appétit, il mange très lentement et maintient la tête de côté; puis, une enflure œdémateuse survient brusquement aux quatre pattes; peu après, elle apparaît dans la région des molaires, les gencives sont enflammées, douloureuses et les mâchoires sont très sensibles. La muqueuse de la bouche et du nez se recouvre de pétéchies. La bouche, entr'ouverte, laisse écouler une salive rouge et un jetage sanguinolent se produit. L'inflammation gagne fréquemment les naseaux; dans certains cas, elle est tellement considérable qu'elle s'oppose à la respiration et l'animal peut périr étouffé ; si elle atteint les os, l'animal est très abattu, il tombe sur le sol et ne se relève généralement pas.

Traitement. — Isoler les animaux et désinfecter énergiquement l'écurie. Observer une propreté rigoureuse. Donner une nourriture légère et rafraîchissante.

Faire chaque jour, dès le début, des injections sous-cutanées de 30 centimètres cubes de *sérum antistreptococcique*, jusqu'à ce que l'amélioration survienne. Celle-ci s'annonce généralement par la disparition des pétéchies.

Les injections sont successivement pratiquées à l'encolure, à l'épaule, aux côtes, à raison de 10 centimètres cubes en chaque point.

Remonter l'animal par des breuvages au vin chaud sucré. Si le pouls est faible, donner en 3 fois, à 24 heures d'intervalle, un électuaire constitué par 250 grammes de miel, 20 grammes de poudre de réglisse et 2 grammes de poudre de digitale.

En cas de constipation, administrer des lavements évacuants et, pour favoriser la guérison, faire prendre dans les boissons 200 grammes de lactose ou sucre de lait ; enfin, quotidiennement, mélanger à la nourriture 15 grammes d'hyposulfite de soude et 6 grammes de phosphate de chaux précipité.

Extérieurement, faire des applications de vinaigre chaud sur les parties enflées.

Les fumigations de goudron soulagent l'animal, ainsi que des injections d'eau crésylée tiède, à la dose de 10 grammes par litre, dans les naseaux.

AFFECTIONS TYPHOIDES

Ces affections, dont les symptômes sont parfois assez différents, ont toutes pour origine, l'infection de l'organisme par des bactéries de même ordre.

La contagion, certaine, se fait par l'intermédiaire de fourrages, de grains et de boissons de mauvaise qualité. Les conditions hygiéniques défectueuses, l'encombrement, les temps froids et humides, favorisent aussi l'évolution de la maladie.

Suivant leur gravité et leur localisation, on donne parfois à ces affections les noms de *grippe, influenza, pneumonie infectieuse, fièvre typhoïde*, etc.

Symptômes. — Ils sont très variables suivant la localisation de la maladie et l'intensité de l'épidémie ; on voit parfois toute une écurie disparaître à la suite de ces affections.

La maladie débute par un certain « état de langueur » : l'animal est triste, abattu et faible ; il sue facilement et parfois chancelle ; la tête est basse, les oreilles flasques, les yeux injectés, les paupières enflées ; l'appétit disparaît. Le pouls rapide, 70 à 80 pulsations, est d'abord fort, mais il devient de plus en plus faible. La température monte rapidement à 40, 41, 41.5. La respiration s'accélère, la bouche est sèche et chaude ; les yeux laissent couler d'abondantes larmes. Tous ces symptômes apparaissent rapidement, parfois dans l'espace de 12 à 15 heures.

L'animal est souvent constipé ; les crottins sont secs, durs, coiffés et comme décolorés ; l'urine est rare et très colorée ; les membres enflent et sont très douloureux, surtout à l'arrière du canon et du pâturon. La gorge peut aussi être enflammée et on remarque une petite toux faible et avortée ; il se produit en outre un jetage filant qui, au deuxième ou troisième jour, devient purulent ; c'est à ce moment que surviennent ordinairement des complications du côté des poumons, de l'intestin et du cerveau.

Dans les formes très aiguës, la température monte jusqu'à 42° en 24 ou 48 heures ; c'est alors la mort à brève échéance, l'animal tombe sur le sol pour ne plus se relever.

Si la maladie est moins grave, les symptômes s'atténuent : l'enflure diminue, l'appétit revient et le malade se rétablit.

Un fait qui étonne souvent les témoins de ces affections, est le dépérissement rapide de l'animal; en l'espace d'une semaine, il peut passer à l'état de squelette et mourir d'épuisement, si la fièvre persiste.

La complication intestinale peut se manifester soit par une constipation intense qui détermine une inflammation des intestins avec sensibilité extrême du ventre, soit par une diarrhée subite : la défécation est comme automatique et l'anus reste béant ; des coliques et souvent des hémorragies internes se déclarent : dans l'un et l'autre cas, la mort survient rapidement.

La complication pulmonaire, assez fréquente, se produit simultanément avec la précédente et, aux symptômes déjà cités, s'ajoutent ceux de la pneumonie : jetage muqueux, flanc agité, pouls irrégulier. Souvent, la gangrène apparaît, décelée par une odeur très caractéristique et un jetage rouillé; l'animal meurt au bout de quelques jours. Au contraire, en cas d'amélioration, après une période critique qui peut durer de 10 à 20 jours, le malade se rétablit lentement.

Les complications nerveuses sont, de même, assez fréquentes : lorsqu'elles sont localisées dans la moelle épinière, il y a apparition progressive de boiterie, suivie bientôt de paralysie du train postérieur; si elles intéressent le cerveau, le malade est atteint de vertige, il a fréquemment des soubresauts musculaires, puis il tombe dans le coma et ne tarde pas à périr.

Les affections typhoïdes sont très souvent compliquées de fourbure : on remarque quelquefois, par places, une coloration particulière de la peau due à de petites hémorragies sous-cutanées.

Traitement. — Dès le début de la maladie, isoler l'animal et le placer dans une écurie, chaude, claire, bien aérée mais sans courants d'air; le couvrir et lui bander les jambes. Appliquer des sinapismes sur le ventre et en avant sur la poitrine. Administrer, à l'intérieur, des toniques et des fortifiants. Combattre la fièvre par la potion N° 13, puis, lorsqu'elle est tombée et que de l'amélioration survient, donner la potion tonique N° 62 ou, si l'animal a de l'appétit, la poudre N° 48.

Lorsque la gorge est enflammée, appliquer le liniment N° 94; en cas de complications du côté de la poitrine, faire des applications de liniment et suivre le traitement indiqué pour la pneumonie.

Donner fréquemment des boissons tièdes, mais par petites quantités et, si l'animal a des coliques intenses, faire prendre la potion N° 79. En cas de diarrhée, donner des boissons farineuses; au besoin, soutenir l'animal en continuant l'administration de toniques; on alternera avantageusement les formules 105 et 62.

Distribuer aux malades des aliments choisis : mâches, racines, vert, grains cuits, son, barbotage et, pendant la convalescence, faire prendre un peu d'exercice.

Il peut arriver que les animaux refusent toute nourriture; leur faire prendre alors des thés de foin et leur administrer du lait et des œufs; il est absolument indispensable de les soutenir, sinon la mort survient rapidement.

TÉTANOS

Le tétanos est une affection nerveuse, caractérisée par des convulsions, des crampes très douloureuses, de la raideur du corps et des membres; il est fréquent chez le cheval et peut se communiquer facilement à l'homme.

Causes. — Le tétanos est dû à l'infection de l'organisme par un microbe particulier qui existe en permanence dans la terre et sur les objets en contact avec elle.

Le microbe pénètre ordinairement dans l'organisme par l'intermédiaire d'une blessure ; les plaies, étroites, profondes, par exemple celles provenant de coups de fourche, de clous, etc., sont très dangereuses en raison de la difficulté que l'on éprouve à les désinfecter.

Le tétanos peut également survenir après une opération : castration, saignée, séton, amputation de la queue et, après la parturition, chez la femelle. Chez les jeunes, l'infection peut se faire par la plaie ombilicale. En général, les *plaies, même légères*, peuvent donner naissance à cette grave affection, si les microbes sont abondants. C'est pourquoi il est indispensable de désinfecter rigoureusement les locaux, instruments, etc., lorsqu'un cas de tétanos s'est produit.

Très rarement, le tétanos se développe après un refroidissement intense : immersion dans l'eau très froide ou exposition aux courants d'air lorsque les animaux sont en sueur. L'affection ainsi contractée est peu grave et se guérit facilement.

Comme moyens préventifs, il faut entretenir les plaies dans le plus grand état de propreté, faire des piqûres antitétaniques quand les plaies sont profondes et, surtout, lorsque l'on se trouve dans une région où cette maladie est fréquente.

Les injections de sérum antitétanique sont toujours efficaces, lorsqu'elles sont pratiquées avant l'apparition des premiers symptômes. Il est donc prudent, lorsqu'un cas de tétanos se produira dans une écurie, d'inoculer tous les animaux blessés, les mâles récemment castrés et les femelles qui viennent de mettre bas.

On fait généralement deux injections à un intervalle variant de 3 à 10 jours avec 10 cmc. environ de sérum. Celui-ci, fourni par l'Institut Pasteur, confère l'immunité pendant 15 à 40 jours.

Symptômes. — Très fréquemment, la *première période* passe inaperçue. Au début, le cheval mange mal, la préhension des aliments, la mastication et la déglutition sont gênées; puis, apparaît de la difficulté dans les mouvements : raideur des membres, de l'encolure, des oreilles et de la queue. A la fin de la première période, les mâchoires sont contractées ; on le constate en essayant d'ouvrir la bouche de l'animal ; il boit difficilement, il *tette*.

La *deuxième phase* apparaît lentement ou brusquement : les contractions musculaires deviennent alors visibles. Fréquemment, on remarque des serrements convulsifs des mâchoires : les naseaux sont dilatés, l'œil est fixe, le regard égaré, le corps clignotant recouvrant presque la totalité du globe de l'œil qui, lui-même, peut être plus ou moins rétracté.

La tête est allongée sur l'encolure, celle-ci se place dans le prolongement du garrot ; les muscles du dos sont durs, tendus ; la queue est levée, raide ; les oreilles sont droites, les membres rigides, le ventre relevé, la bouche close, les dents serrées. Généralement, l'animal sue abondamment. L'appétit est presque toujours conservé, mais le malade s'alimente péniblement.

Dans la *troisième phase*, la mastication devient extrêmement difficile, parfois impossible. Il en est de même de la respiration. On remarque des crises spontanées de contractures ; sous la moindre excitation, il y a des mouvements convulsifs, des crampes. La sensibilité est exagérée : le toucher, la lumière, le moindre bruit, un courant d'air, suffisent à provoquer la crise. L'animal a une soif intense, mais il lui est impossible d'avaler les boissons qu'on lui présente.

Dans la *quatrième phase*, les symptômes augmentent d'intensité, le cheval tombe sur le sol, il a des syncopes et meurt après une agonie très pénible.

Généralement, il y a constipation et rétention d'urine par suite de la contraction des ouvertures naturelles. Les muqueuses deviennent violacées au moment de l'asphyxie et la température, qui avait peu varié, monte brusquement lorsque la mort approche.

La durée du tétanos est variable ; l'animal ne se couche jamais et la mort survient habituellement du troisième au quinzième jour.

Si le malade résiste une dizaine de jours, on a des chances de le sauver, et, après 18 ou 20 jours, la guérison est à peu près certaine.

Traitement. — Lorsque la maladie survient à la suite d'une plaie profonde, il est assez rare que le traitement soit efficace.

Dès l'apparition des symptômes, avoir recours immédiatement au vétérinaire. Le succès du traitement dépend de la rapidité avec laquelle les premiers soins sont donnés.

On fait alors une forte injection de sérum antitétanique (jusqu'à 50 cmc.), dans la veine jugulaire de préférence, ou sous la peau en différents endroits (voir p. 104).

Le vétérinaire juge de l'opportunité de renouveler les injections. En général, elles sont répétées les jours suivants à la dose de 20 cmc.

Placer l'animal dans un endroit tranquille et sombre, éviter avec le plus grand soin toute cause d'excitation extérieure. Interdire l'accès des visiteurs et faire soigner l'animal par la même personne. Le couvrir pour éviter les variations de température et l'action des courants d'air lorsque l'on pénètre dans l'écurie.

Pour diminuer les contractions, on prescrit des lavements mucilagineux tièdes au chloral N° 114, de 2 à 4 fois par jour.

> N° 114 : Chloral hydrate................. 60 gr.
> Eau de graine de lin .... 2 litres

Le vétérinaire ordonne en outre les médicaments qu'il juge nécessaire. L'électuaire N° 115, administré en trois fois pendant la journée, est parfois conseillé pour diminuer la tension du système nerveux.

> N° 115 : Extrait aqueux de belladone. 4 gr
> Miel ou mélasse............. 250 -
> Poudre de réglisse en quantité suffisante pour donner la consistance voulue.

Dans d'autres cas, on prescrit l'essence de térébenthine à la dose de 20 grammes toutes les heures.

Si l'animal est dans l'impossibilité de se nourrir, on fait des injections sous-cutanées de codéine. On emploie ordinairement de 2 à 4 grammes de la formule N° 116 pour faire cesser les contractures.

> N° 116 : Alcool à 96°.......... 40 gr.
> Éther ordinaire.......... 10 -
> Codéine.............. 2 --

Après chaque injection, l'animal est à même de se nourrir. On donne des aliments très digestibles : thés de foin concentrés, grains cuits, barbotage, lait, œufs, etc.

On cite des cas où l'on a alimenté les animaux au moyen d'un tube de caoutchouc passant par une narine et débouchant dans l'œsophage, ou encore, au moyen de lavements alimentaires composés de lait et de bouillon.

FIÈVRE CHARBONNEUSE

Charbon bactéridien. Sang de rate.

La fièvre charbonneuse atteint plus particulièrement les ruminants, cependant le cheval et l'homme sont aussi exposés à la contracter.

Causes. — Le charbon est dû à l'infection de l'organisme par un microbe qui, sous une forme spéciale, a la faculté de se conserver dans le sol pendant très longtemps. Ces microbes existant dans les endroits où des animaux charbonneux ont été enfouis, les vers de terre les ramènent à la surface, constituant ainsi un foyer de contagion. Celle-ci se produit le plus souvent par le tube digestif, c'est-à-dire par ingestion. Cependant, la contamination peut s'effectuer par des plaies extérieures, par les harnais, etc. L'inoculation par les mouches, également possible, est très rare. Il faut donc éviter de conduire les animaux dans des lieux contaminés. Il importe aussi, lorsqu'on achète des engrais organiques, de s'assurer qu'ils ne proviennent pas d'une région charbonneuse.

Symptômes. — Le début de la maladie est caractérisé par un abattement intense et une tristesse très marquée ; parfois, il apparaît une tumeur à l'épaule, à l'encolure, à l'aine ou à la gorge. L'animal a une forte fièvre (41-42°) et des crises de coliques. Dans les moments de calme, il est somnolent et porte la tête basse. Les muqueuses sont injectées, souvent noirâtres ; le pouls est accéléré mais faible, alors que les pulsations du cœur sont sonores. La respiration est rapide, irrégulière, et des tremblements musculaires se manifestent. Les symptômes s'aggravent rapidement ; la marche devient titubante, la peau est sèche et le poil hérissé. Fréquemment survient une diarrhée fétide et sanguinolente ; de même, les urines sont rougeâtres et très odorantes. À la saignée, le sang est noir ; il bave et se coagule mal. La respiration devient tumultueuse, les symptômes de l'asphyxie apparaissent et l'animal meurt. La maladie, à évolution très rapide, dure de 12 à 36 heures. À l'autopsie, les muscles sont décolorés, la rate a augmenté de volume et les tissus noirs et friables qui la constituent, se transforment en pulpe boueuse.

Traitement. — *Le traitement doit être préventif.* Dès

qu'une épidémie est signalée dans le voisinage immédiat, il est prudent de faire vacciner les troupeaux. Les injections faites par le vétérinaire à l'aide de virus préparé à l'Institut Pasteur, immunisent les animaux. Il faut opérer deux vaccinations successives à 12 jours d'intervalle; l'immunité, ainsi conférée aux animaux, est d'environ une année. Ces inoculations, très délicates, sont faites ordinairement à l'arrière de l'épaule et déterminent un peu d'inflammation locale suivie de fièvre.

Le traitement des animaux malades du charbon est rarement efficace; en tous cas, il faut agir très rapidement et dès le début. Isoler immédiatement les animaux et désinfecter les locaux avec le plus grand soin.

Extérieurement, appliquer sur le ventre des sinapismes et frictionner les membres et la poitrine avec le liniment N° 94; au besoin, faire, avant les frictions, des affusions d'eau chaude pour favoriser l'action du liniment. Maintenir l'animal chaudement.

Intérieurement, le vétérinaire indiquera le traitement à suivre. Ordinairement, on prescrit l'essence de térébenthine à la dose de 100 à 200 grammes par jour en électuaire et le camphre à la dose de 20 grammes dans du miel ou dans de l'alcool. Soutenir l'animal avec du vin ou d'autres boissons fermentées.

MORVE ET FARCIN

La Morve et le Farcin sont deux manifestations d'une même maladie. L'organisme est infecté par un microbe qui existe, soit dans le jetage, soit dans le pus des boutons qui se développent sur la peau ou sur les muqueuses des animaux malades. Si la maladie est localisée dans les voies respiratoires, particulièrement aux poumons et aux naseaux, c'est la *morve*; si, au contraire, elle prend l'allure d'une affection cutanée, c'est le *farcin*.

L'inoculation de la maladie se fait par les voies digestives, par les voies respiratoires et aussi par des plaies extérieures : les objets de pansage, les harnais, etc., peuvent servir d'agents de transmission.

L'animal peut contracter la maladie par contact direct ou par le séjour dans une écurie contaminée. Il est prouvé que le microbe est très résistant ; dans les locaux mal aérés où le soleil ne pénètre pas, il se conserve parfois pendant des mois.

Il arrive qu'un même malade présente l'une ou l'autre des formes de la maladie ou les deux réunies et dans tous les cas, communique indistinctement la morve ou le farcin.

Lorsqu'un animal est contaminé, il peut rester un temps très long avant de présenter les symptômes de la maladie ; il fait son service régulièrement et ce n'est parfois qu'au bout de plusieurs années que les premiers signes apparaissent : la morve était à l'état latent, dissimulée, mais n'en était pas moins contagieuse.

La maladie est transmissible à l'homme et il faut éviter le contact direct avec le jetage et les ulcères ; la présence de plaies aux mains est particulièrement dangereuse. Le chien et les moutons peuvent aussi la contracter.

Pour prévenir la contagion, éviter de laisser coucher les domestiques dans une écurie où se trouvent des animaux malades ou en observation. Ne préposer à l'entretien de ces animaux que des palefreniers sains sans écorchures et, si l'un d'eux se blessait, cautériser immédiatement la plaie au fer rouge.

Morve aiguë. — Cette forme est surtout fréquente chez l'âne. Les symptômes se succèdent rapidement, la mort survient dans les 8 à 30 jours.

L'animal est triste, il perd l'appétit ; une forte fièvre apparaît, la soif est intense, les mouvements difficiles, pénibles, la muqueuse des naseaux enflammée, les ganglions lymphatiques de l'auge enflés et chauds. Vers le troisième jour, des ulcères apparaissent à l'intérieur des naseaux ; un jetage fétide, purulent, souvent sanguinolent, s'écoule ordinairement d'un seul côté. L'ulcération s'étend aux poumons et bientôt le microbe envahit tout l'organisme ; on remarque alors de l'engorgement dans les membres, particulièrement aux épaules où le système lymphatique s'indure et forme des « cordes ». L'animal subit alors une véritable « fonte » et l'issue fatale est proche.

Morve chronique. — La morve chronique est excessivement fréquente chez le cheval ; trois signes principaux la caractérisent : le chancre, le jetage et l'apparition des glandes.

Le chancre siège à l'intérieur des naseaux, il débute par une pustule blanche qui grossit et forme une petite élevure dont la partie supérieure s'affaisse et laisse une petite plaie profonde à bords indurés et abrupts. Il peut exister plusieurs ulcères à tendance envahissante qui, s'ils se réunissent, détruisent la cloison nasale.

Dans d'autres cas, le chancre guérit laissant une petite cicatrice irrégulière, brillante et étoilée ; mais immédiatement alors, un autre ulcère évolue. L'examen des naseaux (Voir Fig. 107) permet ordinairement d'apercevoir les ulcères ou leurs cicatrices ; il arrive cependant que les chancres sont si haut placés, qu'il est impossible de les déceler.

Le jetage, au début, est séreux, gluant ; puis il s'épaissit, devient adhérent et poisseux ; il est ordinairement grisâtre et parfois strié de sang.

Les glandes sont dues à la tuméfaction des ganglions de l'auge ; au fond de celle-ci, on remarque, généralement collée au maxillaire inférieur, une glande immobile indolore, de grosseur variable ; dure et bosselée, elle n'a pas tendance à suppurer et la peau reste mobile à la surface.

Farcin. — Le farcin ou *morve cutanée* se manifeste par l'apparition, sous la peau, d'engorgements allongés et sinueux dits « *cordes du farcin* » qui indiquent une inflammation des vaisseaux lymphatiques. Les quatre membres peuvent être atteints, mais, ordinairement, il n'y en a qu'un ou deux. Les faces internes des cuisses et des membres antérieurs, les côtés de la poitrine, les flancs et l'encolure, sont les régions le plus fréquemment atteintes.

Après l'inflammation, apparaissent de petites tumeurs indolores de la grosseur d'un œuf de pigeon ; ce sont les *boutons de farcin* qui ne tardent pas à s'ouvrir et à laisser écouler un liquide visqueux, jaune : *l'huile de farcin* ; continuant à s'ulcérer, ils forment les *chancres farcineux*. Dans la région de l'aine, des côtes et de l'encolure, on trouve parfois des tumeurs qui peuvent atteindre la grosseur du poing.

Le farcin, caractérisé aussi nettement, apparaît surtout chez les animaux épuisés et mal entretenus. Les animaux bien soignés, bien nourris, présentent au contraire des symptômes si peu marqués qu'il est parfois fort difficile de reconnaître la maladie qui se trouve être, alors, une sorte de farcin chronique à marche lente. Mais, peu à peu, l'état général devenant mauvais, le farcin se caractérise et les symptômes de la morve apparaissent.

Traitement. — La morve et le farcin sont incurables et, en raison des dangers qu'ils présentent, il faut abattre tous les animaux qui en sont atteints. Les cadavres sont enfouis profondément ou livrés à l'équarrissage.

Désinfecter les locaux et brûler ou flamber tous les objets qui ont servi au pansage des animaux malades. En outre, placer en observation tout animal qui a été en contact avec un malade. Légalement, on considère comme suspects, tous les animaux d'un propriétaire ayant eu une bête morveuse et les chevaux qui ont été en contact avec elle.

24

Les animaux suspects sont placés sous la surveillance d'un vétérinaire délégué et il est interdit de les mettre en vente. Pour reconnaître la maladie, on fait à l'encolure une injection sous-cutanée de *malléine*, sérum préparé à l'Institut Pasteur. Les injections doivent, selon la loi, être pratiquées par le vétérinaire. On prend la température de l'animal le matin, à midi et le soir, une heure environ après que les animaux ont bu; si elle n'est pas supérieure à 39°, on peut procéder à l'injection que l'on fait de préférence le soir ou le matin; 9, 12, 15 et 20 heures après l'injection, on prend la température qui, si le cheval est morveux, s'élève de 1° 5 au plus; elle présente son maximum à la douzième heure et revient peu à peu à la normale vers la vingt-quatrième heure. Mais l'animal reste triste et abattu; son apparence générale est mauvaise; il ne mange pas même ses aliments préférés. Le poil est piqué; l'endroit inoculé devient volumineux et l'enflure persiste de 4 à 8 jours.

Si l'animal est sain, l'élévation de température est insignifiante, un demi-degré au plus et un léger œdème apparaît seulement au point d'inoculation. Si la température monte de 1 degré seulement, l'animal est suspect et une nouvelle épreuve, 2 mois après la première, s'impose. Dans certains cas de morve latente ou de farcin chronique, seul, le vétérinaire peut prescrire un traitement; on cite des cas où les injections trachéales de solutions iodurées ont été employées avec succès.

LYMPHANGITE ÉPIZOOTIQUE

Farcin d'Afrique. Farcin Japonais.

Cette affection est presque spéciale aux équidés; elle siège en général aux membres postérieurs et apparaît fréquemment sur des plaies déjà existantes. On la trouve parfois au garrot, aux épaules, à l'encolure et au dos. Elle est contagieuse et se propage par des plaies superficielles ; les harnais, les objets de pansage, en sont les agents de transmission.

Symptômes. — Les vaisseaux lymphatiques sont enflammés et déterminent des *cordes* assez analogues à celles du farcin ; on remarque également la présence de petites tumeurs dont la grosseur varie de celle d'une noisette à celle d'une pomme. L'ulcération se manifeste et il apparaît alors un écoulement purulent, épais et jaune. L'évolution est souvent lente et la cicatrisation difficile. Les régions affectées sont enflées et, dans les cas graves, il y a fièvre, généralisation de la maladie et mort. Comme dans la morve, les ganglions de l'auge peuvent également s'enflammer et la muqueuse des cavités nasales s'ulcérer. Cependant, l'examen des tumeurs permet de différencier la morve de la lymphangite épizootique. Dans la première, les ulcérations présentent des bords abrupts, alors que dans la seconde, des granulations rouges font saillie et laissent suinter un pus crémeux et épais.

Traitement. — Le traitement est toujours assez délicat et demande plusieurs mois. Il faut extirper les nodules qui se sont formés dans le voisinage des ganglions lymphatiques. Parfois, les tumeurs se transforment en abcès qu'il faut ouvrir et laver avec la solution N° 11 diluée de moitié.

SEPTICÉMIE GANGRÉNEUSE

On désigne sous le nom de septicémie, une maladie qui résulte du développement d'un principe morbide dans le sang, à la suite de l'infection de l'organisme par un microbe. L'issue est presque toujours fatale.

Chez l'homme, l'affection peut apparaître lorsque, sans

prendre les précautions nécessaires (voir p. 406), il pratique une exploration vaginale chez une femelle dont le « délivre » s'est décomposé. Les blessures faites en manipulant des cadavres, les phlébites, les plaies profondes, les fistules, les meurtrissures internes, en un mot, tout ce qui est susceptible de provoquer la décomposition du sang, peut déterminer la maladie.

Chez le cheval, l'affection a surtout pour point de départ : la castration, les ponctions de tumeurs, les complications de l'anasarque.

Symptômes. — La région s'enflamme et se tuméfie ; souvent de l'œdème apparaît. Il y a en général forte fièvre et frissons ; la respiration et la circulation s'accélèrent, les muqueuses sont injectées, la peau présente, par endroits, des taches rougeâtres, puis l'affection se généralise : le malade est très abattu, le pouls devient imperceptible et la mort survient rapidement.

Traitement. — Le traitement doit être préventif et il faut entretenir les plaies dans le plus grand état de propreté. Dès que l'engorgement se manifeste, intervenir très énergiquement et consulter le vétérinaire. Faire des affusions d'eau chaude à la lotion N° 7 et des injections de teinture d'iode, diluée de moitié avec de l'alcool à 50°. Alterner les lavages crésylés avec des lavages au permanganate de potasse à 5 gr. par litre et à l'eau oxygénée diluée au cinquième. A l'intérieur, administrer des boissons alcooliques et la poudre N° 68.

Le traitement n'est efficace que s'il est appliqué dès le début.

PURPURA HÉMORRAGIQUE

Le Purpura hémorragique est une affection assez rare, due à la destruction des globules rouges du sang et à la faiblesse des vaisseaux sanguins. Il en résulte un suintement de liquide au travers des parois et l'apparition de taches rouges sur les muqueuses et sur la peau. Cette maladie accompagne souvent les affections typhoïdes.

Causes. — Le purpura est déterminé par un microbe qui envahit surtout les organismes déjà débilités par d'autres maladies. Cependant, l'affection peut atteindre des animaux en pleine santé ; elle est alors excessivement grave et l'animal peut mourir en 3 ou 4 jours. Dans le premier cas, au contraire, la guérison survient en général dans les 15 à 40 jours.

Symptômes. — Dès le début, on remarque de la fièvre et un engorgement des extrémités inférieures qui s'étend progressivement et s'arrête brusquement à la partie supérieure des membres. La démarche est très pénible, parfois impossible, puis, l'engorgement gagne les autres parties du corps. Il se produit alors, dans les régions enflammées, un suintement liquide d'odeur désagréable et des taches rouges vineuses apparaissent sur les diverses régions du corps et particulièrement sur les muqueuses. Le pouls est faible, filant et l'haleine, fétide, indique souvent la gangrène des organes internes. Les naseaux sont enflés ; l'animal est dans l'impossibilité de s'alimenter et, dans les cas graves, la mort survient après 4 ou 5 jours. D'autres fois, la maladie dure une huitaine de jours, puis les symptômes s'atténuent et l'animal entre en convalescence.

Traitement. — Le traitement doit être appliqué le plus tôt possible. Intérieurement, administrer, en les alternant, les potions N° 117 et N° 118.

N° 117 : Perchlorure de fer liquide.	20 gr.	
Teinture de gentiane........	30 -	
Sulfate de quinine	10	
Alcool à 96°...............	60 -	
Eau..	pour faire 1/2 litre.	

N° 118 : Essence de térébenthine.... 50 gr.
Huile à manger............ 200

Toutes les heures, donner au moyen d'une seringue, en maintenant la tête haute, une cuillerée à bouche, soit de la formule 117, soit de la formule 118 et cela jusqu'à sensible amélioration. Ensuite, espacer les doses toutes les 2, 4 ou 6 heures.

Si la tête est engorgée, faire des affusions d'eau chaude aussi fréquemment que possible.

Donner une alimentation légère, des grains cuits, des farineux. Si le malade est dans l'impossibilité de s'alimenter, essayer de l'entretenir avec du lait, des œufs, du thé de foin donnés en breuvages ou en lavements.

La convalescence est annoncée par la diminution de l'enflure, l'amélioration du pouls, l'évacuation des excréments et la disparition des taches rouges. Administrer la poudre tonique N° 108, en alternant avec la potion N° 68, jusqu'à complet rétablissement.

VARIOLE

Vaccine, Horse-Pox.

La variole est une maladie contagieuse inoculable à l'homme et aux animaux ; généralement peu grave chez les équidés, elle se limite ordinairement aux membres ; cependant, elle peut s'étendre à la bouche, aux lèvres, à la face et plus particulièrement aux organes génitaux et à l'anus.

Symptômes. — L'affection débute par une fièvre légère et par un engorgement local suivi d'une éruption de pustules faisant saillie sous l'épiderme ; peu après leur apparition, ces dernières s'agrandissent et, vers le sixième ou huitième jour, elles se remplissent de sérosité et deviennent purulentes quelques jours plus tard. La sécrétion se prolonge trois ou quatre jours, puis les pustules sèchent, une croûte se forme et la guérison survient vers le dix-huitième ou vingtième jour. Le pus, jaunâtre et fluide, est très virulent : si l'on ne prend pas les précautions nécessaires, il contamine les autres animaux par l'intermédiaire des objets de pansage ou des palefreniers.

Traitement. — La maladie doit suivre son cours. Le traitement est excessivement simple : maintenir l'animal au chaud et le soumettre à un régime rafraîchissant et au besoin, administrer la poudre N° 36. Empêcher le malade de se gratter ; baigner à l'eau chaude deux fois par jour les régions recouvertes de pustules, bien sécher, puis graisser pour prévenir les démangeaisons. En cas de fièvre et d'inappétence, et, lorsque les urines sont rares et colorées, administrer le purgatif N° 18. Comme pour les autres maladies, donner les soins de désinfection nécessaires.

RAGE

La rage est une maladie virulente qui paraît spontanée chez le chien, le chat, le loup et le renard ; elle peut être transmise à l'homme et aux animaux par la morsure d'un animal malade.

Le virus se trouve dans le sang et dans la salive ; le lait n'en contient pas.

Chez le cheval, les manifestations de la rage sont, en raison de sa force, excessivement dangereuses. En général, toute morsure faite par un animal malade, communique la rage au bout d'un temps plus ou moins long.

La période d'incubation varie selon les différents animaux. Chez le cheval, elle est de 15 à 90 jours, mais on cite des écarts de 14 à 15 mois ; chez l'homme et chez le chien, elle varie de quelques jours à plusieurs mois, mais on a vu des cas où la rage s'est déclarée plus d'une année après la morsure.

Symptômes. — Au début, l'animal est inquiet, abattu, il gratte le sol, se couche et se relève successivement. Le bruit et la lumière l'excitent. Une fièvre intense apparaît ; il est très altéré, mais avale difficilement les boissons qui lui sont présentées et il arrive même, très souvent, qu'elles lui ressortent par les naseaux comme en cas d'angine. Pendant la première période l'animal s'attaque rarement à l'homme ; mais il est néanmoins dangereux de l'approcher, car une crise peut se déclarer subitement : il est alors en proie à des fureurs terribles : les yeux brillants, la lèvre relevée, il cherche à mordre et à frapper. Parfois, il se mord, lui-même et se débat jusqu'à ce qu'il soit épuisé ; puis, le calme revient, suivi bientôt de nouvelles crises de paralysie et de la mort.

Traitement. — Dès qu'un cheval a été mordu, cautériser immédiatement la plaie au fer rouge et le panser au moyen d'une solution antiseptique : eau crésylée N° 7 par exemple. Le cheval suspect est placé sous la surveillance d'un vétérinaire pendant le temps nécessaire et ne peut être utilisé qu'à la condition d'être muselé.

On peut, aujourd'hui, pour prévenir le développement de la maladie, faire des injections de virus préparé à l'Institut Pasteur. Tout animal atteint de rage doit être immédiatement abattu.

MAL DU COIT

Dourine.

Le mal du coït est une affection contagieuse, surtout fréquente dans le sud de l'Europe et dans le nord de l'Afrique.

Cette maladie, due à l'envahissement de l'organisme par un parasite qui pullule dans le sang des malades, se transmet pendant la saillie. L'affection évolue lentement et, au début, il est souvent difficile de la diagnostiquer.

Symptômes. — Les premiers symptômes apparaissent très peu de temps après la saillie, ou après plusieurs semaines seulement.

Il se produit un engorgement œdémateux des organes génitaux et des ganglions de l'aine. La verge et la vulve se couvrent de vésicules qui s'ulcèrent et deviennent purulents.

Les étalons se campent fréquemment pour uriner. La muqueuse uréthrale étant enflammée, l'évacuation des urines est douloureuse ; souvent, le pénis est déformé, puis paralysé.

Les juments ont également des contractions fréquentes de la vulve et un écoulement plus ou moins visqueux vient souiller la queue. La vulve, souvent enflée et déformée, présente un aspect particulier. C'est la *première phase*.

Dans la *deuxième phase*, du quarantième au soixantième jour environ, il apparaît, à la croupe et aux flancs, des plaques circulaires de peau épaissie, à l'aspect blanchâtre et de dimensions variables. Elles peuvent persister pendant des mois ou disparaître rapidement.

Dans la *troisième phase*, l'animal dépérit de plus en plus, il s'anémie, les muqueuses sont pâles, la faiblesse augmente. Les articulations craquent, puis le train postérieur devient paralysé. Les animaux succombent après une agonie plus ou moins longue. La mort survient entre 4 mois et 2 ans.

L'âne est excessivement résistant à la maladie et n'en meurt qu'exceptionnellement.

Traitement. — Les malades doivent être castrés ; en tous cas, il est défendu de les vendre ou de les utiliser à la reproduction. Ils sont en outre soumis à la surveillance du vétérinaire sanitaire qui indiquera le traitement à suivre.

D'une façon générale, fortifier l'animal avec des toniques : acide arsénieux à la dose de 2 grammes par jour, 15 jours par mois. Alterner avec la poudre N° 62. On recommande aussi l'essence de térébenthine à la dose de 30 grammes par jour, en électuaire.

Panser les ulcérations avec la lotion N° 111 et compléter le traitement par une nourriture riche et rafraîchissante.

Depuis quelques années, on applique, avec beaucoup de succès, le traitement à l'*orpiment pur* ou sulfure jaune d'arsenic, qui, convenablement administré, détruit les parasites de l'organisme.

Pour cet usage il faut donner l'orpiment en électuaire, de la façon suivante : premier jour, 15 grammes ; quatrième jour, 20 grammes ; puis, à partir du septième jour, tous les 3 jours, jusqu'au dix-neuvième jour, 25 grammes.

Après 8 jours de repos, faire un second traitement.

Éviter, avec le plus grand soin, d'utiliser des orpiments impurs qui sont très toxiques.

MALARIA

La malaria est une affection due à un organisme microscopique qui abonde dans les endroits chauds et marécageux. Les moustiques en sont les principaux agents de transmission. Elle est caractérisée par une anémie et un amaigrissement progressifs et des *accès de fièvre* périodiques ; après chaque crise, le malade est de plus en plus déprimé. Au début, malgré un bon appétit, l'animal maigrit ; puis, il devient triste, se fatigue et sue rapidement. Il est insensible à la parole et se déplace péniblement. Bientôt, on remarque une certaine raideur du train postérieur, les muqueuses se décolorent, le poil est piqué, la peau est dure et adhérente.

Les accès de fièvre ont une durée variable, de quelques heures à plusieurs jours ; la température s'élève jusqu'à 41° et, après plusieurs crises, l'animal meurt épuisé.

Aux premières attaques, le pouls est accéléré, fort, puis il devient petit et filant dans les crises ultérieures.

Comme dans tous les cas d'anémie, il se produit généralement de l'engorgement œdémateux aux membres et à l'abdomen.

Les animaux atteints peuvent traîner des mois avant de périr. Il nous est arrivé de suivre un cas où l'animal est mort au cinquième accès de fièvre, soit 4 mois après l'apparition des premiers symptômes.

La maladie a presque toujours une terminaison fatale, généralement la mort survient au bout de quelques semaines.

Traitement. — Dès que les premiers symptômes se manifestent, retirer les animaux des savanes et les mettre à l'abri dans une écurie convenablement aménagée.

Administrer, intérieurement, de la quinine à la dose de 10 grammes par jour, dans du gros miel. Faire prendre la poudre tonique N° 68 en alternant avec la formule N° 119 à raison d'une cuillérée à café, 3 fois par jour dans la nourriture.

<pre>
N° 119 : Teinture de quinquina......   50 gr.
         —   kola............   50
         —   gentiane........   50
</pre>

On pourra aussi donner un peu d'arsenic blanc (acide arsénieux) à la dose de 1 à 2 grammes par jour, dans des farineux, une semaine sur deux.

Compléter le traitement par une nourriture riche, peu volumineuse et des boissons de bonne qualité.

Éviter le plus possible d'utiliser les équidés dans les régions chaudes, humides et marécageuses ; employer de préférence les bovidés, les zébres et surtout les buffles qui sont particulièrement résistants. Maintenir les chevaux dans des conditions hygiéniques convenables et surtout éviter de les loger à proximité des fumiers et de toutes matières organiques en décomposition.

PARTURITION OU MISE-BAS

La mise-bas, chez la jument, est beaucoup plus délicate que chez la vache et nombre de cultivateurs abandonnent la production proprement dite des poulains, en raison des difficultés qu'ils rencontrent au moment de la parturition.

En effet, en cas de malprésentation, *la vie fœtale ne se prolonge pas au delà de 3 à 5 heures après les premières manipulations*; il faut donc pouvoir intervenir rapidement et s'assurer au plus vite le concours d'un vétérinaire. En outre, contrairement à ce qui a lieu pour le veau, *le poulain, dès qu'il est engagé dans le passage, vit de ses propres moyens* et, s'il y est arrêté plus de 15 à 20 minutes, il peut mourir asphyxié.

Il est toujours difficile, soit de ramener le fœtus dans une bonne position par suite de la longueur du cou qui empêche l'opérateur d'atteindre la tête, soit de fixer des longes ou des crochets aux mâchoires en raison de leur forme et de l'absence de dents.

Chez la jument, la vulve et le vagin se tuméfient et se congestionnent très rapidement. L'introduction de la main n'est aisée qu'au début, lorsque les muqueuses sont lubréfiées; mais celles-ci se dessèchent vite et l'on doit les graisser abondamment si la mise-bas se prolonge.

Les parturitions doubles, heureusement très rares, réussissent exceptionnellement et si l'on sauve la jument, les poulains meurent ordinairement dès leur naissance ou après quelques jours.

Enfin, les plaies et les déchirures des organes génitaux sont généralement suivies de complications mortelles et le renversement de la matrice est presque toujours irréductible.

En raison de toutes ces difficultés, il n'y a pas lieu de s'étonner que le nombre de juments et de poulains qui périssent dans les parturitions laborieuses, soit très élevé. Il conviendra donc d'agir avec la plus grande prudence et de faire venir un spécialiste pour les juments dont la mise-bas est reconnue délicate.

Moment de la mise-bas. — Lorsqu'approche le moment de la parturition, les mamelles se gonflent progressivement : elles deviennent volumineuses et sensibles ; c'est alors qu'il faut avoir soin de déferrer la jument et de la placer en liberté dans une boxe spacieuse et chaude, avec une litière abondante et courte.

Généralement une semaine, parfois seulement un jour ou deux avant la mise-bas, chaque tétine présente à son extrémité une sorte de goutte de cire due à la coagulation du premier lait. Le ventre, énorme, s'abaisse, les muscles de la croupe s'affaissent : la jument se *casse*. La vulve se *prépare*, elle se dilate plus ou moins considérablement et laisse écouler un liquide glaireux destiné à lubréfier le passage.

Dès les premières contractions utérines, la jument présente les signes ordinaires des coliques. Continuellement agitée, elle ne « tient pas en place ». Elle s'arrête momentanément de manger : elle se couche avec précaution et se relève peu après. La physionomie est anxieuse, les narines dilatées et les yeux injectés ; la femelle se couche ordinairement à nouveau et commence à faire des efforts. Généralement, elle se couche sur le côté mais, chez les juments de sang, la parturition peut avoir lieu debout.

Avant tout, on évitera de déranger la femelle par des allées et venues continuelles ; et c'est à son insu que devra se faire une surveillance discrète. On n'interviendra qu'au dernier moment, lorsque tout le travail « préliminaire » sera effectué.

D'une façon générale, les cultivateurs ont tendance à se trop presser. Il est en effet absolument indispensable d'attendre que le col de la matrice soit dilaté au maximum, sinon des tractions prématurées risquent de provoquer des déchirures. Nous avons assisté à trop d'accouchements précipités pour ne pas mettre les éleveurs en garde contre cette

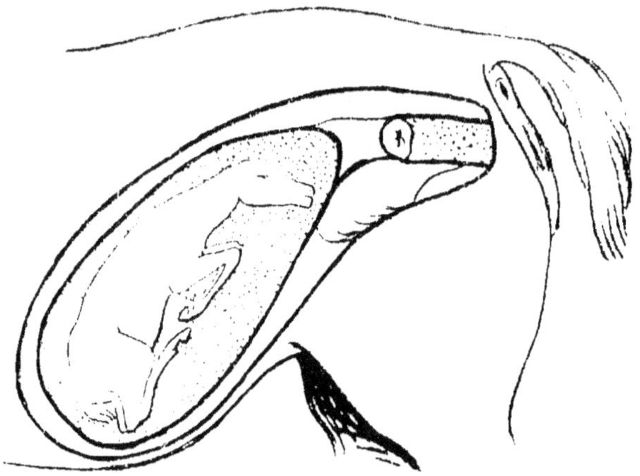

Fig. 125. — Position normale du fœtus.

pratique défectueuse. Dès que la jument commence à faire des efforts, les contractions abdominales aidant les contractions utérines, il apparaît souvent en premier lieu la poche des eaux qu'il ne faut *jamais percer* ; elle aide puissamment à la dilatation et, lorsque la pression est considérable, elle se déchire et laisse écouler les eaux qui favorisent le glissement.

Si la position du poulain s'y prête, on aperçoit alors ses pieds entre les lèvres de la vulve.

PRÉSENTATIONS

Présentation antérieure normale. — La Figure 125 indique la position régulière du fœtus dans l'utérus. Au

moment de la gestation, il allonge la tête et les membres
antérieurs (Fig. 126) : c'est la position la plus fréquente ;
l'accouchement est généralement facile ; en effet, la tête et
les membres jouant le rôle de coin, le volume croît progressivement et la dilatation de l'orifice, elle-même progressive, atteint son maximum pour le passage des épaules ;
après quoi, le reste suit ordinairement avec facilité. La
durée de la mise-bas peut varier de cinq à quinze minutes.

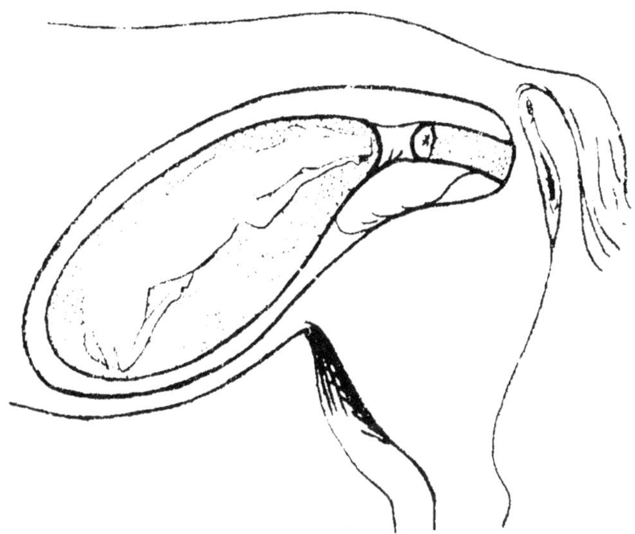

Fig. 126. — Présentation antérieure normale

Chez les juments qui poulinent pour la première fois, elle
est toujours un peu plus longue.

Aussi longtemps que le poulain n'est pas engagé, il n'y a
rien à craindre ; c'est pourquoi, il est toujours prudent de
laisser la mère se bien préparer ; puis, si malgré ses efforts
elle ne peut accoucher, il faut l'y aider.

Avant d'intervenir, s'assurer que le jeune est en bonne
position. *Ne jamais tirer sur un fœtus mal placé* ; le faire,
c'est aggraver le cas et risquer de perdre, non seulement le
poulain, mais aussi la mère.

Par l'exploration du passage, se rendre compte de la position du poulain. A cet effet, les ongles soigneusement rognés, les doigts bien réunis, on introduit doucement dans le vagin, le bras nu enduit de vaseline ou d'huile à manger. On reconnaît d'abord que le jeune est vivant, par la chaleur qu'il dégage et les mouvements qu'il exécute. *On reconnaît que l'on se trouve en présence des membres antérieurs, en pliant les articulations du genou et du boulet qui doivent se mouvoir dans le même sens. S'il s'agit des membres postérieurs, le jarret et le boulet se plient en sens contraire.* Cette remarque a son importance car il est en ce moment matériellement impossible, au premier abord, de distinguer les membres d'avant de ceux d'arrière.

Dans la présentation normale, lorsqu'on a reconnu les membres antérieurs, s'assurer que la tête du jeune est couchée entre les deux pattes et, si rien ne paraît s'opposer à l'accouchement, on aide aux efforts de la mère par des tractions douces, progressives, lentes et dirigées vers le bas.

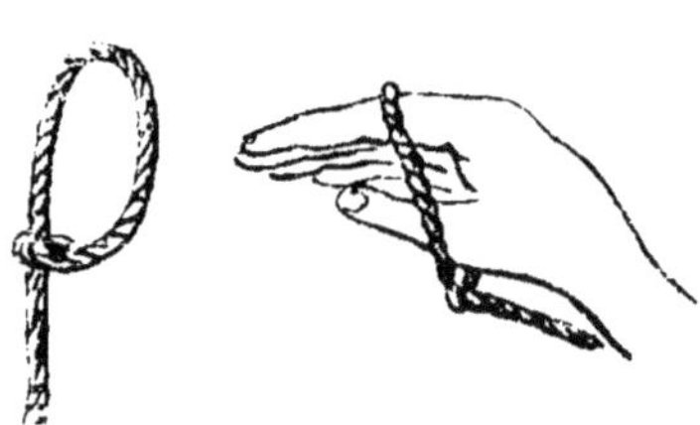

Fig. 127. — Manière d'introduire le nœud coulant.

Ne jamais tirer brusquement et par à-coups sous peine de déterminer des déchirures chez la jument et des malformations chez le poulain. Il est indispensable de faire coïncider les tractions avec les efforts de la mère ; on s'arrête et on reprend avec eux ; mais la traction doit toujours être soutenue pour éviter que le corps du poulain ne revienne en arrière lorsque cessent les efforts.

Dans bien des cas, on peut intervenir directement, à la main ; mais on est parfois obligé de fixer, au moyen d'un nœud coulant, des liens autour du pâturon (Fig. 127). Dans ce cas, utiliser des liens doux ; éviter l'emploi de cordes dures, rugueuses, susceptibles de meurtrir la peau et de provoquer l'apparition de tares.

En même temps que l'on opère des tractions progressives, l'opérateur, la main bien graissée, aide à la progression du fœtus en écartant les lèvres de la vulve. Lorsque le jeune se présente bien, si l'accouchement ne peut avoir lieu, c'est que le poulain est trop gros (voir extraction forcée p. 393) ou la femelle épuisée. Il faut alors la fortifier et la « remonter », en lui donnant des boissons alcooliques, 2 ou 3 litres de vin chaud sucré par exemple, ou encore un peu de café fort. On évitera l'emploi des excitateurs de l'utérus, ergotine, sabine, rue odorante, qui ne donnent pas, en général, de bons résultats avec les juments.

Les jeunes juments de sang s'énervent parfois très rapidement et si, après avoir fait des efforts violents, elles paraissent abattues, on conseille de les faire marcher lentement pendant quelques minutes et de les bouchonner énergiquement.

Présentation antérieure renversée. — Le fœtus occupe une position absolument inverse de la précédente ; il repose sur le dos, la tête tournée en haut. Cette présentation est moins favorable, la courbure du passage étant inverse de celle du fœtus. Il est rare cependant que des complications surviennent à condition que l'on aide aux efforts de la mère : soulever la queue pour faciliter la sortie et diriger les tractions vers le haut.

Présentation antérieure de côté. — Le poulain repose sur le flanc ; l'expulsion en est impossible car, à la plus petite largeur du passage, correspond la plus grande largeur du fœtus. *Il faut lui donner une position favorable, mais ne jamais tirer* ; autrement, on le coince et l'on est obligé, pour le sortir, de le couper en morceaux. On profitera des moments où la mère ne fait pas d'efforts pour refouler le fœtus dans la cavité abdominale ; puis, en soulevant l'épaule, on tentera de le faire basculer pour le ramener dans une des deux positions précédentes.

Présentation postérieure normale. — La queue est dirigée du côté de la vulve et le fœtus repose sur le ventre
(Fig. 128). Cette présentation, tout en étant bonne, est
moins favorable que la présentation antérieure. La pression
sur le passage y est en effet moins progressive et la marche
a lieu à contre-poil ; ce dernier obstacle est surtout important lorsque le passage commence à se dessécher. Graisser
abondamment et opérer les tractions vers le bas.

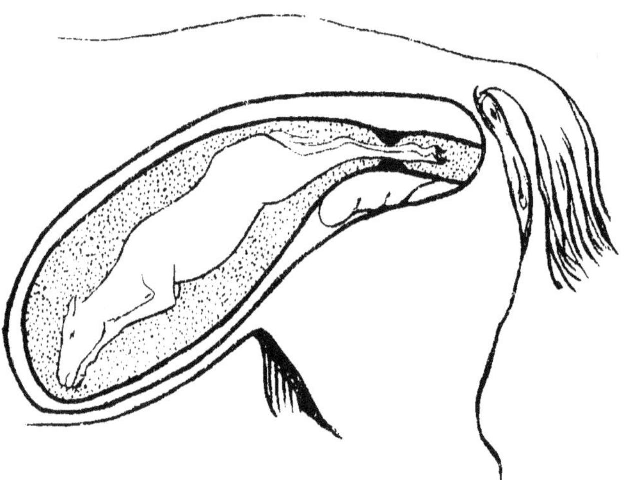

Fig. 128. — Présentation postérieure normale.

Présentation postérieure renversée. — Le fœtus occupe
une position absolument inverse de la précédente. Il repose
sur le dos. Il faut alors tirer sur les pattes vers le haut et
soulever la queue de la jument. Certains vétérinaires préfèrent tourner le fœtus sur lui-même avant de le faire sortir ; on retombe alors dans la présentation postérieure normale.

Présentation postérieure de côté. — Le fœtus repose sur
le flanc et il est nécessaire de lui faire prendre une bonne
position avant de le tirer.

Présentations transversales. — Le fœtus placé en travers ne peut s'engager dans le passage. Dans la *présentation dorsale* (Fig. 129), c'est le dos qui est du côté de l'orifice

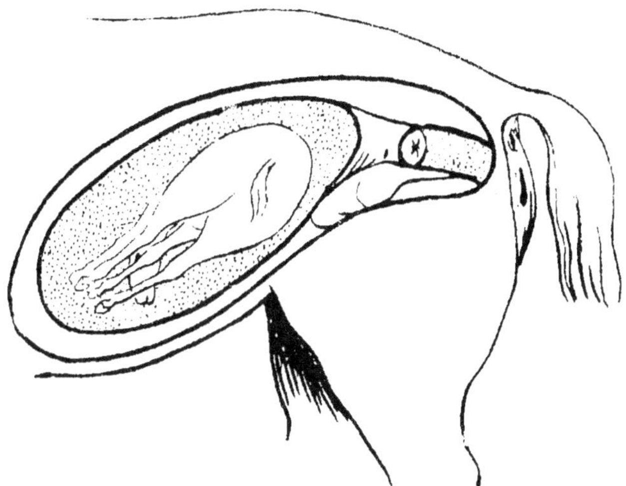

Fig. 129. — Présentation dorsale.

alors que ce sont les quatre membres dans la *présentation ventrale* (Fig. 130). Dans les deux cas, il est indispensable

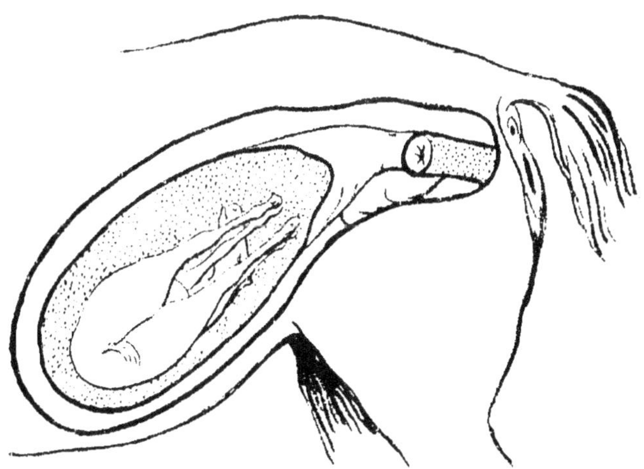

Fig. 130. — Présentation ventrale.

de changer la position du jeune. C'est une opération difficile qui nécessite une grande habileté professionnelle. En
général il sera plus avantageux de donner au fœtus la présentation postérieure : on n'aura ainsi qu'à ramener deux
pattes pour rectifier la position. Mais tout dépend évidemment des circonstances.

PRINCIPAUX ARRÊTS EMPÊCHANT LA MISE-BAS

Lorsque le fœtus occupe une mauvaise position, l'éleveur
doit faire venir immédiatement un spécialiste et nous insis-
tons tout particulièrement sur la nécessité de ne rien tenter
à moins que l'on ne possède une grande pratique de la mise-
bas. Rien n'est plus difficile, en effet, que de faire mouvoir le
fœtus à l'intérieur de la matrice et si, après avoir échoué, l'on
se décide à faire appel au vétérinaire, il est souvent trop
tard : l'homme de l'art restera impuissant devant un animal
fatigué et meurtri.

C'est par l'exploration interne que l'éleveur se rendra
compte de la gravité de la situation. Chaque fois qu'il aura
constaté une position anormale, il se gardera bien d'opérer
des tractions : il préviendra, si possible, l'engagement du
jeune dans le passage jusqu'à l'arrivée du vétérinaire, en
faisant lever la jument et en s'opposant à ses efforts par des
« pesées » sur la région des reins : cependant, comme il est
des cas où il pourra intervenir lui-même, il doit connaître
les *arrêts* qu'il est susceptible de rencontrer dans la pratique
courante.

Arrêt par une patte. — Après avoir pris les précautions
d'usage, introduire la main dans la matrice et, tout en suivant la patte restée libre, aller à la recherche de l'autre.

Plusieurs cas peuvent se présenter.

1ᵉʳ cas. — La patte est accrochée par le sabot ou par le
fanon sur le bord du bassin. Si l'on a déjà tiré sur le fœtus,

la patte est fortement coudée et il est plus difficile de la ramener.

Au contraire, avant toute traction, un simple soulèvement du sabot avec le doigt permet l'accouchement.

2ᵉ cas. — La patte est arrêtée par le boulet : il suffit de la remettre en position comme dans le cas précédent.

3ᵉ cas. — La patte est pliée au genou : celui-ci bute contre le bord du bassin. Il est alors souvent indispensable de repousser le jeune dans la cavité abdominale pour permettre l'extension puis le redressement du membre fléchi. Cette opération exige que l'opérateur ait un bras long et mince.

4ᵉ cas. — La patte arrêtée à l'épaule est appliquée le long du corps. Il est nécessaire de refouler le jeune aussi profondément que possible pour tirer le membre en avant.

Cependant, on réussit parfois la mise-bas avec la tête et une seule patte, en ayant soin de passer un lien sous l'avant-bras, entre la patte restée pliée et le corps.

Arrêt par deux pattes. — Lorsque dans la présentation antérieure les deux membres sont accrochés, on ne trouve que la tête.

Le plus souvent, les pattes sont repliées sous la poitrine et les genoux viennent buter contre les os du bassin (Fig. 131) ; comme dans les cas précédents, placer les membres dans leur position normale, avant d'opérer toute traction.

Si les pattes sont pliées aux épaules et que l'on ne puisse les ramener toutes deux, il faut, pour le moins, tenter d'en ramener une et pratiquer l'extraction forcée ou, s'il est nécessaire, le sectionnement.

Dans la présentation postérieure, les pattes de derrière peuvent rester repliées sous le corps (Fig. 132 ; dans le cas où l'animal a progressé, le refouler pour ramener les membres ; mais l'opération est beaucoup plus difficile que précédemment.

Si les pattes sont repliées à la rotule, le redressement est impossible et l'on n'a d'autre ressource que de tenter soit

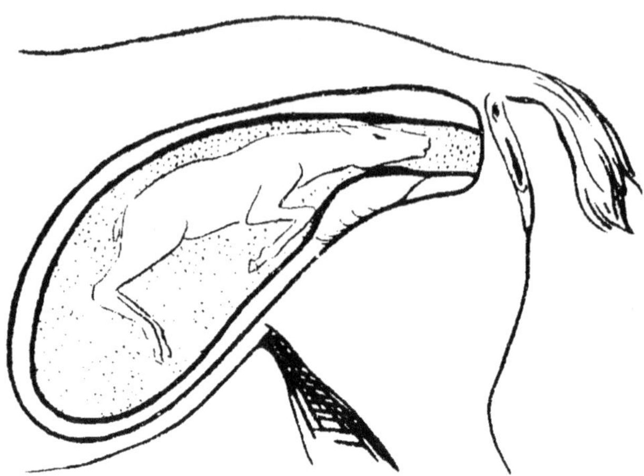

Fig. 131. — Arrêt par les 2 pattes antérieures.

l'extraction forcée à l'aide de cordes fixées entre les cuisses, soit le sectionnement du jeune.

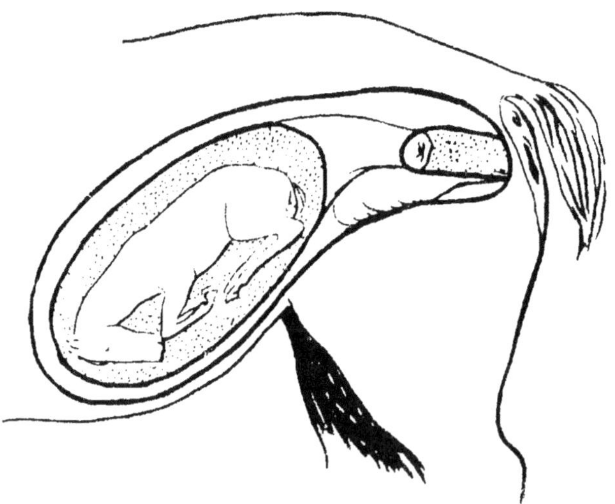

Fig. 152. — Arrêt par les 2 pattes postérieures.

Arrêt par la tête. — Dans la présentation antérieure, il arrive que la tête soit repliée entre les pattes (Fig. 133); en progressant, elle bute contre les os du bassin et les pattes seules sont accessibles.

Si l'on a la maladresse de tirer, la tête se renverse en arrière, le fœtus s'engage dans le passage et il devient très difficile de le refouler pour ramener la tête dans la position

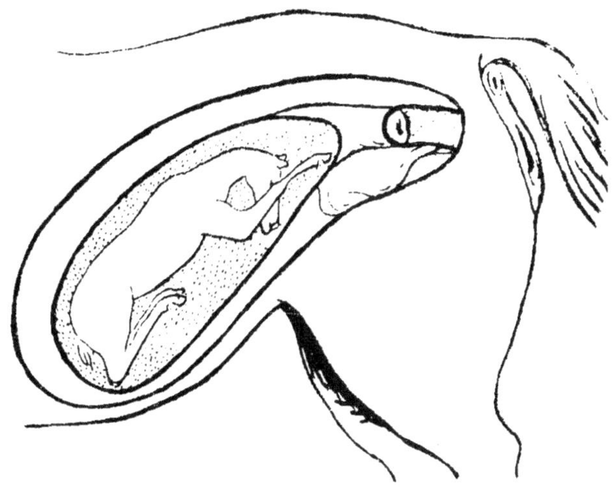

Fig. 133. — Arrêt par la tête.

normale. A l'exploration, on trouve en avant, au lieu du nez, le front ou les oreilles.

Le cas est plus grave si l'encolure se présente, car c'est l'indice que la tête est complètement renversée par côté ou entièrement repliée sous la poitrine. Il est indispensable, avant de tirer, de refouler le jeune pour ramener la tête en avant.

Arrêt par la queue. — Souvent, dans la présentation postérieure, la queue repliée vient buter contre le bassin. Il y a lieu de la remettre en place avant d'opérer les tractions.

Présence d'un membre antérieur et d'un membre postérieur. — C'est presque toujours l'indice d'une parturition double. Refouler l'un des fœtus pour donner à l'autre une position normale. Il est du reste toujours indiqué, dans ce cas, d'avoir recours au vétérinaire.

Torsion de l'utérus. — Cet accident est excessivement rare chez la jument. Tout d'abord, on ne s'aperçoit de rien.

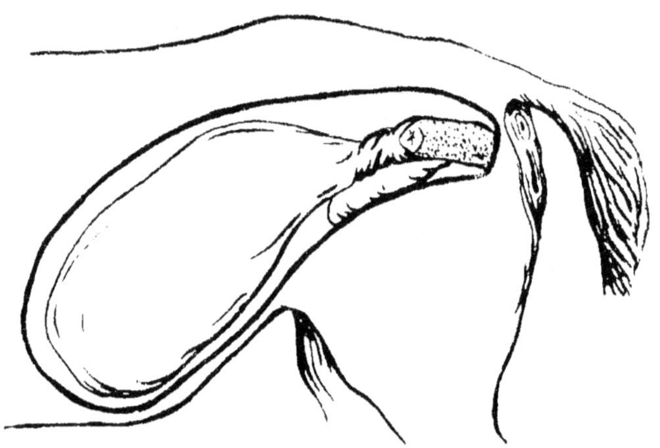

Fig. 134. — Torsion de l'utérus.

Les préparatifs de mise-bas sont normaux, mais le passage étant obstrué, l'accouchement ne peut avoir lieu. A l'exploration du passage on constate que l'on ne peut y introduire la main (Fig. 134). Il faut immédiatement avoir recours au vétérinaire.

Au toucher, il est facile de se rendre compte du sens de la torsion. Pour la faire disparaître, introduire la main dans la matrice et rouler la jument sur le dos, dans le sens opposé à la torsion. On est averti que le roulement se fait du mauvais côté, lorsque la main se trouve être de plus en plus serrée.

Pour faciliter la manœuvre, placer la jument sur un épais lit de paille et lui attacher les membres.

Extraction forcée. — Il est assez rare que, chez la jument, on soit obligé de recourir à l'extraction forcée. En effet, si l'on veut sauver la mère, il faut éviter de déchirer

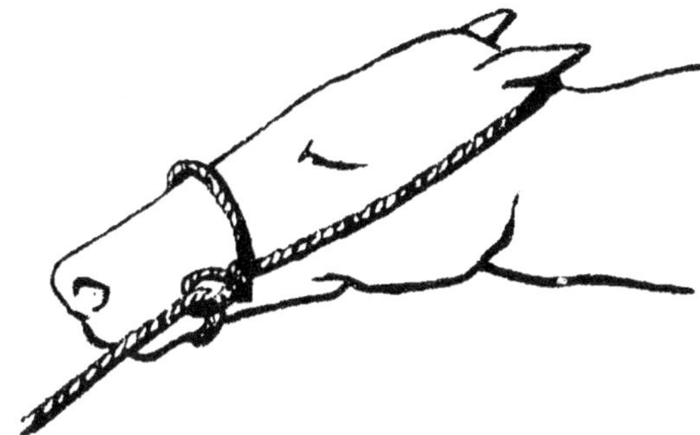

Fig. 135. — Lien fixé à la tête en cas d'extraction forcée.

le passage : c'est pourquoi, devant l'impossibilité d'avoir le fœtus, de nombreux vétérinaires préfèrent le sectionner, bien que cette opération soit toujours très délicate.

Dans l'extraction forcée, attacher aux membres ou à la tête (Fig. 135), au moyen d'un nœud coulant (Fig. 136), des liens solides. Au besoin, utiliser des crochets spéciaux fixés aux mâchoires et aux arcades sourcilières.

Lorsqu'on utilise plusieurs cordes, pour qu'elles soient également tendues, les rassembler en un faisceau unique sur lequel on opérera des tractions soutenues, progressives et sans à-coups, les aides obéissant à un commandement unique.

Si l'on manque de force, enrouler les liens sur le treuil d'un chariot ou sur l'essieu d'une brouette préalablement fixée. Il est alors souvent indispensable d'assujettir la mère au moyen d'une avaloire ou de piquets placés à la croupe et au niveau du jarret.

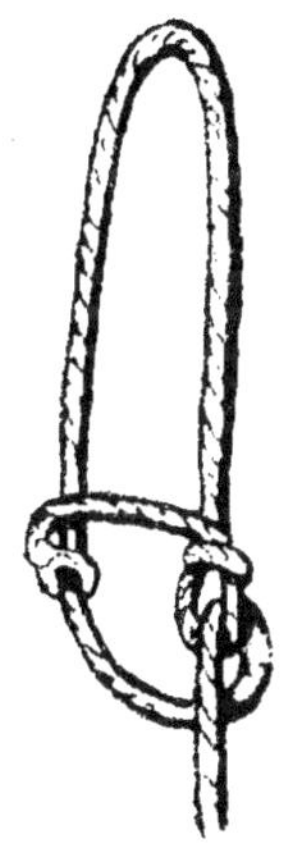

Fig. 136.
Lien préparé pour être fixé à la tête.

Sectionnement du jeune. — Le sectionnement du jeune ou *embryotomie* consiste à sectionner, pour les extraire, les parties du fœtus qui s'opposent à la mise-bas ; on détache, selon les circonstances, la tête et les membres.

Opération césarienne. — Elle a pour but d'extraire le fœtus par une incision pratiquée à travers les parois de l'abdomen. Cette opération s'impose chaque fois que la jument étant perdue, on peut sauver le poulain.

SOINS A DONNER AU JEUNE

Lorsque le jeune naît entouré de ses enveloppes, il faut, afin de prévenir l'asphyxie, l'en débarrasser immédiatement. Ordinairement, dès la naissance, le poulain s'agite, la vie se manifeste. Dans les accouchements laborieux, il arrive qu'il naisse en état de syncope apparente. S'assurer que les naseaux ne sont pas obstrués ; le cas échéant, enlever à la main les mucosités qui pourraient s'y trouver. Faciliter la respiration par des insufflations d'air dans les naseaux, chatouiller l'arrière-bouche et les cavités nasales afin qu'en éternuant, le poulain dégage entièrement ses voies respiratoires.

Malgré ces moyens, si le jeune ne revient pas à la vie, pratiquer la respiration artificielle par des tractions rythmées de la langue, à raison de 15 environ à la minute. Aider les mouvements de la cage thoracique par des compressions effectuées alternativement sur la poitrine et sur les côtes.

Les frictions sèches, les lavements froids, faciliteront le rétablissement de la circulation.

Le jeune peut être rappelé à la vie après une demi-heure ou trois quarts d'heure d'efforts.

La pratique qui consiste à mettre quelques grains de sel sur la langue du jeune est excellente : en effet, la salivation qui en résulte contribue à le débarrasser des glaires qui se trouvent dans la bouche, mais on doit s'abstenir de donner un œuf, car le poulain doit prendre, avant tout, le premier lait de la mère ou *colostrum*.

Dès que le jeune a été rappelé à la vie, s'occuper du *cordon ombilical*. Parfois, il se rompt et s'oblitère de lui-même; mais, très souvent, la rupture n'a pas lieu ou s'effectue trop loin.

Il faut donc en faire la ligature et le sectionnement. A ce sujet, les avis sont partagés.

Certains éleveurs font un nœud qui les oblige à conserver une certaine longueur de cordon absolument inutile. D'autres font une ligature à 10 ou 12 cm. du nombril; c'est une mauvaise pratique; en effet, si les tissus du nombril manquent de solidité ou si l'anneau ombilical est trop large, cette disposition favorise la production d'une hernie. S'abstenir également de pratiquer la ligature « tout contre » le ventre car, si le cordon se rompt, il est impossible de le ligaturer à nouveau.

Il faut faire la ligature à 3 cm. environ de l'abdomen au moyen d'un lien doux, élastique et assez large, puis couper le cordon à 2 cm. en dessous. Il est bon, ensuite, de le laver avec un peu d'eau boriquée tiède et de l'enduire de vaseline boriquée pour prévenir toute cause d'infection en raison de son contact avec la litière. S'il se produit de l'inflammation, faire des affusions d'eau chaude, graisser et appliquer un pansement de coton hydrophile soutenu au moyen d'une sangle. Quelques touches de teinture d'iode assurent, en général, une complète guérison.

Au moment de la naissance, il y a lieu aussi d'examiner les sabots. En effet, la sole peut être arrondie par la présence de plaques de corne qu'il est nécessaire d'enlever, afin d'éviter que les aplombs ne soient faussés dans la suite.

En général, aussitôt après la mise-bas, la mère lèche son poulain et le débarrasse ainsi de l'enduit jaunâtre qui le recouvre ; on a la bonne habitude, dans les campagnes, de saupoudrer de sel le corps du nouveau-né pour encourager la mère à le lécher. Cependant, il arrive que de jeunes juments s'y refusent. Il faut alors le sécher en faisant des frictions sur tout le corps.

Peu après la naissance, le poulain essaie de se lever ; on peut au besoin l'y aider, puis on le dirige du côté des mamelles et on lui met une des tétines dans la bouche.

Il est absolument indispensable de faire boire au nouveau-né le premier lait de la mère, lequel possède des propriétés purgatives qui provoquent l'expulsion de tous les résidus accumulés pendant la vie fœtale.

Dans le cas où la mère étant morte, le jeune ne peut en consommer, lui faire prendre 20 gr. de *manne grasse* dans un peu de lait. Dans la suite, donner du lait frais de vache écrémé mécaniquement, de telle façon qu'il ne renferme plus que le quart environ de la matière grasse primitive ; en ajoutant deux morceaux de sucre par litre, on aura reconstitué à peu près le lait de jument.

Lorsque le poulain est trop faible pour téter, traire la mère et le faire boire à la bouteille.

Certaines juments chatouilleuses ne peuvent supporter le contact de leur poulain. Elles paraissent cependant bonnes mères puisqu'elles réclament leurs petits, mais dès qu'ils les touchent, elles mordent et donnent des coups de pied. Il faut alors attacher la mère au râtelier, la serrer contre les parois de la stalle et lui lever une patte, puis, seulement, lui présenter le poulain.

Si ces mesures sont insuffisantes, employer des moyens de contention plus énergiques : tord-nez, tord-oreilles, entraves, etc. Il est, du reste, assez rare que cette mauvaise volonté persiste : au bout de quelques jours, les juments finissent ordinairement par accepter leur petit.

On devra s'assurer que l'évacuation des excréments accumulés dans l'intestin pendant la vie utérine ait lieu le premier jour après la naissance ou le deuxième, au plus tard ; sinon, on administrera au jeune 15 à 20 gr. d'huile de ricin dans un peu de sirop et d'eau tiède, après avoir agité énergiquement.

L'expulsion des excréments a une importance considérable et bien des poulains périssent à la suite d'une constipation primitive.

SOINS A DONNER A LA MÈRE

Aussitôt après la mise-bas, frictionner vigoureusement la jument sur tout le corps mais de préférence sur la colonne vertébrale ; la couvrir chaudement et, avant tout, éviter les courants d'air.

Si elle ne manifeste pas le désir de se lever, il est absolument inutile de l'y contraindre, sous prétexte de prévenir la chute de la matrice ; celle-ci pouvant se produire tout aussi bien, la jument étant debout.

Lorsque la vulve est souillée, faire des lavages à l'eau boriquée et, si l'on est intervenu à l'intérieur, donner une injection antiseptique au permanganate de potasse à 1 gr. par litre d'eau.

On remplacera la litière salie pendant la parturition et on administrera un léger barbotage tiède ou du thé de foin. Si la jument est très fatiguée, lui donner 2 ou 3 litres de vin chaud sucré.

Dans la suite, une alimentation riche, suffisamment aqueuse, est nécessaire pour favoriser la production du lait.

Délivrance. — L'expulsion du délivre chez la jument suit en général, de très près, la mise-bas ; elle se produit après quelques contractions utérines, ordinairement de 15 à 20 minutes après la naissance ; les enveloppes, après s'être ramassées dans la matrice, sont expulsées en une seule fois. Si après plusieurs heures, elles ne sont pas encore rejetées, il y a lieu de s'en inquiéter : voir p. 407.

Dans les cas ordinaires, la vulve reprend très rapidement son aspect naturel ; de même, la matrice et le col se rétractent et redeviennent normaux quelques jours après la mise-bas.

MALADIES
ET ACCIDENTS CONSÉCUTIFS A LA GESTATION ET A LA PARTURITION

L'albuminurie et les engorgements œdémateux apparaissent très fréquemment pendant la gestation. Les urines se troublent, deviennent jaunâtres, floconneuses et, à l'ébullition, se coagulent partiellement.

Des complications en résultent souvent, telle *l'hydropisie* ou épanchement de liquide dans les cavités de l'organisme.

L'hydropisie du péritoine se reconnaît à un développement prématuré et excessif du ventre qui, au toucher, est mou et fluctuant ; elle est presque toujours accompagnée d'un engorgement des membres.

Assurer à la mère une nourriture riche et rafraîchissante ; lui faire prendre des toniques, alterner la poudre N° 48 avec la potion N° 62.

Donner des boissons mucilagineuses et ajouter, à la nourriture de chaque jour, une cuillerée à bouche de baies de genièvre en poudre. Faire sur les reins des frictions au liniment N° 94 et assurer à la jument un exercice léger.

L'hydropisie des enveloppes fœtales est toujours grave : l'appétit diminue, l'animal maigrit, la respiration est pénible et souvent la mort survient. Dans les cas graves, on découvre, à l'exploration rectale, une tumeur volumineuse et fluctuante.

L'intervention du vétérinaire est indispensable, car il est souvent nécessaire de pratiquer l'accouchement prématuré.

La dépravation de l'appétit conduit les femelles pleines à lécher ou à manger tout ce qui se trouve à leur portée.

Disposer dans le râtelier ou dans la mangeoire, un bloc de sel et donner chaque jour, dans les boissons, 10 gr. de tartrate de potasse et de fer (Boules de Nancy).

Il est bon d'ajouter aussi, à la ration, 20 gr. de phosphate de chaux précipité.

Les crampes, surtout aux cuisses, sont assez fréquentes. Soulager l'animal par des affusions d'eau chaude et des frictions légères au liniment N° 94.

La constipation, très commune chez les femelles pleines, doit être combattue avec une alimentation appropriée. Éviter surtout de donner des purgatifs et particulièrement de l'aloès.

La plus grande prudence s'impose dans l'emploi des médicaments.

AVORTEMENT

L'avortement chez la jument se produit, le plus souvent, à partir du troisième mois, après une glissade ou des efforts violents, quelquefois aussi à la suite de frayeurs, de coups, de coliques, de maladies générales, d'épidémie, d'affection des organes génitaux.

L'ingestion d'aliments grossiers et excitants, de boissons glacées, de certains médicaments (purgatifs en excès, émétique, etc.), le repos absolu, le provoquent également.

Lorsqu'un animal avorte sans cause apparente, il est rare qu'il n'avorte pas à nouveau.

Le plus souvent, c'est sans aucun malaise qu'a lieu l'expulsion du fœtus et la jument n'en paraît pas incommodée.

Cependant, l'avortement peut être compliqué d'hémorragie (voir p. 82 et 404).

S'il est nécessaire d'aider la jument, s'inspirer de ce qui a été dit au sujet de la parturition.

Après l'avortement, laisser la jument au repos absolu pendant plusieurs jours et, s'il se manifeste un peu de fièvre, administrer dans la nourriture, matin et soir, une cuillerée à café de nitrate de potasse.

Lorsque le fœtus arrive à terme mort-né et que la jument a du lait, la traire pour éviter l'inflammation des mamelles et lui donner une alimentation sèche et suffisamment d'exercice pour hâter la disparition du lait.

Agir de même si le poulain périt avant le sevrage.

Au besoin, pour faire « passer le lait », administrer 1 litre d'huile à manger, puis des infusions de feuilles de noyer et appliquer sur les mamelles des compresses d'eau boriquée chaude.

L'avortement épizootique, très fréquent dans les étables, est, au contraire, exceptionnel dans les écuries.

Lorsqu'il est constaté, isoler les malades, leur faire des injections antiseptiques à la lotion crésylée N° 7 et désinfecter à fond l'écurie.

Chez les femelles pleines, introduire directement dans le vagin, aussi profondément que possible tous les 8, 15 ou 20 jours, selon l'intensité de la maladie, un ovule du Dr Moussu.

Ces ovules ont la propriété de fondre à la température du corps et de désinfecter ainsi le vagin d'une façon continue.

INFLAMMATION DE LA MATRICE

Métrite.

La métrite est presque toujours consécutive à une mise-bas difficile ; elle peut apparaitre aussi lorsque la femelle a été exposée aux courants d'air après la parturition.

Elle se manifeste ordinairement 2 ou 3 jours après la naissance du jeune.

Les reins sont voussés, faibles et sensibles ; la matrice est enflammée, chaude et douloureuse, le col dilaté et tuméfié. La femelle fait continuellement des efforts d'expulsion et un écoulement purulent jaunâtre ou rougeâtre se produit. La fièvre est plus ou moins intense ; l'animal regarde son flanc, il est ordinairement constipé et peut avoir des coliques.

La métrite est toujours grave, en raison des complications qui peuvent survenir : abcès, péritonite, gangrène, etc. ; il ne faut donc pas la négliger.

Traitement. — Couvrir les animaux et les maintenir chaudement à l'abri de tout courant d'air.

En cas de constipation, donner 250 gr. d'huile de ricin mélangée à 250 gr. d'huile à manger.

S'il y a fièvre, administrer la potion N° 52 ; laver la matrice, une ou deux fois par jour, avec 5 à 10 litres d'eau tiède puis à la lotion N° 120 :

> N° 120 : Permanganate de potasse....... 2 gr.
> Eau bouillie...................... 1 litre.

ou à l'eau iodée N° 121 :

> N° 121 : Teinture d'iode................ 5 gr.
> Eau............................... 1 litre.

ou à l'eau oxygénée N° 122 :

> N° 122 : Eau oxygénée concentrée .... 1 verre.
> Eau............................... 1 litre.

ou encore à la lotion N° 7.

Il est bon d'alterner les injections antiseptiques avec des injections émollientes faites au moyen de graine de lin, ou à l'eau de pavot N° 106. Faire quelques frictions sur les reins avec le liniment N° 94.

Donner un régime rafraîchissant et des boissons farineuses jusqu'à la guérison.

Lorsque les animaux sont très sanguins, une saignée légère est parfois d'un grand secours.

Dans les cas graves, consulter le vétérinaire.

La métrite peut devenir *chronique* ; les symptômes sont les mêmes, mais très atténués : il y a souvent écoulement purulent et apparitions fréquentes de chaleurs.

Observer un traitement analogue au précédent mais moins énergique. Faire, matin et soir, des injections émollientes et, seulement, tous les deux jours, des injections antiseptiques faibles au permanganate de potasse, à 0 gr. 500 par litre, ou à l'eau iodée contenant 3 gr. de teinture d'iode par litre, ou à l'eau oxygénée, diluée à raison de un verre pour 2 litres d'eau.

Laisser l'animal au repos, donner des aliments rafraîchissants et, de temps en temps, la poudre N° 56.

INFLAMMATION DU VAGIN

Vaginite.

L'inflammation du vagin accompagne fréquemment la métrite et réclame des soins analogues. Elle est surtout le résultat de meurtrissures faites pendant la mise-bas, lorsque le poulain est très volumineux. La vulve, écorchée, enfle et devient rouge et chaude ; un écoulement purulent survient très rapidement.

Traitement. — Faire, une ou deux fois par jour, selon les besoins, des injections émollientes à l'eau de pavot N° 106 ou à l'eau de morelle noire N° 123.

N° 123 : Feuilles de morelle noire. . . . . 3 poignées.
Eau. . . . . 5 litres.

Une fois par jour, donner des injections antiseptiques, tantôt à l'eau oxygénée N° 122, tantôt à l'eau iodée N° 121 ou à la solution de permanganate de potasse N° 120. Entre les injections il sera bon d'enduire la vulve de vaseline boriquée.

DÉCHIRURES DE LA MATRICE ET DU VAGIN

Ces accidents sont fréquents dans les parturitions laborieuses et en cas d'extraction forcée ou de sectionnement du jeune.

Pour les déchirures simples, appliquer le traitement des métrites et des vaginites. Dans les cas graves, il se produit fréquemment des hémorragies très difficiles à enrayer, puis des fistules souvent inguérissables, et, parfois, de la péritonite. Pour arrêter l'hémorragie, administrer à l'intérieur 15 grammes de sulfate de quinine sous forme de bols ; faire des injections d'eau bouillie refroidie à 45° et tamponner le vagin ou la matrice au moyen d'éponges imbibées d'une solution de perchlorure de fer à 200 gr. pour 3 litres d'eau. Il est recommandé de placer les éponges à l'intérieur aussi loin que possible, mais à condition de les attacher à un long fil dont l'extrémité sort par la vulve. Si l'hémorragie persiste, donner 15 grammes d'ergot de seigle soit en électuaire, soit dans une infusion de camomille ou dans du thé de foin. On favorise aussi l'arrêt du sang par des lavements froids.

Les déchirures profondes sont toujours graves et, dès que l'hémorragie est arrêtée, il faut contenir les lavages antiseptiques selon les formules 120, 121 ou 122.

NON DÉLIVRANCE

Chez la jument, la rétention du délivre est toujours grave et on doit consulter le vétérinaire dès qu'elle se produit; en effet, la putréfaction des enveloppes est rapide et la femelle peut mourir, par empoisonnement du sang. Elle a généralement des coliques et fait de fréquents efforts d'expulsion: on dit qu'elle « pousse », elle est triste, sans appétit et maigrit très rapidement, si la délivrance ne survient pas : il apparaît alors un écoulement purulent. Lorsqu'une portion du délivre sort par la vulve, suspendre à son extrémité un poids de 500 grammes environ.

Aussi longtemps que n'aura pas lieu la délivrance, prévenir les complications en faisant, matin et soir, des injections antiseptiques : on emploiera de préférence l'eau oxygénée N° 122 qui, grâce à l'oxygène qu'elle dégage, favorise en outre le décollement des membranes.

Lorsqu'il y a écoulement, faire d'abord des irrigations avec de l'eau bouillie tiède, jusqu'à ce qu'elle soit rejetée complètement claire. Utiliser, à cet effet, un long tube de caoutchouc que l'on introduit dans la matrice après en avoir franchi le col; puis, faire alternativement des lavages à l'eau oxygénée N° 122 et à l'eau iodée N° 121.

Éviter avec soin l'usage de l'eau phéniquée ou des solutions au sublimé, car elles possèdent des propriétés irritantes. Pour prévenir le dépérissement de l'animal, administrer, intérieurement, la poudre tonique N° 68 et donner une alimentation riche et rafraîchissante.

L'emploi des excitants de la matrice, qui réussit chez les vaches, n'est pas à conseiller pour les juments : le vétérinaire, seul, est à même de les prescrire.

Lorsque la vulve répand une odeur infecte, c'est l'indice que la putréfaction des enveloppes est avancée. *Il faut bien alors se garder d'en tenter l'extraction forcée, en introduisant le bras dans la matrice sans prendre de très grandes précautions.* Dans ces conditions, l'exploration de la matrice est, en effet, excessivement dangereuse pour l'opérateur. On ne doit l'essayer que le bras et la main recouverts d'une épaisse couche de vaseline boriquée, ou mieux de gants de caoutchouc spéciaux, sinon la peau peut devenir le siège d'une éruption très grave capable d'entraîner la mort. De toutes façons il faut, avant de pratiquer l'exploration, donner à l'animal une injection abondante et antiseptique, selon la formule N° 122, par exemple.

RENVERSEMENT DE LA MATRICE

Le renversement de la matrice, très rare chez la jument, est presque toujours fatal. Lorsqu'après la mise bas, la femelle fait de violents efforts d'expulsion, il est prudent de lui soulever l'arrière-train, au moyen de sangles, de telle façon que les membres postérieurs ne touchent plus que légèrement le sol. On évite en outre les efforts, en provoquant l'ivresse par l'ingestion d'un demi-litre d'eau-de-vie mélangée à un égal volume d'eau.

FIÈVRE DE LAIT

Il se produit parfois, chez la jument, quelques jours après la mise bas, un accès de fièvre qui rappelle un peu la fièvre vitulaire particulière à l'espèce bovine.

Les juments qui poulinent pour la première fois y sont surtout exposées et la fièvre semble coïncider avec la sécrétion du lait. Les courants d'air, le froid, le manque de soins y prédisposent.

La respiration est rapide, le pouls accéléré, les extrémités froides, les muqueuses injectées. Il y a souvent constipation, les urines sont rares et colorées.

Faire disparaître la constipation, par un purgatif doux composé de 250 gr. d'huile de ricin mélangés à 250 gr. d'huile à manger et administrer la poudre N° 36. Donner des boissons fraîches à discrétion et maintenir la jument dans une écurie chaude.

Fréquemment, après une parturition laborieuse, le train postérieur est tellement douloureux que les juments ne peuvent se lever. Il est rare que la mère ne soit pas debout une heure après la mise-bas ; cependant elle peut rester couchée plusieurs jours. Il n'y a pas lieu de s'en inquiéter, si cet état de choses est le fait d'un épuisement excessif, la guérison n'étant qu'une question de temps. Le repos, les fortifiants tels que le thé de foin et le café, une alimentation rafraîchissante et légère, des frictions sur les reins au liniment N° 94 favoriseront le rétablissement. Dans les cas graves, il peut y avoir *fracture du bassin* : l'animal perd l'appétit, il a de la fièvre et, lorsqu'on lui remue les membres postérieurs, il manifeste une vive douleur ; consulter le vétérinaire qui déterminera la gravité de la lésion et indiquera le traitement à suivre. Dans la majorité des cas, on est obligé de sacrifier le malade.

Parfois, les animaux ne se lèvent qu'au bout de 8 ou 10 jours, il est alors indiqué de les soutenir au moyen de sangles. Par un régime approprié, éviter la constipation ; au besoin, administrer la poudre N° 36.

INFLAMMATION DES MAMELLES

Une légère inflammation des mamelles se produit très fréquemment chez les femelles qui mettent bas pour la première fois. La région est alors douloureuse et la mère ne laisse pas téter son petit. Pour que le lait ne caille pas à l'intérieur de la glande, il est nécessaire d'intervenir ; à cet effet, pratiquer des affusions d'eau chaude, faire des applications de vaseline, masser la mamelle, aider le jeune à téter et au besoin opérer la traite.

L'inflammation peut déterminer l'apparition de crevasses ou d'abcès ; dans ce cas, appliquer des cataplasmes. Si le traitement oblige à suspendre les tétées, on devra utiliser des tubes trayeurs, ou pratiquer la traite pour vider la mamelle. Éviter avec soin la constipation, en donnant une alimentation rafraîchissante et la poudre N° 56.

ACCIDENTS DIVERS

EMPOISONNEMENTS

Les chevaux sont très sensibles aux aliments moisis, rouillés ou fermentés, dont l'ingestion est susceptible de déterminer des intoxications graves et extrêmement rapides.

On devra toujours observer une extrême prudence dans la composition de la ration des équidés.

D'une façon générale, on s'en tiendra aux aliments naturels et on évitera autant que possible les résidus industriels, même s'ils paraissent d'excellente qualité.

Il nous a été donné d'assister à l'empoisonnement de toute une écurie par des résidus altérés de biscuiterie, alors que les autres animaux de la ferme n'avaient pas été incommodés par les mêmes aliments.

Les symptômes de l'intoxication alimentaire sont vagues. Au début, les animaux sont déprimés; ils perdent l'appétit, ont de la fièvre et parfois des coliques. Selon les cas, il y a diarrhée ou constipation.

Changer immédiatement le régime, administrer, à l'intérieur, des boissons excitantes et alcooliques pour remonter l'animal : café fort, vin chaud sucré, eau-de-vie, etc. Au besoin, lui donner le purgatif N° 124 et distribuer, pendant plusieurs jours, des boissons mucilagineuses ou les boissons adoucissantes N° 70.

> N° 124 : Huile de ricin . . . . 250 gr.
> Huile à manger 250

Les troubles déterminés par les plantes vénéneuses sont assez rares. Fraîches, au pâturage, les animaux savent les éviter : mais desséchées et mélangées aux pailles ou aux fourrages, ils les absorbent et peuvent avoir des indispositions diverses.

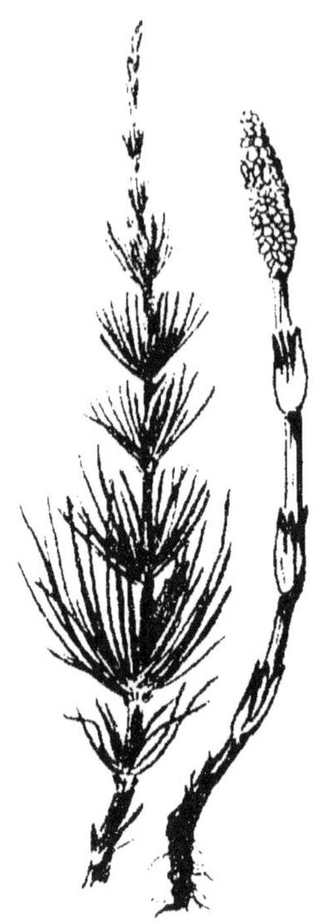

De nombreuses plantes perdent à la dessiccation leurs propriétés toxiques : il en est d'autres qui les conservent.

Parmi ces dernières citons, comme susceptibles de provoquer : 1° des *empoisonnements* et des *avortements* : la colchique, les prêles, la ciguë, l'aconit, le coquelicot ; 2° des *paralysies* : l'œnanthe ; 3° des *troubles digestifs* : la renoncule (entérites), le coquelicot (indigestions), l'hellébore (convulsions), l'euphorbe (diarrhées), l'orobanche (coliques) ; 4° des *pissements de sang* : la pédiculaire des marais, la renoncule scélérate, les bourgeons de chêne, etc.

Les accidents les plus fréquents proviennent de l'ingestion des *prêles ou queues de renard* (Fig. 137), plantes qui poussent ordinairement dans les terrains froids, humides et sablonneux. L'animal dépérit, le pouls devient faible et la mort peut même survenir. Il faut alors administrer le traitement indiqué plus haut, cesser la distribution des fourrages incriminés et donner la poudre N° 62 pour hâter la guérison.

Les empoisonnements dus aux médicaments sont ordinairement la conséquence d'une erreur dans la nature ou la dose du remède prescrit.

En règle générale, le cultivateur ne doit jamais modifier les instructions qui lui sont données et, s'il fait lui-même quelques préparations, il doit suivre scrupuleusement les indications fournies et réduire les doses ainsi qu'il est dit à la p. 89, lorsqu'il s'adresse à des animaux jeunes ou de petite taille.

L'arsenic, donné en trop grande quantité, provoque des coliques et de la diarrhée. La salivation est intense, les urines sont rares et très colorées, le pouls est faible et accéléré, la respiration rapide.

Administrer de l'eau rouillée préparée en agitant de vieux clous dans l'eau, puis 30 gr. de magnésie calcinée en électuaire.

L'aloès, absorbé en excès, provoque une diarrhée persistante, l'irritation des reins, la sécheresse des muqueuses.

Donner 3 à 5 litres d'eau de chaux, des boissons farineuses et, toutes les heures, si cela est nécessaire, des lavements amidonnés additionnés de 30 gr. de laudanum. Dans les cas graves, faire des affusions d'eau chaude sur le ventre.

La *noix vomique*, à dose élevée, est un poison violent qui détermine des convulsions et des crises de contractures pouvant aller jusqu'à l'asphyxie.

Administrer 15 gr. d'hydrate de chloral, toutes les deux heures, dans du sirop de sucre aromatisé avec quelques gouttes d'essence d'anis ou de menthe puis, en breuvage, 20 gr. de bromure de potassium donnés en plusieurs fois pendant la journée.

L'émétique et le kermès, à doses longtemps répétées, peuvent s'accumuler dans l'organisme et occasionner de la diarrhée, de l'inflammation du tube digestif et des ulcères.

Administrer par jour, et en plusieurs fois, 15 gr. de tanin sous forme de bols.

ASPHYXIE

En cas d'*incendie*, il est très difficile de faire sortir les chevaux dès qu'apparaissent les flammes et la fumée. S'il y a commencement d'asphyxie, placer les animaux dans un endroit très aéré, les frictionner très énergiquement sur les côtes avec du vinaigre, leur faire, au besoin, des tractions rythmées de la langue tout en exerçant des compressions latérales de la poitrine.

Dans les asphyxies par *submersion*, essayer, comme plus haut, de rétablir la respiration ; vérifier si les naseaux ne sont pas obstrués ; placer alternativement l'animal sur un côté et sur l'autre et faire, sur tout le corps, des frictions vinaigrées énergiques.

L'asphyxie se produit également par *strangulation*, lorsque les animaux sont attachés d'une façon défectueuse ; s'ils sont attelés trop longs et qu'ils se prennent dans leurs traits, ou encore lorsqu'une voiture lourdement chargée vient à se renverser en arrière.

Comme précédemment, faire des frictions générales et des tractions rythmées de la langue.

PIQURES D'INSECTES

Les piqûres de guêpes, d'abeilles et de frelons, sont les plus fréquentes dans nos régions. Elles occasionnent ordinairement une enflure assez considérable, mais n'ont pas d'autre suite fâcheuse. On soulage la douleur par des ablutions d'eau salée à saturation. Si les piqûres sont nombreuses faire les affusions d'eau salée sur tout le corps et des lavages locaux à l'ammoniaque diluée de moitié. Si l'animal est très déprimé, lui administrer du thé ou du café. Dans les pays tropicaux, les piqûres de certaines araignées tarentules, des scorpions, etc., présentent une réelle gra-

vité ; aussitôt après la piqûre, doucher continuellement au
moyen d'une éponge imbibée d'ammoniaque et administrer,
en breuvage, une cuillerée à café d'ammoniaque dans un
demi-litre d'eau. Si l'animal est abattu, le remonter avec
un peu d'eau-de-vie.

MORSURES DE SERPENTS

Elles sont très graves et peuvent être suivies d'un
œdème considérable accompagné d'une fièvre intense.

Débrider immédiatement la plaie et faire saigner abondamment en pressant énergiquement. Si la position de la
blessure le permet, faire, sans tarder, une ligature du côté
du cœur, pour empêcher le retour du sang empoisonné
dans cet organe. Panser la plaie à l'eau de Javel ou au
moyen d'une solution de permanganate à 50 grammes par
litre d'eau. Au besoin, la cautériser au fer rouge et appliquer des compresses à l'eau oxygénée diluée de moitié.

Intérieurement administrer, en une seule fois, la potion
N° 125.

> N° 125 : Ammoniaque liquide...　1 cuillerée à café.
> Eau-de-vie............　1 4 de litre.
> Eau............　1 2 litre.

En cas de nécessité, donner toutes les heures ou toutes les
deux heures, une cuillerée à café d'ammoniaque dans
1 2 litre d'eau.

Si l'on dispose de sérum antivenimeux Calmette, en faire
une injection aussitôt que possible. Au delà de 2 heures,
elle est inefficace.

Lorsque la morsure intéresse un vaisseau sanguin important, le venin pénètre dans le courant circulatoire et la
mort survient rapidement.

FORMULAIRE

N° 1   Onguent de pied.

    Cire jaune.................................... 200 gr.
    Graisse de porc............................ 200
    Huile à manger............................. 200
    Essence de térébenthine................ 200
    Huile de pied de bœuf................... 200

Faire fondre à une douce chaleur la cire, la graisse et l'huile mélangées ensemble. Retirer du feu puis ajouter la térébenthine et l'huile de pied de bœuf en remuant jusqu'à complet refroidissement.

N° 2   Onguent cantharidé.

    Poudre de cantharides.................... 20 gr.
    Saindoux...................................... 80

Mélanger intimement.

N° 3   Solution d'acide picrique.

    Acide picrique.............................. 10 gr.
    Eau... 1 litre

N° 4   Lotion antiseptique.

    Sulfate de zinc............................. 25 gr.
    Eau... 1 litre

N° 5   Pommade au biiodure de mercure.

    Biiodure de mercure....................... 10 gr.
    Saindoux...................................... 80

Mélanger intimement.

N° 6   Eau blanche.

    Sous-acétate de plomb liquide......... 20 gr.
    Eau de puits................................. 1 litre

N° 7   **Lotion crésylée.**

Crésyl . . . . 25 gr.
Eau . . . . 1 litre

N° 8   **Lotion Barjaud.**

Sulfate de zinc . . . . 40 gr.
Acétate neutre de plomb . . . . 50 —
Eau de puits . . . . 1 litre
Agiter avant l'emploi.

N° 9   **Liqueur de Villatte.**

Sulfate de zinc . . . . 64 gr.
Sulfate de cuivre . . . . 64 —
Sous-acétate de plomb liquide . . . . . . 120 —
Vinaigre pour faire . . . . 1 litre
Pulvériser le sulfate de zinc et le sulfate de cuivre ; les dissoudre à froid dans le vinaigre et ajouter le sous-acétate de plomb. Agiter avant l'emploi.

N° 10   **Lotion antiseptique.**

Sulfate de cuivre . . . . 25 gr.
Eau . . . . 1 litre

N° 11   **Lotion antiseptique.**

Sublimé corrosif . . . . 10 gr.
Eau . . . . 1 litre
Ajouter de l'alcool ou un peu de sel marin pour favoriser la dissolution.

N° 12   **Onguent de pied.**

Goudron de Norvège . . . . 500 gr.
Huile de palme . . . . 500 —
Mélanger intimement. Pendant les chaleurs, si la préparation est trop fluide, ajouter un peu de suif fondu et remuer jusqu'à complet refroidissement.

N° 13   **Potion contre la fièvre.**

          Teinture d'aconit........................... 6 gr.
          Teinture de gentiane.................. 30
          Azotate de potasse.................... 50
          Eau pour faire....................... ..... 1 2 litre

Administrer une cuillerée à bouche dans un peu d'eau, toutes les
2 heures.

N° 14   **Pommade camphrée.**

          Saindoux...................... .... 60 gr.
          Camphre en poudre............... 20 —

Faire fondre le saindoux et remuer au bain-marie jusqu'à refroidissement.

N 15   **Glycérine iodée.**

          Glycérine......................... 10 gr.
          Teinture d'iode.................... 10 -

N° 16   **Onguent de Clater.**

          Cire jaune.......................... 100 gr.
          Essence de térébenthine............ 100 -
          Poix noire......................... 30 -
          Résine............................ 200
          Huile de lin........................ 50 —

Faire fondre à une chaleur douce la cire, la poix et la résine. Retirer du feu, puis ajouter l'huile et la térébenthine.

N° 17   **Poudre cicatrisante.**

          Acide borique en poudre............ 20 gr.
          Fleur de soufre.................... 20 —
          Tanin en poudre.................... 20

Mélanger intimement et en saupoudrer les plaies.

N° 18   **Purgatif à l'aloès.**

          Poudre de réglisse.................. 50 gr.
          Aloès des Barbades................ 20

Miel ou mélasse en quantité suffisante pour donner la consistance
voulue ; puis rouler dans la farine après avoir divisé le tout en 4 parties
pour en former des pâtons, faciles à administrer.

   Ne pas donner de purgatif à l'aloès aux juments pleines, car il est
doué de propriétés abortives.

N° 19 **Lotion astringente.**

Acétate neutre de plomb............ 50 gr.
Eau de pluie............................ 1 litre

N° 20 **Solution alcoolique d'acide picrique.**

Acide picrique...................... 20 gr.
Alcool à 90°........................ 100 —
Eau................................. 1 litre

N° 21 **Poudre tonique et diurétique.**

Sulfate de fer pur.................. 45 gr.
Azotate de potasse................. 60 —

Pulvériser et mélanger intimement. Diviser en 12 parties égales. En administrer une matin et soir.

N° 22 **Teinture d'aloès.**

Aloès.............................. 20 gr.
Alcool à 60°....................... 200 —

Particulièrement prescrite pour les mauvaises plaies, en pratiquant de légères touches sur les parties malades.

N° 23 **Glycérine phéniquée.**

Glycérine.......................... 40 gr.
Acide phénique..................... 4

N° 24 **Lotion rafraîchissante.**

Chlorure d'ammonium................ 25 gr.
Azotate de potasse................. 25 —
Eau................................ 1 litre

N° 25 **Liniment iodé.**

Teinture d'iode.................... 90 gr.
Ammoniaque liquide................. 30 —
Essence de térébenthine............ 30 —
Glycérine.......................... 30 —

N° 26   **Onguent vésicatoire combiné.**

Onguent cantharidé N° 2. . . . . 100 gr.
Pommade N° 5. 100
Mélanger intimement.

N° 27   **Liniment pour hygromas.**

Teinture d'arnica.. . . . . 90 gr.
Ammoniaque liquide. 90
Teinture d'opium. . . . . 60 —
Eau pour compléter à. . . . . 1 litre

N° 28   **Poudre diurétique et expectorante.**

Résine en poudre. . . . . 50 gr.
Azotate de potasse. 50
Mélanger et diviser en 10 parties égales. En administrer une matin
et soir.

N° 29   **Solution iodurée.**

Iode. . . . . 10 gr.
Iodure de potassium. . . . . 10 —
Eau. . . . . 1 litre

N° 30   **Lotion astringente.**

Vinaigre. . . . . 1,2 litre
Sel de cuisine. . . . . 1 poignée
Eau . . . . 1,2 litre

N° 31   **Liniment pour effort de tendons.**

Teinture d'arnica.. . . . . 60 gr.
Teinture d'opium. . . . . 60 —
Essence de térébenthine. 60
Alcool à 90°. . . . . 60 —
Ammoniaque liquide. 60
Eau pour compléter à . . . . 1 litre

N° 32   **Lotion anodine.**

Teinture d'arnica.   60 gr.
Teinture d'opium. . . . .   60 —
Eau pour faire . . . .   1 litre

N° 33   **Huile cantharidée.**

Poudre de cantharides. . . . .   60 gr.
Huile à manger . . . .   1 litre

N° 34   **Lotion pour meurtrissures.**

Teinture d'arnica. . . . .   60 gr.
Laudanum. . . . .   60 —
Eau pour faire. . . . .   1 litre

Appliquer 3 fois par jour, après des douchages à l'eau fraîche tiède ou chaude selon les cas, puis bander.

N° 35   **Potion calmante et antifébrile.**

Teinture d'aconit. . . . .   6 gr.
Extrait fluide de belladone . . . .   15 —
Nitrate de potasse.   60
Carbonate d'ammoniaque . . .   60 —
Eau pour faire. . . . .   1 litre

Administrer une cuillerée à bouche, toutes les 2, 4 ou 6 heures, selon l'intensité de la fièvre.

N° 36   **Solution de perchlorure de fer contre les hémorragies.**

Perchlorure de fer liquide à 30°. . .   100 gr.
Eau . . . .   1 litre

N° 37   **Solution acide.**

Acide chlorhydrique. . . . .   35 gr.
Eau . . . .   1 litre

N° 38   **Vaseline boriquée.**

Acide borique pulvérisé. . . . .   20 gr.
Vaseline pure.   100
Bien mélanger.

N° 39   **Eau boriquée.**

    Acide borique..........................   40 gr.
    Eau bouillie...........................   1 litre

N° 40   **Vaseline iodoformée.**

    Iodoforme..............................   5 gr.
    Vaseline pure..........................   100
Bien mélanger.

N° 41   **Poudre cicatrisante et antiseptique.**

    Tanin..................................   20 gr.
    Acide borique pulvérisé................   25
    Iodoforme..............................   15
Mélanger intimement.

N° 42   **Pâte antiseptique.**

    Glycérine..............................   10 gr.
    Acide phénique.........................   4
Farine en quantité suffisante pour former une pâte ferme.

N° 43   **Poudre tonique.**

    Sulfate de fer.........................   50 gr.
    Poudre d'écorce de quinquina...........   50
Mélanger et diviser en 10 parties égales : en administrer une matin
et soir.

N° 44   **Glycérine au sublimé corrosif.**

    Glycérine..............................   1 litre
    Sublimé corrosif.......................   1 gr.

N° 45   **Liqueur de Van Swieten.**

    Sublimé corrosif.......................   1 gr.
    Eau de pluie...........................   1 litre

N° 46   **Lotion tanique pour blessures des harnais.**

    Vinaigre...............................   25 gr.
    Tannin en poudre.......................   12
    Eau pour faire.........................   1 litre
Appliquer 3 fois par jour.

N° 47   Vaseline phéniquée.

    Acide phénique.................... 10 gr.
    Vaseline .... 250 —

N° 48   Poudre tonique et diurétique.

    Sulfate de fer.................... 15 gr.
    Nitrate de potasse................. 30 —
    Graines de fenu-grec.............. 7 —
    Farine de lin..................... 60 —

Broyer et mélanger. Administrer une cuillerée à bouche matin et soir dans la nourriture.

N° 49   Onguent vésicatoire.

    Poix noire....................... 200 gr.
    Résine........................... 200 —
    Cire jaune....................... 150 —
    Huile à manger................... 600 —
    Poudre de cantharides............ 300 —
    Euphorbe en poudre fine.......... 100 —

Faire fondre la poix, la résine et la cire, puis ajouter l'huile et les poudres après avoir retiré du feu. Remuer jusqu'à complet refroidissement.

N° 50   Onguent vésicatoire mercuriel.

    Onguent vésicatoire N° 49. .... 250 gr.
    Mercure............................ 250 —

Triturer le mercure dans un mortier avec un peu d'onguent, jusqu'à ce que les globules disparaissent. Ajouter ensuite successivement l'onguent en mélangeant intimement.

N° 51   Alcool camphré.

    Camphre .... 150 gr.
    Alcool à 90° .... 1 litre

N° 52   Potion pour calmer la fièvre.

    Teinture de racines d'aconit....... 3 gr.
    Extrait aqueux de belladone .... 6 —
    Eau............................... 150 —

Une cuillerée à bouche toutes les 2 heures.

N° 53   **Potion iodurée.**

> Iodure de potassium. . . . . 110 gr.
> Eau. . . . . 1 litre

Administrer une cuillerée à bouche dans un peu de son matin et soir pendant 15 jours, puis s'arrêter.

N° 54   **Pommade iodurée contre le goitre.**

> Iodure de potassium. . . . . 20 gr.
> Saindoux. 150

Broyer et mélanger.

N° 55   **Poudre pour Rhumatismes.**

> Nitrate de potasse. . . . . 30 gr.
> Graines de colchique. 20
> Graines de fenu-grec. 5

Broyer et bien mélanger.

Diviser en 10 parties égales et en administrer une matin et soir dans la nourriture.

N° 56   **Poudre laxative et diurétique.**

> Sulfate de magnésie. . . . . 125 gr.
> Nitrate de potasse. 60
> Farine de lin. 125

Broyer et mélanger. Administrer une cuillerée à bouche matin et soir dans la nourriture.

N° 57   **Lotion contre les poux.**

> Jus de tabac riche. . . . . 10 gr.
> Savon noir. 100
> Eau. . . . . 5 litres

N° 58   **Pommade d'Helmerich.**

> Carbonate de potasse. . . . . 50 gr.
> Fleur de soufre. 100
> Saindoux. 400

Broyer et mélanger intimement.

N° 59   **Poudre diurétique et expectorante.**

Nitrate de potasse. . . . .   60 gr.
Résine   60
Farine de lin. . . . .   60 ..

Broyer et mélanger. Administrer une cuillerée à bouche, matin et soir, dans la nourriture.

N° 60   **Lotion iodo-iodurée.**

Iode . . . .   15 gr.
Iodure de potassium   15
Eau . . . .   1 litre

En injections 2 fois par jour.

N° 61   **Breuvage purgatif et diurétique.**

Huile à manger . . . .   1 litre
Sucre de lait . . . .   500 gr.
Eau. . . . .   1 litre 1 2

Faire dissoudre le sucre de lait dans l'eau chaude, ajouter l'huile, agiter énergiquement et donner tiède.

N° 62   **Potion tonique.**

Perchlorure de fer liquide. . . . .   30 gr.
Teinture de gentiane.   30
Eau.   700

Administrer 2 cuillerées à bouche au commencement des repas, 3 fois par jour, dans un peu de son.

N° 63   **Lotion au perchlorure de fer.**

Perchlorure de fer liquide. . . . .   30 gr.
Eau. . . . .   1 litre.

Appliquer en lotions.

N° 64   **Collyre au nitrate d'argent.**

Nitrate d'argent. . . . .   2 gr.
Eau de pluie.   100

Appliquer 2 fois par jour.

N° 65   **Collyre contre l'ophtalmie.**

> Sulfate d'atropine................   10 centigrammes
> Sulfate de zinc pur....   30
> Eau de pluie................   125   gr.
Dissoudre et appliquer plusieurs fois par jour.

N° 66   **Potion iodurée.** pour une dose :

> Iodure de potassium....   3 gr.
> Eau.............................   1 2 litre
3 fois par jour dans un peu de son.

N° 67   **Collyre au nitrate d'argent.**

> Nitrate d'argent.   1 gr.
> Eau de pluie....................   100
Appliquer 2 fois par jour.

N° 68   **Poudre tonique.** pour une dose :

> Noix vomique en poudre............   3 gr. 5
> Sulfate de fer................   3 gr. 5
> Graines de fenu-grec................   4
Administrer, matin et soir, pendant 3 à 4 semaines.

N° 69   **Poudre tonique et altérante.** pour une dose :

> Iodure de potassium.   3 gr. 5
> Noix vomique en poudre....   3 gr. 5
> Graines de fenu-grec................   4
Administrer, matin et soir, pendant 3 à 4 semaines.

N° 70   **Boisson adoucissante.**

> Graine de lin   200 gr.
> Mélasse..   250
> Eau   5 litres

N 71   **Lotion pour blessures de la bouche.**

> Borax..   30 gr.
> Miel   30
> Eau   1 2 litre
Appliquer 3 fois par jour.

N° 72   **Collutoire au chlorate de potasse.**

        Chlorate de potasse....   ...   100 gr.
        Alcool à 90°.   100 —
        Eau de pluie.   ...   1 litre
    Toucher les aphtes ou les ulcères 3 fois par jour.

N° 73   **Potion contre la gastrite.**

        Bicarbonate de soude.   ...   1 cuillerée à café
        Extrait de gingembre.   30 gr.
        Eau.   ....   1 4 de litre
    Dose pour 1 jour : à mélanger aux boissons.

N° 74   **Potion contre l'indigestion intestinale**, pour une dose :

        Essence de térébenthine.   ...   30 gr.
        Huile à manger   1 2 litre
        Laudanum.   20 gr.
    Mélanger et administrer. Donner une nouvelle dose 1 4 d'heure
après, en cas de nécessité.

N° 75   **Potion contre l'indigestion intestinale**, pour une dose :

        Huile à manger   ...   1 2 litre
        Chloroforme   ...   15 gr.
    Mélanger et administrer. Donner une nouvelle dose 1 2 heure
après, en cas de nécessité.

N° 76   **Potion stimulante.**

        Eau-de-vie....   60 gr.
        Extrait de gingembre   30
        Eau   1 4 de litre
    Mélanger. Administrer en une dose.

N° 77   **Potion stimulante et laxative.**

        Thé ou café fort.   2 litres
        Eau-de-vie.   125 gr.
        Sulfate de soude   200
        Bicarbonate de soude.   20
    Administrer en 3 fois, à 15 ou 20 minutes d'intervalle.

N° 78   **Potion contre les coliques.**

       Huile à manger.   1 litre
       Chloroforme...   15 gr.
Administrer en une fois.

N° 79   **Potion calmante.** pour une dose :

       Morphine   50 centigrammes
       Eau   20 gr.
Mélanger et administrer au moyen d'une seringue. Donner une nouvelle dose 1 2 heure après, en cas de nécessité.

N° 80   **Liniment à l'huile de croton.**

       Huile de croton...   30 gr.
       Huile de lin...   90
Mélanger et en frictionner le ventre.

N° 81   **Potion contre les calculs intestinaux.**

       Essence de térébenthine   50 gr.
       Huile à manger.   1 litre
Mélanger et administrer en une fois.

N° 82   **Potion contre la constipation.**

       Huile à manger.....   1 litre
       Teinture de noix vomique...   30 gr.
Mélanger et administrer en une fois.

N° 83   **Potion contre la diarrhée.**

       Chaux éteinte.....   30 gr.
       Poudre de gingembre   30
       Opium   3
       Eau farineuse..   1 2 litre
Mélanger et administrer en une dose.

N° 84   **Potion astringente contre la diarrhée.**

       Huile à manger...   1 2 litre
       Opium   3
       Teinture de catéchu   30
Mélanger et administrer en une seule dose.

N° 85   **Potion astringente.**

Teinture de catéchu.................... 30 gr.
Teinture de camphre.................. 15 —
Teinture d'opium .... 30 —
Eau............................ 1 litre
Mélanger et administrer en une seule fois.

N° 86   **Oxymel scillitique.**

Vinaigre scillitique.................. 30 gr.
Miel pur 60
Le vinaigre scillitique se prépare en faisant macérer pendant 8 à
10 jours :

Scille sèche..................... 5 gr.
Vinaigre fort . ... 80 —

N° 87   **Lavements contre la dysenterie.**

Teinture d'opium.................... 30 gr.
Éther ordinaire.................... 30 —
Eau d'amidon..................... 1 litre 1/2

N° 88   **Liniment ammoniacal.**

Ammoniaque liquide................. 40 gr.
Huile à manger.................... 320
Mélanger et frictionner.

N° 89   **Potion au chlorate de potasse.**

Chlorate de potasse................. 60 gr.
Eau............................ 1 litre
En administrer un verre ordinaire, 3 fois par jour.

N° 90   **Poudre vermifuge**, pour une dose :

Arsenic .... 2 gr.
Poudre de baies de genièvre........ 20
Crème de tartre soluble............ 20 —
Mélanger et administrer le matin à jeun pendant 15 jours. Faire
suivre du purgatif N° 18.

N° 91   **Poudre vermifuge**, pour une dose :

Sulfate de fer	4 gr.
Émétique	2 —
Farine de lin	8 —

Administrer matin et soir pendant une semaine : mélanger à la nourriture ou faire prendre sous forme de pâton. Faire suivre du purgatif N° 92.

N° 92   **Purgatif contre les vers.**

Essence de térébenthine	30 gr.
Huile à manger	1 litre

Mélanger et administrer en une seule fois.

N° 93   **Lotion crésylée.**

Crésyl	15 gr.
Eau	1 litre

Mélanger et injecter 3 fois par jour.

N° 94   **Liniment stimulant.**

Ammoniaque liquide	30 gr.
Essence de térébenthine	60 —
Huile à manger	60 —

Mélanger et appliquer 2 fois par jour, jusqu'à légère vésication.

N° 95   **Électuaire adoucissant contre la bronchite**

Par jour :

Poudre de réglisse	60 gr.
Extrait d'opium	2 —
Extrait de belladone	2 —
Miel ou mélasse	250 —

Mélanger et administrer en plusieurs fois.

N° 96   **Potion contre la fièvre.**

Sulfate de quinine	15 gr.
Eau-de-vie	500 —
Eau	250 —

Dissoudre le sulfate de quinine dans l'eau-de-vie et ajouter l'eau. Donner un demi-verre ordinaire environ, toutes les 2 heures ou toutes les 4 heures selon les besoins.

N° 97   **Potion tonique.**

>   Teinture de noix vomique............ 30 gr.
>   Teinture de gentiane............... 30 —
>   Eau pour faire.................... 1 2 litre

Administrer par demi-verre ordinaire, toutes les 2 heures ou toutes les 4 heures.

N° 98   **Électuaire à l'essence de térébenthine.**

Pour 1 jour :

>   Essence de térébenthine........... 10 gr.
>   Poudre de réglisse................ 60 —
>   Miel ou mélasse................... 250 — environ

Mélanger et administrer en plusieurs fois.

N° 99   **Poudre contre la toux persistante.**

>   Camphre en poudre................ 45 gr.
>   Poudre de digitale................ 30 —
>   Farine de lin.................... 60 —

Mélanger et diviser en 12 parties égales. En administrer une, matin et soir, dans la nourriture.

N° 100   **Électuaire contre la toux persistante.**

Par jour :

>   Camphre en poudre................ 3 gr.
>   Poudre de digitale................ 3 —
>   Calomel......................... 3 —
>   Extrait d'opium.................. 2 —
>   Miel ou mélasse.................. 250 —

Mélanger et administrer pendant une semaine, puis s'arrêter une semaine et continuer à nouveau.

N° 101   **Poudre contre les affections du cœur.**

>   Poudre de digitale................ 3 gr.
>   Nitrate de potasse............... 10 —
>   Bicarbonate de soude............. 10 —

Dose pour 1 jour. Administrer dans la nourriture ou dans du miel.

N° 102   **Potion contre les palpitations.**

> Eau-de-vie........................... 60 gr.
> Nitrate de potasse.................. 5
> Éther ordinaire..................... 15
> Eau................................ 150

Mélanger et administrer en une seule fois. Répéter la dose en cas de besoin.

N° 103   **Purgatif énergique.**

> Aloès des Barbades................. 20 gr.
> Huile de ricin...................... 300
> Huile ordinaire à manger........... 200

Mélanger et administrer en une fois.

N° 104   **Potion contre la méningite.**

> Bromure de potassium.............. 200 gr.
> Eau................................ 1 2 litre

Mélanger et administrer de 1 à 2 cuillerées à bouche, 3 fois par jour.

N° 105   **Poudre contre la paralysie.**

> Noix vomique en poudre............. 4 gr.
> Poudre de racines de gentiane....... 8
> Farine de lin....................... 15

Administrer en une dose, chaque matin, pendant 15 jours : s'arrêter 15 jours, puis recommencer.

N° 106   **Lavement à l'eau de pavot.**

> Têtes de pavot...................... 6
> Eau................................ 2 litres

Enlever les graines, concasser grossièrement, faire bouillir 1 2 heure et utiliser après refroidissement suffisant.

N° 107   **Potion contre la rétention d'urine.**

> Teinture d'opium................... 30 gr.
> Extrait de gingembre................ 15
> Eau................................ 1 2 litre

Mélanger et administrer en une dose.

N° 108   **Poudre tonique.**

> Perchlorure de fer officinal.......... 100 gr.
> Son............................... 1 kg.
> Farine d'orge...................... 1 —

Mélanger, diviser en 10 parties égales et en administrer une par jour.

N° 109   **Potion contre la polyurie.**

> Iodure de potassium................ 10 gr.
> Iode.............................. 15 —
> Eau............................... 1 2 litre

Administrer 100 gr. par jour, dans la nourriture, pendant 3 à 5 jours.

N° 110   **Lotion pour injection.**

> Acétate neutre de plomb............ 10 gr.
> Vinaigre.......................... 25 —
> Eau............................... 1 litre

Injecter une fois par jour.

N° 111   **Lotion au nitrate d'argent.**

> Nitrate d'argent................... 3 gr.
> Eau............................... 1 litre

Injecter 2 fois par jour.

N° 112   **Lotion astringente.**

> Acétate neutre de plomb............ 5 gr.
> Extrait de belladone............... 5 —
> Eau............................... 1 litre

N° 113   **Pommade belladonée.**

> Extrait de belladone............... 8 gr.
> Eau de pluie...................... 4 —
> Saindoux.......................... 48 —

Délayer l'extrait dans l'eau et mélanger intimement au saindoux.

N° 114 — Lavement de chloral pour le cheval.

    Chloral hydraté................................ 60 gr.
    Eau de graines de lin......................... 2 litres

Administrer tiède et en répéter l'application 2 à 4 fois jour.

N° 115 — Électuaire à la Belladone.

Pour un jour :

    Extrait aqueux de belladone................. 4 gr.
    Miel ou mélasse.............................. 250

Poudre de réglisse en quantité suffisante pour donner la consistance voulue. Administrer en 3 fois.

N° 116 — Injection de codéine.

    Alcool à 95°................................. 10 gr.
    Éther ordinaire............................. 10
    Codéine..................................... 2

En injections sous-cutanées, à la dose de 2 à 4 grammes.

N° 117 — Potion tonique contre le Purpura.

    Perchlorure de fer.......................... 20 gr.
    Teinture de gentiane........................ 30
    Sulfate de quinine.......................... 10
    Alcool à 90°................................ 60
    Eau pour faire.............................. 1 2 litre

Dissoudre le sulfate de quinine dans l'alcool et mélanger aux autres produits. Donner une cuillerée à bouche toutes les 2 heures.

N° 118 — Potion contre le Purpura.

    Essence de térébenthine..................... 50 gr.
    Huile à manger.............................. 200

Administrer une cuillerée à bouche toutes les 2 heures.

N° 119 — Mélange tonique.

    Teinture de quinquina....................... 50 gr.
    Teinture de kola............................ 50
    Teinture de gentiane........................ 50

Mélanger et administrer une cuillerée à café, 3 fois par jour, dans la nourriture.

N° 120 Solution au permanganate de potasse.

Permanganate de potasse .... 2 gr.
Eau.. .... 1 litre

En injections une ou deux fois par jour.

N° 121   Eau iodée.

Teinture d'iode. .... 5 gr.
Eau.. .... 1 litre

En injections une ou deux fois par jour.

N° 122   Eau oxygénée.

Eau oxygénée officinale..................... 1 verre ordinaire
Eau.. 1 litre

En injections 1 ou 2 fois par jour.

Il est recommandé d'ajouter une pincée de borate de soude ou une demi-pincée de bicarbonate de soude pour enlever l'acidité.

N° 123   Eau de Morelle noire.

Feuilles de morelle noire................... 3 poignées
Eau.. 3 litres

Laisser bouillir 1/2 heure, passer et utiliser tiède.

N° 124   Purgatif doux.

Huile de ricin............................. 250 gr.
Huile à manger........................... 250

Mélanger et administrer en une fois.

N 125 Potion contre les morsures de serpent.

Ammoniaque liquide .... 1 cuillerée à café
Eau-de-vie .... 1/4 de litre
Eau.. 1/2 litre

Mélanger et administrer en une seule fois.

LEXIQUE

A

Abducteur. — Se dit d'un muscle chargé d'écarter de l'axe du corps les parties auxquelles il est attaché.

Abortif. — Qui fait avorter.

Acariens. — Petits insectes dont l'acare de la gale en s'introduisant sous l'épiderme, détermine la gale.

Acre. — Piquant, irritant au goût et à l'odorat.

Adducteur. — Se dit d'un muscle qui rapproche de l'axe du corps les parties auxquelles il est attaché.

Aigu. — Se dit d'une maladie à évolution rapide.

Altérant. — Se dit surtout des médicaments tels l'arsenic, l'iode, etc., qui modifient lentement l'économie et agissent surtout dans les affections chroniques.

Anévrisme. — Dilatation formant hernie, qui siège principalement sur le trajet d'une artère.

Ankylose. — Suppression complète ou partielle des mouvements d'une articulation.

Antiacide. — Qui supprime l'acidité.

Anticonvulsif. — Contre les convulsions.

Antidiarrhéique. — Qui combat la diarrhée.

Antifébrile ou *fébrifuge* ou *antipyrétique*. — Contre la fièvre.

Antifermentescible. — Qui s'oppose aux fermentations.

Antiherpétique. — Contre l'herpès; c'est-à-dire contre l'éruption, sur la peau, de petits boutons réunis en groupes.

Antinévralgique. — Contre les névralgies ou douleurs nerveuses.

Antiparasitaire. — Qui détruit les parasites.

Antiputride. — Qui s'oppose à la putréfaction.

Antirachitique. — Se dit d'un médicament qui aide à la formation du squelette.

Antiseptique. — Qui préserve contre la putréfaction et l'infection, en détruisant les microbes nuisibles.

Antispasmodique. — Contre les spasmes.

Antistreptococcique. — Se dit d'un médicament qui détruit les streptocoques, microbes de forme et de propriétés spéciales.

Antivenimeux. — Se dit d'un

médicament capable de combattre l'effet des venins, liquides nocifs sécrétés par les serpents, les abeilles, les scorpions, etc.

Apéritif. — Qui excite l'appétit.

Aphrodisiaque. — Excitant ou stimulant des organes génitaux.

Artères palatines. — Artères superficielles du palais.

Astringent. — Qui resserre les tissus.

Autointoxication. — Empoisonnement dû à l'accumulation de substances nocives sécrétées par l'organisme et qui n'ont pu être éliminées à mesure de leur formation.

B

Bactérie. — Nom donné à certains microbes.

Bourbillon. — Matière d'une certaine consistance qui, dans un abcès, accompagne généralement le pus.

C

Calcul. — Concrétion accidentelle qui se forme dans l'organisme aux dépens des sels qui s'y trouvent.

Calmant. — Se dit des médicaments qui calment la toux ou la douleur.

Caustique. — Qui est susceptible d'altérer ou de détruire les tissus.

Chronique. — Se dit d'une maladie à évolution lente et prolongée.

Coiffés (Crottins. — Crottins recouverts d'une mucosité blanchâtre.

Collutoire. — Médicament spécialement destiné à la bouche.

Coma. — Assoupissement profond qui précède ordinairement la mort.

Congénital. — Qui existe à la naissance.

Contracture. — Contraction continue et involontaire des muscles caractérisée par une grande rigidité.

Convulsif. — Caractérisé par des convulsions.

Convulsions. — Contractions violentes et involontaires des muscles.

Cornée transparente. — Partie transparente antérieure de l'œil.

Cristallin. — Lentille transparente de l'œil qui amène, sur la rétine, l'image des objets.

Culture de microbes. — Entretien et multiplication des microbes dans des milieux qui leur sont favorables : bouillons, sang, etc.

D

Dépuratif. — Médicament qui enlève au sang les principes nuisibles à la santé et les expulse au dehors, soit par la peau sudorifiques, soit par les reins diurétiques, soit par l'intestin purgatifs.

Dérivatif. — Se dit des médicaments qui déplacent le sang, les humeurs, etc. (saignées, sinapismes, vésicatoires, sétons, purgatifs, etc.).

Se dit aussi des moyens de contention utilisés pour détourner l'attention de l'animal.

Détersif. Se dit communément d'un lavage violent, énergique, sous l'action d'un jet d'eau, par exemple.

Diagnostic. Partie de la médecine qui consiste à rechercher la nature d'une maladie d'après ses symptômes.

Diffusible. Qui a la propriété de se répandre.

Dissolvant. Se dit surtout des médicaments susceptibles de dissoudre un calcul ou de faire disparaître une tumeur.

Diurétique. Qui provoque une abondante sécrétion d'urine.

E

Eaux dures. Eaux très chargées en sels de chaux; sont impropres au savonnage et à la cuisson des légumes.

Eclisse. Planchette de bois destinée à maintenir un os fracturé.

Embolie. Caillot qui se forme dans un vaisseau sanguin et qui, en se déplaçant, peut en obturer un plus petit, ou être entraîné jusqu'au cœur.

Emollient. Médicament qui relâche, amollit et atténue l'inflammation des tissus.

Empois. Substance obtenue en faisant bouillir de l'amidon dans l'eau.

Empyreumatique. Odeur ou saveur désagréables, particulières aux matières d'origine animale ou végétale qui ont été soumises à l'action du feu.

Excitant. Qui exalte l'action musculaire ou nerveuse.

Exploration rectale. Se fait en introduisant la main bien graissée, dans le rectum.

F

Fébrifuge. Voir antifébrile.

Fébrile. Qui tient de la fièvre.

Fèces. Excréments solides des animaux.

Fléchisseur. Se dit des muscles qui font fléchir les diverses parties du corps.

Fondant. — Qui est susceptible de faire disparaître un engorgement, une inflammation.

G

Ganglion. Renflement formé par des vaisseaux ou des nerfs entrelacés.

Globules blancs. Globules du sang dont le rôle est de digérer les microbes étrangers à l'organisme.

Globules rouges. Globules du sang plus petits et plus nombreux que les précédents dont le rôle est d'assurer, principalement, l'approvisionnement de l'organisme en oxygène.

Grains concassés. — Grains réduits en farine grossière.

Grains aplatis. — Grains dont les enveloppes sont simplement brisées.

H

Hémostatique. — Qui arrête les hémorragies.

Hydropisie. — Épanchement de liquide dans les tissus ou à l'intérieur des cavités de l'organisme.

Hypnotique. — Qui provoque un sommeil momentané.

I

Induration. — Durcissement d'un tissu.

Inhalation. — Absorption de gaz ou de vapeurs par les voies respiratoires.

Injections trachéales. — Injections pratiquées dans la trachée artère.

Immuniser. — Action de conférer l'immunité.

Immunité. — Faculté temporaire ou permanente que possède un individu de ne pouvoir contracter une maladie d'origine infectieuse. Cette propriété est due à la formation, dans l'organisme, de substances capables de s'opposer au développement des microbes.

L

Larynx. — Partie supérieure de la trachée artère.

Laxatif. — Se dit des substances qui favorisent des selles normales, sans provoquer la diarrhée.

Lentes — Œufs de poux.

Ligaments. — Faisceaux de tissus fibreux, blanc argenté, qui servent à maintenir les articulations.

Lombaire (région). — Région des reins.

Lymphe. — Liquide blanchâtre qui tient en suspension des globules blancs et circule dans les vaisseaux lymphatiques.

M

Microbe. — Être microscopique constitué par une seule cellule; un grand nombre d'espèces sont susceptibles de provoquer des maladies.

Microbien. — Qui a rapport aux microbes.

Mucilage. — Substance visqueuse qui se trouve, en proportions variables, dans les végétaux et possède des propriétés adoucissantes.

Mucilagineux. — Qui contient du mucilage.

N

Nécrose. — Mortification ou gangrène des tissus.

Nerf optique. — Nerf de l'œil, dont l'épanouissement constitue la rétine.

Néphrétique. — Qui intéresse les reins.

O

Œdème. — Enflure déterminée par une infiltration de sérosité dans les tissus (voir sérosité).

Oxygène. — Gaz qui entre dans la composition de l'air et qui en constitue la partie respirable.

Oxymel. — Breuvage composé d'eau de miel et de vinaigre.

P

Pectoral. — Qui diminue l'irritation des voies respiratoires.

Péritoine. — Membrane séreuse qui tapisse la cavité abdominale et dont le repli, le *mésentère*, maintient les intestins.

Pétéchies. — Taches rougeâtres qui apparaissent sur la peau.

Phalanges. — Os de l'extrémité des membres (sabot, couronne, paturon).

Pharynx. — *Gosier* ou *arrière-bouche*, partie supérieure de l'œsophage.

Pléthorique. — État caractérisé par une trop grande richesse du sang.

Précipité. — Trouble qui apparaît dans un liquide.

Psoas. — Muscles profonds situés à la face inférieure des vertèbres lombaires et de l'iléum. Font surtout mouvoir la cuisse.

Purgatif. — Qui détermine une évacuation rapide des matières fécales.

R

Reconstituant. — Qui ramène l'organisme en bon état de santé.

Relation nutritive. — On peut établir la relation nutritive de plusieurs façons. Celle que nous avons donnée est la plus simple et renseigne suffisamment le cultivateur.

Résolutif. — Qui fait disparaître les grosseurs, les engorgements, etc.

Rétine. — Partie interne du globe de l'œil, formée par l'épanouissement du nerf optique et sensible à la lumière.

Révulsif. — Se dit des remèdes utilisés pour déplacer le siège d'une affection (sinapismes, saignée, etc.).

Rhizôme. — Tige souterraine.

Rubéfiant. — Qui provoque la rubéfaction.

Rubéfaction. — Rougeur produite sur la peau par l'application de remèdes irritants.

S

Sédatif. — Qui calme les douleurs.

Septicémie. — Affection provoquée par l'introduction, dans le sang, de microbes infectieux d'espèces différentes.

Sérosité. — Liquide sécrété par l'organisme.

Siccatif. — Qui provoque une dessiccation rapide.

Spasme. — Contraction involontaire et convulsive des muscles.

Spasmodique. — Caractérisé par des spasmes.

Stimulant. — Qui accroît l'activité.

Stomachique. — Qui favorise le fonctionnement de l'estomac.

Suc gastrique. — Liquide à réaction acide sécrété par l'estomac et dont le rôle est de digérer la matière albuminoïde.

Sudation. — Production de la sueur.

Sudorifique. — Qui provoque la sudation.

Synoviales. — Sortes de poches qui sécrètent un liquide filant, visqueux et lubrifiant, la *synovie*.

Synovie. — Liquide qui se trouve dans les bourses synoviales.

T

Tégument. — Enveloppe de la graine.

Tempérant. — Qui modère la trop grande activité de la circulation sanguine.

Tendons. — Cordons fibreux, blanc nacré, par lesquels les muscles s'insèrent sur les os.

Tonique. — Qui réveille ou entretient l'activité des organes.

Toxine. — Poison sécrété par les microbes.

Toxique. — Qui empoisonne.

Trépanation. — Opération qui consiste à percer les os de la tête, pour donner issue à du pus ou aller à la recherche d'un abcès.

V

Vaccin. — Substance de nature variable dont l'inoculation confère l'immunité contre une affection déterminée.

Vénéneux. — Qui agit comme poison.

Vermifuge — Contre les vers.

Vésicant. — Qui détermine, sur la peau, de petites ampoules ou vésicules.

Vésication. — Action produite par une substance vésicante.

Virulence. — État de ce qui est virulent.

Virulent. — Susceptible de transmettre ou de déterminer une maladie infectieuse.

Virus. — Principe des maladies contagieuses.

Vomitif. — Qui fait vomir.

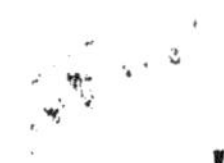

INDEX ALPHABÉTIQUE

MACON, PROTAT FRÈRES, IMPRIMEURS